À PROPOS DE L'AUTRICE

Alison Roberts a vécu quelques années dans le Sud de la France, mais elle est aujourd'hui de retour chez elle, en Nouvelle-Zélande. D'abord enseignante à l'école primaire, puis auxiliaire médicale, elle excelle dans l'écriture de romances médicales particulièrement émouvantes. Autrice de plus de cent livres, Alison croque la vie à pleines dents : elle aime voyager, danser et passer de bons moments en compagnie de ses amis et de sa fille...

Père malgré lui

*

Le fils secret du Dr Wilson

*

Le retour de Jet Munroe

Collection : SAGAS

Titre original :
THE HONOURABLE MAVERICK

Ce roman a déjà été publié en 2016

HARPERCOLLINS FRANCE
83-85, boulevard Vincent-Auriol, 75646 PARIS CEDEX 13
Service Clients — www.harlequin.fr
ISBN 978-2-2805-0564-2 — ISSN 2426-993X

Édité par HarperCollins France.
Composition et mise en pages Nord Compo.
Imprimé en juin 2024 par CPI Black Print (Barcelone)
en utilisant 100% d'électricité renouvelable.
Dépôt légal : juillet 2024.

MIXTE
Papier issu de sources responsables
FSC® C159065

Pour limiter l'empreinte environnementale de ses livres, HarperCollins France s'engage à n'utiliser que du papier fabriqué à partir de bois provenant de forêts gérées durablement et de manière responsable.

ALISON ROBERTS

Père malgré lui

INTÉGRALE
MÉDECINS & REBELLES

SAGAS

HARLEQUIN

1

Les trois hommes se tenaient debout, tout près les uns des autres.

Grands. Sombres. Silencieux.

Sanglés dans des tenues de cuir noir identiques, ils tenaient d'une main leur casque de motard et, de l'autre, une bouteille de bière blonde glacée qu'ils n'avaient pas encore décapsulée.

D'un même geste, ils levèrent leur bouteille et trinquèrent, faisant tinter le verre qui émit une note lugubre.

— A Matt, dirent-ils d'une seule voix, tout aussi lugubre.

Ils ouvrirent alors leur bouteille et burent une longue gorgée de bière à la mémoire de leur camarade disparu. Ce rituel qu'ils accomplissaient chaque année avait cette fois-ci un caractère particulièrement poignant.

Dix ans s'étaient écoulés depuis que Matt les avait quittés. Et vingt ans depuis que la petite bande d'élèves brillants, mais désinvoltes, fréquentant le lycée de Greystones avait reçu l'étiquette de « sales gosses ».

L'étiquette leur était restée, bien qu'ils aient fini tous les quatre leurs études médicales en tête du classement de leur promotion.

Mais, à présent, il ne restait plus que trois « sales gosses » et le lien qui les unissait était plus fort que jamais après avoir été trempé dans les flammes de l'enfer.

Ils burent encore un peu, toujours en silence, afin de rendre hommage à celui qui était parti.

Un silence qui fut soudain rompu par un coup bref frappé à la porte. Devant une intrusion aussi inexcusable, les trois hommes lâchèrent un juron à mi-voix et choisirent d'ignorer cette interruption. Mais on frappa de nouveau, avec plus d'insistance, et cette fois une voix se fit entendre. Une voix de femme apeurée.

— Sarah ? Tu es là ? Oh ! mon Dieu... Il *faut* que tu sois là. Ouvre la porte... Je t'en prie !

Les trois hommes se regardèrent. L'un d'eux secoua la tête d'un air incrédule. Un autre eut un hochement de tête résigné. Le troisième — Max — alla ouvrir.

Mon Dieu, je vous en prie... je vous en prie...

Ellie gardait les yeux bien fermés afin de retenir ses larmes tandis qu'elle priait en silence, prête à frapper une troisième fois. Seigneur ! Qu'allait-elle faire si Sarah n'était pas chez elle ?

Prise de panique, elle leva les poings pour tambouriner de toutes ses forces contre la porte, mais, devant elle, elle ne rencontra que le vide. Elle réalisa trop tard que quelqu'un lui avait ouvert. Emportée par son élan, elle perdit l'équilibre et plongea en avant.

Elle vit un T-shirt noir porté sous un blouson de cuir noir que son propriétaire n'avait pas fermé. Un blouson de motard. Une image lui revint alors à la mémoire. Tout à l'heure, elle était passée devant une rangée de grosses motos garées devant l'immeuble, et n'y avait guère prêté attention.

Oh ! mon Dieu ! Elle n'avait pas frappé à la bonne porte et voilà qu'elle était tombée dans un repaire de motards. Peut-être le quartier général d'un gang. Qui sait ? Peut-être même un laboratoire où l'on fabriquait de la drogue !

A présent, deux grandes mains solides l'agrippaient par les bras, la relevaient et l'attiraient à l'intérieur de cette dangereuse tanière.

— Laissez-moi partir, grogna-t-elle. Lâchez-moi !

— Comme vous voudrez.

La voix grave et sexy qui semblait venir de très haut, bien au-dessus de sa tête, avait l'air... fatiguée ? Amusée ?

— Je ne tenais pas à ce que vous vous aplatissiez la tête la première sur mon parquet, voilà tout.

Il fallait reconnaître que c'était là un geste de politesse assez inattendu, venant de quelqu'un qui faisait peut-être partie d'un gang. Elle devait, elle aussi, se montrer polie.

— J'ai certainement fait erreur, dit-elle.

Il lui fallait retrouver son équilibre. Laissant tomber son petit sac de voyage, elle posa les deux mains sur la poitrine qui lui faisait obstacle et poussa de toutes ses forces. Seigneur ! Elle eut l'impression d'avoir devant elle un mur de brique. Levant les yeux, elle découvrit le propriétaire de cet impressionnant thorax. Des cheveux noirs. Des yeux noirs qui exprimaient de la surprise. Aucun tatouage ni piercing. N'avait-il pas l'air un peu trop *propre* pour faire partie d'une bande de motards ?

Elle tourna la tête et poussa un petit cri consterné. Il y avait deux autres hommes dans la pièce. En train de la regarder fixement. L'un d'eux avait l'air furieux. Ils étaient vêtus de cuir noir, de la tête aux pieds. Leurs blousons étaient renforcés aux épaules et aux coudes, et leurs pantalons étroits comportaient aussi des rembourrages de protection. Ils avaient de grosses bottes. L'éclat métallique des fermetures Eclair et des boucles aurait pu faire croire, à première vue, qu'ils avaient des chaînes et des coups-de-poing américains. Ils tenaient à la main des bouteilles de bière. Visiblement, elle les avait dérangés et ils n'étaient pas contents. La pièce semblait bien trop petite pour ces trois géants qui pouvaient s'avérer potentiellement très dangereux.

Ellie se redressa de toute sa hauteur qui, malheureusement, n'excédait pas un mètre cinquante-huit.

— Excusez-moi, je me suis trompée de porte, dit-elle d'un ton vif. Je cherche Sarah Prescott. Je... je vais m'en aller.

Elle se tourna vers la porte et découvrit que le premier homme lui barrait la route. Il se tenait là, devant elle. Il remplissait tout l'espace. Ellie avala sa salive. Difficilement.

— Ecoutez, je suis vraiment désolée de vous avoir dérangés.

Elle avança sur le côté. Peut-être arriverait-elle à se glisser jusqu'à la porte...

Sans qu'elle ait vu l'homme faire un geste, elle s'aperçut soudain que la porte se refermait derrière lui.

— Je... je dois partir, lança-t-elle d'une voix que la peur faisait trembler.

— Pour voir Sarah ?

— Oui.

— Est-ce urgent ?

— Oh ! oui !

— Pourquoi ?

Elle resta bouche bée. Pourquoi irait-elle se confier à ce parfait inconnu ? D'abord, elle n'en avait pas le temps, et puis, en quoi cela le regardait-il ?

Ne sachant que dire, elle garda seulement les yeux fixés sur lui.

— Tout va bien, dit-il d'un ton calme. Vous êtes en sécurité, ici.

Comment savait-il que c'étaient les mots qu'elle avait besoin d'entendre ? Comment savait-elle qu'elle pouvait lui faire confiance ?

Elle continuait de le regarder. Et, soudain, elle fondit en larmes.

L'épaisse frange de cheveux châtains donnait au visage de cette jeune femme une apparente fragilité. Il avait vu la peur qui l'habitait, et aussi l'effet qu'avaient eu ses paroles rassurantes.

Elle avait lâché prise.

Elle ne le connaissait même pas, mais elle croyait vraiment être en sécurité ici. A présent, il sentait peser sur lui le poids de la responsabilité. A quoi avait-il pensé ?

Et maintenant ces grands yeux couleur noisette versaient de grosses larmes. Il grogna intérieurement. C'était vraiment le bouquet.

Non. Il y avait encore autre chose. Alors qu'il soutenait cette petite visiteuse indésirable, il avait eu conscience de la rondeur de son ventre, cachée sous un large pull-over.

Il avait offert sa protection à une femme qui avait l'air de fuir quelque chose. Ou quelqu'un.

Une femme enceinte qui semblait sur le point d'accoucher.

— Max... Qu'est-ce que tu fais ? Elle s'est trompée de porte, voilà tout.

— Non.

Max guida la jeune femme, secouée de sanglots silencieux, vers le canapé.

— Sarah Prescott était la locataire précédente. Elle est partie pour les Etats-Unis la semaine dernière.

— Quoi ? Mais non ! protesta l'inconnue en reniflant. Elle s'en va vendredi, c'est-à-dire demain. C'est pour cela que je suis ici. Je dois partir avec elle.

— Elle a quitté le pays vendredi *dernier*, précisa Max. Mais vous pensez vraiment qu'ils vous auraient laissée prendre l'avion dans votre état ? Quand devez-vous accoucher ?

Elle le regarda, interloquée, puis rougit sans rien dire.

Max sentit que, chez ses camarades, l'irritation avait fait place à la curiosité, même s'ils se montraient encore méfiants, surtout Jet. Mais ils avaient devant eux une jeune femme en détresse. Elle avait besoin d'aide.

— Asseyez-vous, proposa Max. Comment vous appelez-vous ?

— Ellie. Ellie Peters.

— Moi, c'est Max. Voilà Rick et, lui, c'est Jet. En fait, ajouta-t-il en voyant l'air étonné d'Ellie, il s'appelle James. Mais il a le sang chaud et démarre au quart de tour... comme un avion à réaction. Et puis, ses cheveux sont très noirs, vous voyez. D'un noir de jais.

Ellie hocha lentement la tête et jeta un regard circonspect vers les deux autres hommes.

Rick se tenait à présent près de la fenêtre.

— S'il a les cheveux si noirs, dit-il, c'est parce qu'il les teint.

Jet émit un grognement qui disait clairement à Rick qu'il lui ferait payer plus tard ce commentaire, mais un sourire se dessina sur les lèvres d'Ellie. Elle commençait à se détendre.

Peut-être découvriraient-ils pourquoi elle avait un besoin si urgent de retrouver son amie absente et trouveraient-ils une solution à son problème, se dit Max. Ils pourraient alors se débarrasser d'elle. Ses deux amis devraient bientôt repartir, eux aussi. Ils se retrouvaient trop rarement tous les trois pour accepter de bon cœur de consacrer le peu de temps qui leur restait à mener une enquête sur cette jeune femme. Pas étonnant que Jet ait cet air impatient.

— Puis-je vous offrir quelque chose à boire ? proposa-t-il.

Ellie jeta un regard aux bouteilles de bière posées sur la table.

— Je veux dire... De l'eau, ou autre chose ? ajouta-t-il.

— Je ne voudrais pas casser l'ambiance, intervint Rick, mais il y a dehors un type qui semble s'intéresser à cet appartement.

Ellie eut un hoquet. Elle se glissa près de la fenêtre et risqua un coup d'œil dans la rue en prenant soin de ne pas se faire voir.

— Oh, *non* ! gémit-elle. C'est Marcus. Je croyais l'avoir semé à l'aéroport.

— Et qui est ce Marcus ? demanda Max.

— C'est... heu... c'était mon... Nous avons été ensemble, lui et moi. Brièvement. Il m'a été... difficile de partir.

Max sentit la colère monter en lui.

— Il vous *traque* ?

— Oui, je crois qu'on peut dire cela.

— D'où venez-vous ?

— Aujourd'hui ? De Wellington. Je pense qu'il a dû engager un détective privé qui a découvert que j'avais acheté un billet d'avion. Marcus est venu d'Auckland afin de se trouver à l'aéroport lorsque j'arriverai.

— Auckland... bien sûr..., commenta Rick en claquant des doigts. Je savais bien que ce blaireau me disait quelque chose.

Toutes les têtes se tournèrent vers lui.

— Tu le connais ?

— Vous le connaissez ?

Max et Ellie avaient posé la question en même temps.

— Il s'agit de Marcus Jones, n'est-ce pas ? Le chirurgien orthopédique.

— Oui, murmura Ellie, l'air dérouté.

Rick se tourna vers ses deux amis.

— Nous avons eu un petit différend, lui et moi, il y a quelques années de cela, alors que je travaillais au Central Hospital d'Auckland.

Il poussa un soupir désabusé.

— Un type souffrait d'une vilaine tumeur spinale. Je voulais tenter une nouvelle approche, quelque chose de risqué mais parfaitement faisable. Qui aurait laissé son système nerveux intact.

Max et Jet opinèrent du bonnet, comme pour donner raison à Rick.

— Le blaireau sait se montrer persuasif. Il a parlé au patient et à sa famille et il a réussi à les persuader de suivre le protocole standard. Le pauvre type a fini tétraplégique, avec une assistance respiratoire permanente. Il doit être mort, à présent.

Max vit Jet hausser les sourcils. Il hocha la tête.

— Il suit les règles à la lettre.

— C'est pire ! s'exclama Rick. Il croit pouvoir les établir.

— Aujourd'hui encore ? demanda Max d'un ton mauvais.

Ses deux amis lui lancèrent un regard approbateur. Il vit qu'Ellie ouvrait de grands yeux. Visiblement, elle ne comprenait rien à leur conversation, ce qui n'était pas fait pour la rassurer.

Max se demanda s'il devait lui expliquer que l'une des raisons qui cimentaient l'amitié qui le liait à ses camarades était leur conviction commune que, parfois, il fallait savoir briser certaines règles. Qu'ils étaient prêts à le faire lorsqu'ils le jugeaient nécessaire.

Il n'en eut pas le temps. Les coups donnés dans la porte étaient beaucoup plus impérieux que ceux qu'avait frappés Ellie.

— Ouvre cette porte ! lança une voix autoritaire. Je sais que tu es là, Eleanor.

Jet s'apprêtait à ouvrir.

— Non ! supplia Ellie. Je vous en prie...

Max et Rick vinrent se placer près d'elle, chacun d'un côté. Max se pencha vers la jeune femme.

— Il n'a pas l'air décidé à quitter la place de son plein gré. Vous êtes en sécurité ici, vous vous souvenez ?

— Heu... oui.

Son ton était hésitant, mais plein d'espoir. Max en fut touché au plus profond de lui-même.

— Vous voudriez qu'il s'en aille, n'est-ce pas ?

— Oui.

— Pour de bon ?

— Oh ! oui !

Jet ouvrit toute grande la porte.

— Ce n'est pas trop tôt !

Un petit homme vêtu d'un costume à fines rayures entra dans l'appartement.

— Viens, Eleanor. J'ai un taxi qui nous attend.

Ellie ne dit rien. Elle serrait les lèvres, sans pouvoir les empêcher de trembler.

Le nouveau venu s'avança dans la pièce et parut ne remarquer qu'à cet instant la présence des trois hommes. Il jeta un regard par-dessus son épaule à Jet qui, après avoir refermé la porte, restait appuyé contre le battant, les bras croisés, l'air menaçant. Max réprima un sourire. Personne mieux que Jet ne pouvait prendre un air aussi redoutable.

L'homme regarda Rick, puis Max. C'était une bonne chose qu'ils aient tous gardé leur tenue de cuir noir après avoir effectué leur randonnée annuelle à moto, en hommage à Matt. Et, mieux encore, qu'ils aient tous une bonne vingtaine de centimètres de plus que le fringant chirurgien. Ils étaient aussi beaucoup plus costauds et plus jeunes que lui.

Marcus Jones s'éclaircit la gorge.

— Qui sont ces gens, Eleanor ?

Elle garda le silence. On aurait dit un petit animal sauvage pris dans la lumière des phares, songea Max avant de tourner les yeux vers le nouveau venu.

Il remarqua que Marcus avalait sa salive, signe qu'il se sentait mal à l'aise. Cet homme était une brute. L'idée qu'il ait pu faire subir de mauvais traitements à la jeune femme qui se tenait à côté de lui suffit à attiser sa colère.

Dans un geste théâtral, le chirurgien écarta les bras.

— Ecoutez, je ne sais pas ce qu'elle a pu vous raconter, mais il s'agit en fait d'un simple malentendu. Eleanor est ma fiancée. Elle porte notre enfant et je vais la ramener à la maison.

Max sentit Ellie chanceler. Il lui passa un bras autour des épaules et elle s'appuya contre lui. Comme leurs regards se croisaient, il lut dans ses yeux une prière muette, réclamant une protection qu'aucun homme digne de ce nom n'aurait eu le cœur de lui refuser. Surtout pas un homme en colère.

— Très drôle, dit-il d'un ton tranquille. Ellie m'a dit que ce bébé était le mien, et vous savez quoi ? Je la crois.

Un silence stupéfait s'installa dans la pièce. Max lui-même était des plus surpris de ce qu'il venait de dire.

Ce bébé est le mien.

Il n'avait jamais pensé prononcer un jour ces mots et cela lui faisait un effet plutôt bizarre. Assez plaisant, à vrai dire. Et même très agréable. Ils lui donnaient l'impression d'être plus grand. Plus puissant.

Rick émit un son qui pouvait être un rire étranglé, dissimulé sous une toux. Sans être vu de Marcus, Jet secoua la tête d'un air incrédule et ne prit pas la peine de cacher son sourire goguenard.

Max se redressa de toute sa hauteur et toisa l'homme.

— Eleanor..., commença Marcus en plissant les yeux. Vas-tu te décider à dire quelque chose ou comptes-tu rester là, muette comme une carpe ?

Jet ouvrit la porte de l'appartement.

— La dame ne veut pas vous parler, dit-il d'un ton poli. Pourquoi ne pas vous en aller gentiment ?

— Ne me dites pas ce que je dois faire ! lança Marcus. Je suis le chirurgien chef du service d'orthopédie du Central Hospital d'Auckland. Je ne veux pas savoir à quel genre de gang vous appartenez. Si vous vous mettez en travers de mon chemin, vous risquez d'avoir à le regretter.

— Qu'avez-vous l'intention de nous faire ? demanda tranquillement Rick. Nous opérer, peut-être, et nous laisser sous assistance respiratoire notre vie durant ?

— De quoi parlez-vous ?

En voyant le regard assassin que Marcus lançait à Rick, Max

se dit que l'homme était dangereux. Il serra Ellie plus étroitement contre lui.

— Seigneur ! s'écria Marcus. Je n'y crois pas ! Vous êtes cet interne en neurologie qui s'imaginait en savoir plus que moi.

— Cela date de quelques années, riposta Rick. Aujourd'hui, je suis neurochirurgien.

— Et moi, intervint Max, je suis chef du service des urgences. Dans les circonstances présentes, votre statut ne vous est pas d'un grand secours, mon vieux.

— J'effectue des remplacements comme urgentiste lorsque je suis en ville, murmura Jet. Mais, d'habitude, je suis médecin dans les forces spéciales de l'armée de l'air. Vos menaces ne nous impressionnent guère, vous voyez.

Max entendit Ellie respirer un grand coup. Avait-elle pensé, elle aussi, qu'elle avait affaire à trois voyous ? Pourtant, elle lui avait fait confiance, non ? Il s'en réjouissait.

En tout cas, elle donnait l'impression d'avoir maintenant plus de courage.

— Va-t'en, Marcus, lança-t-elle. Je t'ai dit il y a déjà très longtemps que je ne voulais plus jamais te revoir.

Marcus Jones semblait de moins en moins sûr de lui. Se balançant d'un pied sur l'autre, il jeta un regard vers la porte. Elle était à présent grande ouverte.

— Elle est avec moi maintenant, insista Max. C'est ma femme. Et c'est mon bébé.

Il afficha un sourire mauvais.

— Allez, fichez le camp d'ici et ne revenez pas ! Jamais !

Un instant plus tard, ils se pressaient tous autour de la fenêtre pour regarder Marcus Jones grimper dans le taxi qui démarra presque aussitôt.

Rick éclata de rire.

— Tu t'es surpassé, Max.

— Oui, renchérit Jet, tu as sorti un joli lapin de ton chapeau. Bon, je t'aime bien, mais je dois te quitter, vieux. Il se fait tard.

— C'est vrai, dit Rick en prenant son casque. Je dois partir, moi aussi. On se revoit bientôt.

— Mais…

Max eut l'impression que le sol se dérobait sous ses pieds. Ses copains étaient sur le point de s'en aller et Ellie était encore là. Qu'était-il censé faire, maintenant ?

Ses amis savaient très bien qu'ils étaient en train de le laisser tomber. Et cela les amusait, en plus ! Ils affichaient même un grand sourire.

Max les accompagna jusqu'à la porte, cherchant en vain le moyen de les supplier de rester sans qu'il ait ensuite à subir leurs sarcasmes des années durant.

Rick lui donna une grande tape dans le dos.

— Tu vas avoir de quoi t'occuper ! Ta femme, hein ? Tu te souviens ? *Ton* bébé.

Bien après que la porte se fut refermée derrière ses amis, Max entendait encore l'écho de leurs rires.

2

Le vrombissement des puissantes motos s'était éloigné, mais Ellie en ressentait encore les vibrations.

Ou peut-être tremblait-elle à cause de sa rencontre avec Marcus Jones ?

Les jambes molles, elle se laissa tomber sur une chaise. Son pire cauchemar était devenu réalité. Marcus l'avait retrouvée. Il savait qu'elle était enceinte et semblait absolument convaincu que le bébé était le sien.

Mais elle avait gagné. Pas complètement, bien sûr. Elle savait qu'il n'abandonnerait pas facilement la partie. Cependant, elle avait remporté la première manche grâce à une improbable équipe de motards vêtus de cuir noir. C'était certainement le plus bel exemple de force virile qu'elle ait jamais côtoyé, et ils s'étaient tous mobilisés pour elle.

Pour la protéger.

Ils avaient chassé Marcus Jones qui s'était enfui piteusement, comme un chien qui part la queue entre les jambes. Cela n'avait pas dû lui plaire.

— Est-ce que ça va ? demanda Max en s'asseyant devant elle, à l'autre bout de la table.

Il repoussa sur le côté un casque intégral noir qui heurta légèrement les trois bouteilles de bière.

— Oui, ça va. Je suis désolée d'être venue troubler votre petite fête.

Max eut un sourire en coin.

— Si nous avions fait la fête, vous auriez vu bien plus que trois bouteilles et, en plus, on les aurait toutes vidées !

Il se passa la main sur le visage.

— Non, reprit-il, il s'agissait simplement de... porter un toast. En hommage à tous les gens qui doivent travailler cette nuit. C'est une sorte de rituel auquel nous nous livrons tous les ans.

Sa voix s'adoucit, empreinte d'une tristesse qui émut Ellie.

— Un anniversaire, conclut-il.

Elle l'avait observé tandis qu'il parlait. Il avait l'air si sérieux... Ses yeux noirs s'harmonisaient avec ses cheveux d'ébène dont les boucles indisciplinées lui conféraient un charme particulier, un air décontracté qu'accentuait encore son menton mal rasé. Il avait des cernes sous les yeux et quelques rides qui semblaient dues, non pas à l'âge, mais plutôt à des chocs émotionnels. Il ne devait pas être beaucoup plus âgé qu'elle. Dans les trente-cinq ans, sans doute.

— Il ne s'agit pas d'un anniversaire heureux ?

Cela ne la regardait pas, après tout, mais elle se sentait redevable envers cet homme. S'il avait envie de se confier à elle, le moins qu'elle puisse faire était de prendre le temps de l'écouter.

Il la regardait vraiment, à présent. D'un air circonspect. Puis il détourna les yeux et soupira.

— Nous étions quatre, avant, dit-il simplement. Vous voyez ?

Il lui désignait une photo insérée dans un cadre en argent, posée en évidence sur une étagère. On y voyait quatre jeunes gens âgés d'une vingtaine d'années, alignés devant quatre motos rutilantes. Ils étaient tous vêtus de cuir noir, le casque sous le bras et le sourire aux lèvres. Ellie reconnut Max, Rick et celui qui avait un drôle de nom — Jet. Le quatrième garçon, plus petit que ses camarades, arborait une abondante chevelure bouclée. Il semblait plus jeune que les autres, comme s'il posait avec ses grands frères.

— Matthew est mort il y a exactement dix ans aujourd'hui.

— Oh !

Le lien qui unissait les trois hommes au moment où ils avaient décidé de la protéger lui avait sauté aux yeux. Cet homme-là était capable de prendre vraiment soin des autres. Il se souciait encore d'un des membres de leur bande, décédé il y a dix ans. Il pouvait aussi faire preuve d'une grande fidélité.

Mon Dieu ! Il s'était montré prêt à la protéger — elle, une parfaite inconnue. Pas étonnant qu'elle lui ait fait instinctivement confiance.

— Je suis désolée, dit-elle doucement.

— Le destin nous joue parfois de drôles de tours, dit-il avec un sourire ironique. Matt est mort par la faute de gens qui voulaient suivre les règles à la lettre. Un peu comme votre ami, M. Jones.

— Ce n'est *pas* mon ami, murmura Ellie.

Mais Max semblait ne pas l'avoir entendue. Il avait fermé les yeux. Il avait des cils noirs d'une longueur incroyable.

— Il existait des règles et il fallait les suivre.

Il ouvrit de nouveau les yeux, mais il semblait ailleurs, bien loin de cette pièce où il était assis avec elle, par ce tranquille dimanche après-midi.

— Ils avaient un ego tellement énorme qu'ils ne pouvaient même pas envisager d'avoir peut-être tort. Nous sortions tout juste de la faculté de médecine. Quel consultant aurait été prêt à transgresser les règles sous prétexte que nous avions une intuition ? Ou prêt à nous laisser jongler avec les tours de garde afin que nous puissions veiller sur Matt ? Même lui disait qu'il allait bien. Ce n'était qu'un simple mal de tête, disait-il. Une banale gueule de bois, pour avoir trop bu.

Il marqua une pause et poussa un long soupir. Ellie ne dit rien. Elle était heureuse de l'écouter, même si elle savait que cette histoire finissait mal.

— Notre réputation de fêtards n'a pas arrangé les choses, continua Max. Mais lorsque nous avons enfin pu quitter notre travail, nous avons découvert que Matt était dans le coma, à la suite d'une rupture d'anévrisme. Ils l'ont maintenu en vie le temps que sa famille prenne une décision concernant le don d'organe.

A présent, il regardait fixement les bouteilles de bière posées sur la table.

— Ils n'ont pas voulu de nous dans les parages, reprit-il d'une voix blanche. Et pourquoi en aurait-il été autrement ? Chaque fois que Matt avait eu des problèmes au cours des dix années précédentes, nous étions aussi dans le coup. Sa sœur, Rebecca, était convaincue que nous aurions pu le sauver si nous avions fait plus d'efforts. Ce fut le moment le plus terrible. Finalement, nous avons pris nos motos et nous avons foncé sur la route, nous lançant dans une course folle. Lorsque nous sommes revenus, nous avons appris qu'ils avaient débranché les appareils et que Matt était mort.

Il secoua la tête, comme pour chasser ces sombres souvenirs.

— Nous avons imaginé que, ce jour-là, Matt était assis à l'arrière d'une des motos. Qu'il avait participé à cette course avec nous. Et nous recommençons chaque année. Nous fonçons sur la route et, après, nous buvons une bonne bière fraîche.

— Et je suis venue vous déranger, dit Ellie d'une voix pleine de remords.

Max sourit.

— Mais non, au contraire ! Vous nous avez fourni l'occasion de régler nos comptes avec l'un de ces types. Ces gens qui respectent bêtement les règles à la lettre, sans se soucier des autres. Le genre de personnes auxquelles nous n'avions pas su nous opposer, à l'époque. Croyez-moi, c'était un cadeau pour nous aujourd'hui de pouvoir jeter ce bonhomme dehors.

Le sourire de Max exerça un effet très bizarre sur Ellie.

C'était le premier vrai sourire qu'elle lui voyait. Le premier qui ne soit pas teinté de tristesse ou d'ironie. Et ce sourire chaleureux faisait fondre la tension qui l'avait envahie et qui commençait à lui donner un mal de dos affreusement douloureux.

La poussée d'adrénaline qu'elle avait subie durant les trente dernières minutes retombait, la laissant épuisée, mais le sourire de Max lui redonnait de l'énergie. C'était vraiment extraordinaire. Dommage simplement qu'elle fût trop fatiguée pour lui rendre son sourire.

— Voilà mon histoire, dit-il. Quelle est la vôtre, Ellie Peters ?

Il savait maintenant qu'elle s'appelait en fait Eleanor, mais il continuait de l'appeler Ellie. Cela lui fit plaisir. Avait-elle envie de lui raconter son histoire ?

Oh ! oui !

Aurait-il une moins bonne opinion d'elle une fois qu'il l'aurait entendue ?

Probablement.

Elle n'avait pas envie de perdre l'estime de Max... Aussi ne dit-elle rien.

Il attendit patiemment, sans la quitter des yeux. Elle se sentait mal à l'aise, son dos la faisait de plus en plus souffrir. Et, en plus, elle avait la nausée. Il ne manquait plus que cela... Quelle horreur si jamais elle était prise de vomissements ! Heureusement, c'était peu probable. Elle ne pouvait même pas se rappeler quand elle avait mangé pour la dernière fois. La nuit dernière ?

— Disait-il vrai ? demanda Max d'un ton neutre. Ce bébé est-il le sien ?

Elle n'avait plus le choix. Tant pis si Max allait avoir une mauvaise opinion d'elle, elle lui devait la vérité.

— Oui, murmura-t-elle à contrecœur, les yeux brillants de larmes.

Max ne manifesta aucune réaction.

— Comment l'avez-vous rencontré ?

— Je... j'étais son infirmière en salle d'opération. A Auckland. Il ne connaissait même pas mon nom jusqu'au jour où, soudain, il m'a remarquée et a commencé à se montrer plus gentil avec moi au bloc opératoire. Plus gentil avec tout le monde, en fait.

Max haussa un sourcil aussi noir que ses longs cils.

— D'habitude, il ne l'était pas, n'est-ce pas ? Non, ne dites rien, laissez-moi deviner. Il avait mauvais caractère ? Il jetait violemment les instruments lorsqu'il était mécontent ? Il lui arrivait même d'insulter les gens, à l'occasion ?

— Comment le savez-vous ?

— Je connais ce type. Mais continuez. Que s'est-il passé après ce miraculeux changement de personnalité ?

— Il... heu... il m'a demandé de sortir avec lui.

— Et vous êtes tombée dans ses bras ?

— Non ! Il ne m'intéressait pas, mais...

Elle soupira.

— Marcus était très obstiné... et il peut se montrer charmant, croyez-moi.

— Oh ! je le crois volontiers ! Les manipulateurs savent faire feu de tout bois pour arriver à leurs fins.

Ellie respira un grand coup. Elle voulait en finir une fois pour toutes avec cette confession.

— Je suis sortie avec lui, mais deux fois seulement.

Elle devina ce que Max pouvait penser de cet aveu. Comment aurait-elle pu s'en étonner ? Deux rendez-vous seulement, et elle était tombée enceinte. Mais elle le vit froncer les sourcils.

— Il n'est pas du genre à accepter qu'on lui dise non, n'est-ce pas ?

Elle se mordilla la lèvre. Elle n'avait vraiment pas envie d'en parler. A personne. Elle ne voulait même pas y *penser*.

Peut-être laissa-t-elle transparaître sur son visage un peu de la honte et de la peur qu'elle avait ressenties cette nuit-là. En tout cas, Max s'en rendit compte. Il poussa un juron.

— Le salaud ! Ah ! je regrette qu'on l'ait laissé repartir indemne. Si nous avions su...

Ellie secoua la tête.

— Non ! Cela n'aurait fait qu'envenimer les choses. Il aurait quand même fini par gagner. D'une façon ou d'une autre. Il gagne toujours.

— Pas cette fois.

Il présentait cela comme une promesse, mais, malheureusement, Ellie ne pouvait se permettre de l'accepter. Cela aurait été trop dangereux pour elle et le bébé. Et aussi pour Max et ses amis. Tous trois faisaient carrière dans le monde médical. L'esprit de vengeance de Marcus pouvait provoquer des dégâts de toute sorte.

— Je vais partir très loin, déclara-t-elle. A l'étranger. Je changerai de nom et je prendrai un nouveau départ, quelque part où il ne pourra jamais nous retrouver.

— Mais vous ne pouvez pas le laisser gagner !

— Je ne suis pas de taille à lutter. J'ai essayé. Je l'ai même menacé de porter plainte, s'il ne me laissait pas tranquille, et vous savez quoi ? J'ai perdu mon poste. Il s'est débrouillé pour me faire passer pour une incapable au bloc opératoire et il s'est plaint de moi officiellement. Personne n'a voulu m'écouter et l'on m'a mutée dans un service de gériatrie, mais cela ne lui a pas suffi.

Max ne dit rien. Il écoutait attentivement.

— Il était toujours là. Prêt à arranger les choses si je me montrais conciliante. J'ai eu droit aux excuses, aux promesses et aux menaces. Il m'envoyait des fleurs, il me téléphonait et m'écrivait de longs messages qui pouvaient sembler parfaitement innocents. Parfois, il m'attendait à la sortie de mon travail, à 6 heures du matin ou bien à minuit. Ma colocataire, Sarah, a commencé à avoir peur, aussi ai-je quitté la ville. J'ai pris un travail à Wellington. Sarah est partie quelques semaines plus tard. Elle m'a dit qu'elle avait encore peur de Marcus qui ne cessait de la harceler pour qu'elle lui révèle ma nouvelle adresse. Elle ne supportait plus cette situation, surtout à cause de Josh.

Max hocha la tête.

— Je l'ai rencontré. C'est un enfant charmant.

— Saviez-vous qu'il était le neveu de Sarah, et non son fils ?

— Elle me l'avait dit. Sa sœur est morte d'une overdose il y a quelques années de cela, n'est-ce pas ?

— Oui. Sarah était la seule, dans la famille, à pouvoir se charger de Josh. Il n'a que neuf ans, aussi ai-je compris pourquoi elle était si inquiète de la situation. Mais elle m'en a beaucoup voulu, m'estimant responsable du harcèlement que Marcus lui faisait subir. A tel point qu'elle ne m'a plus adressé la parole pendant des mois.

— Pourquoi n'êtes-vous pas allée trouver la police ?

— Qui aurait écouté une infirmière portant plainte contre un chirurgien aussi réputé ? J'avais vu comme il avait su mettre les gens de son côté lorsque j'avais tenté de défendre mon poste. Tous auraient cru que je cherchais à me venger. Je n'avais aucune preuve matérielle contre lui, seulement des gestes et des messages romantiques venant d'un homme que la plupart des gens trouvaient charmant.

— Quand vous êtes partie, saviez-vous que vous étiez enceinte ?

Ellie secoua la tête.

— Cela ne m'a même pas effleuré l'esprit parce que je prenais une pilule faiblement dosée pour lutter contre des règles douloureuses. Cela marchait si bien que, souvent, je ne les avais plus. Il s'est passé plusieurs mois avant que je ne réalise que j'attendais un enfant. Il était alors bien trop tard pour faire quoi que ce soit... au cas où je...

Elle soupira. C'était de pis en pis. Il avait d'abord pensé qu'elle avait eu tort de sortir avec Marcus. Et puis qu'elle était stupide de n'avoir pas compris qu'elle était enceinte. Et encore plus stupide de n'être pas allée voir la police. Peut-être était-il contre l'avortement et voilà qu'elle laissait entendre qu'elle aurait pu y avoir recours, parce que...

— Ce n'est pas le genre d'homme que vous auriez choisi pour être le père de votre enfant ?

La voix de Max exprimait une telle compréhension qu'Ellie poussa un soupir. De soulagement, cette fois.

— Non.

— Vous auriez pu tomber plus mal, dit Max, l'air pensif. Il n'est pas *si* mal, physiquement.

Ellie le regarda, bouche bée.

— Et, de toute évidence, il possède une intelligence nettement supérieure à la moyenne.

Etait-il en train d'essayer de faire de l'humour ? Incroyable. Peut-être s'était-elle trompée sur son compte.

— Il est un peu petit, continua Max. Et vous n'avez rien non plus d'une géante, mais... mais peut-être que ce sera une fille. Petite et jolie, tout comme sa maman.

Il lui sourit de nouveau.

— Si vous vous étiez adressée à une banque du sperme, sur le papier il vous aurait semblé parfait, pas vrai ? A mon avis, ses défauts viennent de son éducation, non de ses gènes.

La consternation — et même la colère — qu'elle avait ressentie en le voyant minimiser le cauchemar qu'elle avait vécu durant tous ces mois céda la place à quelque chose de tout à fait différent. Quelque chose d'assez merveilleux. Quelque chose qui légitimait l'amour qu'elle portait à ce bébé. Elle n'avait pas à se sentir honteuse. Ni coupable. Ni terrifiée par l'avenir qui les attendait, elle et son enfant.

Non seulement cet homme l'avait rassurée, mais il lui avait aussi redonné… de l'espoir.

Elle lui adressa un sourire vacillant.

— Merci.

— De rien.

Max détourna les yeux. Etait-il gêné de l'entendre exprimer sa gratitude ?

— Alors, savez-vous si c'est une fille ?

— Non.

— N'avez-vous pas eu envie de le demander lors de vos échographies ?

— Je n'ai pas eu d'échographies.

Elle réalisa trop tard la portée de son aveu.

Max la regarda fixement.

— Je vous demande pardon.

— Je n'ai pas eu d'échographies, répéta-t-elle. Si je m'étais présentée à une consultation prénatale, j'aurais dû donner mon nom. Je savais que Marcus ferait tout pour essayer de me retrouver et je ne pouvais pas courir un tel risque.

— Mais l'hôpital qui vous a recrutée à Wellington ne vous a-t-il pas demandé des informations avant de vous engager ?

— Ce n'était pas un hôpital. J'ai postulé dans le secteur privé. Mon travail consistait à m'occuper d'un tétraplégique. J'ai dû y renoncer, récemment, car soulever mon patient me devenait trop pénible. J'ai finalement réussi à contacter Sarah et, quand elle m'a dit qu'elle partait pour les Etats-Unis, cela m'est apparu comme la bonne solution. Je me suis occupée de mon passeport et…

— Attendez ! s'écria Max. Etes-vous en train de me dire que

vous n'avez eu aucun suivi médical durant votre grossesse ? Pas même une échographie ?

— J'ai vingt-huit ans, dit-elle, sur la défensive. Je suis jeune et en bonne santé. Je n'ai eu aucun problème. J'ai pris régulièrement ma tension artérielle et j'ai même pu faire des analyses d'urine parce que le patient dont je m'occupais disposait du matériel nécessaire. J'ai pris toutes les vitamines recommandées aux femmes enceintes et j'ai fait très attention à ce que je mangeais. J'avais toutes les informations nécessaires dans mes manuels. Et puis, je suis infirmière ! Je suis capable de veiller sur ma santé. J'aurais demandé de l'aide si cela s'était avéré nécessaire. Je ne suis pas stupide.

Max haussa les sourcils, comme s'il émettait des réserves quant à ce jugement.

— Depuis combien de semaines êtes-vous enceinte ?

— Trente-six semaines et deux jours.

— Dans quelle position est le bébé ?

— Je...

Ellie avait fait de son mieux pour essayer de déterminer cette position, mais elle devait admettre avoir échoué. Il était difficile de distinguer une tête d'un petit fessier uniquement en se palpant l'abdomen.

— Vous ne le savez pas, n'est-ce pas ?

Elle détourna le regard et serra les lèvres.

— Où aviez-vous l'intention d'accoucher puisque vous refusez d'aller à l'hôpital ?

— Je peux très bien aller à l'hôpital. Ailleurs. Sous un autre nom.

— Et si, par extraordinaire, vous réussissez à monter dans un avion, comment ferez-vous si les premières contractions arrivent alors que vous serez à dix mille mètres d'altitude ? A des heures de vol du premier aéroport ?

Il était furieux. Contre *elle*. Et elle trouvait cela insupportable. Il lui avait donné le sentiment d'être en sécurité, puis il avait fait renaître l'espoir en elle, et voilà qu'il gâchait maintenant tous ces précieux moments. Jamais elle ne s'était sentie aussi malheureuse.

Ni aussi seule.

Max était horrifié.

Il avait offert sa protection à Ellie et, à présent qu'il savait de quoi il l'avait protégée, il se réjouissait que le destin l'ait placé au bon endroit au bon moment.

Et maintenant elle allait tout compromettre, pour elle et son futur bébé, avec ce plan stupide qui l'amènerait à se cacher et à mentir toute sa vie durant...

Il ne pouvait pas voir son visage, pour l'instant, parce qu'elle avait baissé la tête dès qu'il avait élevé la voix. Il apercevait seulement les reflets cuivrés de son abondante chevelure et le bout de son petit nez retroussé. Qu'avait-il dit au sujet du bébé ? Que ce serait peut-être une fille — petite et jolie comme sa mère ? Il était sincère, en disant cela, mais il aurait pu ajouter autre chose.

Il aurait pu parler de la magnifique couleur de ses cheveux et de ses yeux qui ne pouvaient qu'attirer le regard. Il ne voyait pas ses bras, cachés sous les larges manches de son pull-over, mais il était prêt à parier qu'ils étaient aussi fins que son visage et ses mains.

Elle avait les épaules basses et les bras serrés autour d'elle, dans une attitude d'autoprotection, comme si elle pensait que le monde entier était contre elle.

N'avait-elle pas déjà suffisamment souffert sans qu'il se mette à son tour à la persécuter ?

— Excusez-moi, dit-il, sincère. Je ne veux pas rendre les choses encore plus pénibles pour vous. J'aimerais vous aider, si c'est possible.

Elle leva les yeux et croisa son regard. Max ressentit la force d'attraction de ces prunelles couleur noisette. C'était comme un contact physique. Une main tendue qui réclamait du réconfort. Ou de la force. Il pouvait bien lui donner cela, pas vrai ?

— Vous ne connaissez pas la nouvelle adresse de Sarah, n'est-ce pas ?

— Non. Savez-vous pourquoi elle est partie aussi précipitamment pour les Etats-Unis ?

— Pas vraiment. Elle ne m'a pas dit grand-chose dans son e-mail. J'ai eu l'impression qu'elle voulait prendre un nouveau départ. Démarrer une nouvelle vie.

— Non. Ce n'était pas pour cette raison.

Ellie prit un air horrifié.

— Elle cherchait à me fuir ?

— Non. Elle ne vous a rien dit à propos de Josh ? Qu'on lui avait diagnostiqué une leucémie, il y a six mois ?

— Oh ! mon Dieu ! Non. Je savais qu'elle se faisait du souci pour lui lorsque je suis partie. Elle pensait qu'il souffrait du stress engendré par la situation. Ce fut d'ailleurs l'une des raisons qui m'ont poussée à quitter Auckland.

— La leucémie a été diagnostiquée lorsqu'ils sont arrivés ici. L'état de Josh s'est rapidement détérioré et Sarah a décidé d'essayer de retrouver son père pour tenter une greffe de moelle osseuse. Elle a fini par localiser cet homme, grâce à son certificat de naissance, et découvert qu'il était médecin en Californie. Elle a pensé que le meilleur moyen de le convaincre d'accepter cette greffe était de lui amener Josh. Il est trop facile de dire non au téléphone ou dans un e-mail. Elle a prévu de rester aux Etats-Unis le temps nécessaire pour que cette greffe ait lieu, si c'est possible.

— Elle a sans doute besoin qu'on l'aide à veiller sur Josh. Je pourrais le faire. Pauvre Sarah ! Il lui faudrait une amie auprès d'elle.

— Vous ne pouvez pas partir maintenant pour les Etats-Unis, dit doucement Max. Renoncez à cette idée.

— Pour l'Australie, alors. Ce n'est qu'à quelques heures de vol.

— Avez-vous des amis ou de la famille, là-bas ?

— Je connais quelqu'un à Darwin.

— C'est presque aussi loin que les Etats-Unis. Pourquoi ne

pas choisir plutôt ce côté-ci de l'Australie ? Sydney, Melbourne ou Brisbane ?

— Non, dit-elle en soupirant.

— Comment allez-vous vous débrouiller, toute seule ?

— Je trouverai un travail. Je suis assez compétente dans mon métier.

— J'en suis certain. Mais croyez-vous pouvoir obtenir un poste d'infirmière en chirurgie sans avoir à produire des papiers et des références ? Ils voudront savoir où vous avez travaillé et ils prendront des renseignements.

— Oui, je sais, avoua-t-elle d'un ton découragé. Je ne cesse de retourner tout cela dans ma tête en espérant trouver enfin une solution.

Elle le regarda un bref instant et il vit des larmes briller dans ses yeux.

— Mais je n'y arrive pas, reprit-elle. Je vis au jour le jour, en essayant de faire face aux problèmes du moment, en réfléchissant à ce que je dois faire dans les heures qui suivent.

— Pour l'instant, votre priorité est de vous assurer que tout va bien pour vous et le bébé.

Elle hocha la tête d'un air résigné.

— Je ne peux pas ! Que se passera-t-il si Marcus me retrouve ? S'il fait un test ADN et fournit la preuve que le bébé est bien de lui ? Il me l'enlèvera.

Elle s'agrippa à la table et se leva.

— J'empêcherai que cela arrive. Pour moi et surtout pour le bébé. *Mon* bébé.

Elle tourna les talons, avec l'intention manifeste de s'en aller.

— Hé ! c'est aussi mon bébé… d'une certaine manière, dit Max en se levant à son tour.

Il devait l'empêcher de partir. Si elle disparaissait, il ne pourrait plus l'aider. Or, il avait pris une responsabilité lorsqu'il avait déclaré qu'il était le père de l'enfant. D'accord, il avait raconté des histoires et pouvait très bien tout laisser tomber maintenant, mais, curieusement, il n'en avait aucune envie. Il se sentait de plus en plus concerné.

Ellie avait traversé la moitié de la pièce lorsqu'elle s'arrêta brusquement. Se tenant le ventre à deux mains, elle poussa un cri de douleur. Et Max vit alors des taches sombres sur les jambes de son jean.

Venait-elle de perdre les eaux ?

En un clin d'œil, il fut auprès d'elle. La soutenant, il l'aida à s'allonger par terre. Lorsqu'il la lâcha, il vit sur ses doigts des traces de sang.

— Ne bougez pas, Ellie. Tout va bien se passer. Je vais appeler une ambulance.

3

Max entendait encore résonner dans sa tête la sirène de l'ambulance tandis qu'il suivait le chariot emmenant Ellie aux urgences du Queen Mary Hospital de Dunedin.

Ce bruit avait constitué un fond sonore permanent depuis le moment où il avait pris les choses en main après qu'Ellie se fut écroulée chez lui. C'était lui qui avait posé à la jeune femme la perfusion qui permettait de compenser la perte de sang. Il lui en avait posé une autre lorsqu'il avait constaté qu'elle perdait conscience et que sa tension artérielle chutait brutalement. C'était lui encore qui surveillait son rythme cardiaque sur le moniteur de l'électrocardioscope et qui, voyant la situation se détériorer lentement, augmentait le taux d'oxygène administré à sa patiente.

Ellie était dans un état critique. Et le bébé aussi.

L'enfant n'était pas sa priorité. Il se souciait surtout de la mère. Il avait souvent eu affaire à des cas aussi graves dans son service. Des grossesses extra-utérines. Des ruptures de l'utérus. Des traumatismes. Mais là, il ne s'agissait pas d'une inconnue arrivée aux urgences dans une ambulance, toute sirène hurlante. Il s'agissait d'Ellie. Et il lui avait promis que, désormais, elle serait en sécurité.

— Hémorragie *antepartum*, lança-t-il à l'infirmière régulatrice lorsque le chariot franchit la porte des urgences.

— Max ! Que faites-vous ici ?

Il ignora les regards curieux braqués sur lui. Certes, il n'avait pas l'habitude d'arriver de cette façon au travail, et encore moins de s'y exhiber dans sa tenue de motard, mais ce n'était pas une raison pour que ses collègues ne fassent pas preuve de professionnalisme.

— La salle n° 1 est-elle libre ?

— Oui. Nous avons eu le message radio. Quelqu'un du service d'obstétrique et gynécologie va arriver.

L'infirmière suivait le chariot au pas de course, la secrétaire de la réception derrière elle, un bloc-notes à la main.

— Nous n'avons pas son nom, demanda cette dernière d'un ton anxieux.

— Ellie, lança Max.

Ils franchissaient à présent une double porte qui donnait accès à une zone spécialement aménagée pour traiter les cas les plus critiques. Les ambulanciers amenèrent le chariot près du lit garni d'un drap blanc. L'équipe médicale, avertie de leur arrivée, attendait, prête à mettre en route la procédure de réanimation. Chacun savait exactement ce qu'il avait à faire. Une jeune infirmière tenait à la main une paire de ciseaux avec laquelle elle couperait les vêtements d'Ellie. Près de la tête du lit, un chariot contenait tout le matériel nécessaire pour pratiquer, en cas de besoin, une intubation.

Et le responsable de toute cette organisation n'était autre que Jet. Il portait une tenue de chirurgien, un stéthoscope accroché autour du cou.

Il garda une attitude purement professionnelle en découvrant qui accompagnait la patiente. Il n'eut même pas un battement de cils.

— Attention, dit-il calmement. Un, deux… trois.

Lorsqu'ils soulevèrent Ellie pour l'allonger sur le lit, ils virent qu'une mare de sang maculait la civière.

La jeune femme gémit et battit des paupières.

— Tout va bien, murmura Max en se penchant vers elle. Nous sommes à l'hôpital, maintenant, Ellie. Jet est là, et c'est lui qui va s'occuper de vous. Nous allons tous nous occuper de vous.

Elle referma les yeux.

— Le GCS est en train de chuter, dit Max.

Pour signaler que l'échelle de Glasgow qui permettait d'évaluer l'état de conscience d'un patient indiquait un mauvais score, il avait essayé d'adopter un ton neutre, détaché. En vain.

Jet tenait la tête d'Ellie, s'assurant que ses voies respiratoires étaient dégagées. Il jeta un regard au moniteur et fronça les sourcils en lisant sur l'écran le taux de saturation en oxygène. Il regarda Max un bref instant.

— Que s'est-il passé ? murmura-t-il.

— Une importante hémorragie. C'est venu brutalement, dès qu'elle s'est levée. Elle avait aussi très mal à l'abdomen.

La secrétaire était encore dans la pièce, rôdant autour des infirmières qui s'activaient. Elles changeaient les électrodes de l'ECG, surveillaient la perfusion et vérifiaient le tensiomètre.

— Quel est le nom de famille d'Ellie ? demanda-t-elle. Quel âge a-t-elle ?

Un interne palpa le ventre de la patiente.

— Il est dur, dit-il. Le travail a-t-il commencé ? De quand date la grossesse ?

— Trente-six semaines et deux jours, répondit Max.

A présent, Ellie était presque nue. Totalement vulnérable. Exposée à la vue de tous. Quelqu'un appartenant au service d'obstétrique était arrivé, aussitôt suivi d'un technicien qui poussait devant lui un appareil permettant de faire des échographies. Jet maintenait un masque à oxygène sur le visage d'Ellie. Il fit la grimace en voyant les chiffres changer sur l'écran du moniteur.

— Ellie... M'entendez-vous ? Ouvrez les yeux.

Elle n'en avait sûrement pas envie, pensa Max. Tout cela devait être absolument terrifiant pour elle.

— A-t-elle des proches qui pourraient me donner des informations sur elle ? insista la secrétaire. Son mari l'a-t-il accompagnée ? Ou... son compagnon ? Le père du bébé ?

Max réalisa soudain à quel point Ellie était vulnérable. Elle se trouvait dans une situation très difficile. Il avait essayé de la protéger et il se trouvait maintenant plongé dans un autre cauchemar, toujours au côté d'Ellie. Etait-elle consciente de ce qui se passait ? Avait-elle peur ? Savait-elle qu'il était là ?

Elle s'était montrée si déterminée à fuir les hôpitaux pour protéger son enfant... Peut-être que la meilleure chose qu'il pouvait faire pour elle en ce moment, c'était de respecter cette décision et de continuer ce qui avait déjà bien fonctionné.

— Oui, dit-il d'une voix sonore, c'est moi le père.

A l'autre bout de la salle, quelqu'un laissa tomber un objet métallique sur le carrelage. Un silence de plomb s'abattit sur la pièce. Jet poussa un juron, mais, comme il avait toujours les yeux fixés sur l'écran du moniteur, sa réaction concernait peut-être l'évolution de l'état d'Ellie. Max était si près de son ami qu'il pouvait lui parler sans que les autres ne l'entendent.

— Je t'expliquerai plus tard, murmura-t-il.

La secrétaire, ravie, s'approcha.

— Quel est son nom de famille ?

Oh ! Seigneur ! Si Ellie était enregistrée sous son vrai nom, il faudrait compter avec Marcus Jones qui aurait tout le temps de venir la retrouver ici. Même si l'état de la jeune femme s'améliorait, en aucun cas elle ne pourrait quitter l'hôpital précipitamment.

Ce n'était pas le moment de tergiverser. Il n'y avait pas une minute à perdre.

— McAdam, dit-il d'un ton las. Nous sommes mariés.

L'infirmière qui était en train de fixer les électrodes de l'ECG leva les yeux, la bouche ouverte, tandis que les autres échangeaient des regards étonnés.

— Quel âge a votre femme ? demanda la secrétaire.

— Vingt-huit ans.

— Sa date de naissance ?

Comme s'il pouvait la connaître ! Tout cela était allé trop loin. Beaucoup trop loin, à en juger par la façon dont Jet l'observait.

— Laissez tomber, grogna Max. Nous nous occuperons des papiers plus tard.

— Mais il nous faut...

— Sortez ! ordonna Jet. Nous sommes occupés.

Evitant de regarder Max, il se tourna vers les autres.

— Je vais l'intuber, dit-il. Le taux de saturation en oxygène est tombé trop bas.

— Je m'en charge, proposa Max.

Jet secoua la tête.

— Sur ta femme ? Non.

Il fit signe à ses internes de se tenir prêts.

— Prélevez-lui du sang. Nous avons besoin de connaître son groupe sanguin.

— Je veux aussi le facteur Rhésus et les anticorps, dit le consultant en obstétrique.

Il regarda le technicien qui commençait l'échographie.

— On dirait que nous avons affaire à un *placenta praevia* et que le travail a commencé. La dilatation est complète.

Moins d'une heure plus tard, alors qu'Ellie Peters était entre la vie et la mort, elle donna naissance à une petite fille.

A présent, une équipe du service de pédiatrie s'était jointe à la petite foule qui s'activait dans la salle n° 1. Il y avait aussi un consultant du service de réanimation, spécialisé dans le traitement du choc hémorragique provoqué par des pertes de sang massives. On s'occupait bien d'Ellie. Et du bébé.

Contraint de rester à l'écart pour avoir lui-même signalé ses prétendus liens avec la patiente, Max ne pouvait qu'observer ce qui se passait. Il était partagé entre le besoin de regarder les moniteurs et l'envie de contempler le petit être que la pédiatre était en train d'examiner.

— Elle est petite, mais elle va bien, déclara-t-elle. Elle respire normalement. Cependant, son rythme cardiaque est un peu lent. Le père est ici, m'a-t-on dit.

Ellie était inconsciente. Le saignement avait cessé après l'accouchement, mais l'obstétricien s'inquiétait de la quantité de sang qu'elle avait perdu. A présent, elle était placée sous assistance respiratoire. Jet et le consultant du service de réanimation étaient préoccupés par l'état de ses reins. Elle n'urinait plus et les analyses de sang montraient une détérioration de la fonction rénale.

Max avait pensé bien faire en prétendant être le père du bébé et, maintenant, il ne pouvait plus faire marche arrière. Jet ne dirait rien. Max lui avait demandé de l'appuyer et il était sûr de la loyauté de son ami. Mais il y avait beaucoup d'autres personnes prêtes à parler. A le montrer du doigt et à l'impliquer dans ce cas qui continuerait pendant très longtemps à alimenter les conversations dans le service.

— Vous êtes le père ? demanda la pédiatre.

Ne le connaissant pas, elle ne manifestait aucune surprise.

— Bien. Venez avec nous. Nous allons emmener votre fille là-haut et elle a besoin de vous.

Max fit un pas vers elle, puis s'arrêta.

— Je ne peux pas...

Il jeta un regard à Ellie, puis se tourna vers le bébé, à présent séché et emmailloté dans des serviettes chaudes. Dans quelle galère s'était-il jeté ?

Jet intervint d'un ton calme.

— Tu ne peux rien faire pour Ellie en ce moment, mon vieux. Nous allons bientôt la transférer dans le service de réanimation. Tu ferais mieux d'aller avec le bébé. Je te rejoindrai dès que je pourrai.

Quel que soit l'endroit où l'on emmènerait la petite fille, qu'il s'agisse de la maternité ou du service de réanimation pédiatrique, ce serait toujours plus intime que cette salle, semblait vouloir dire Jet. Ils pourraient parler de tout cela. Et peut-être même arriveraient-ils à trouver le moyen de sortir Max de la situation impossible dans laquelle il s'était mis.

Cela paraissait raisonnable. Max ne devait pas travailler aux urgences avant le lendemain matin. Ils auraient toute la nuit pour régler le problème. C'était déjà une bonne chose qu'il commence par se dégager de toute responsabilité envers Ellie.

Il s'avança vers le bébé et hocha la tête.

— Allons-y, dit-il.

— Voulez-vous la prendre dans vos bras ?

— Ah ! Je ne suis pas sûr que ce soit une très bonne idée pour l'instant, non ?

La pédiatre regarda à son tour le moniteur. Le rythme cardiaque du bébé ralentissait de nouveau.

— Cela pourrait lui faire du bien, dit-elle. Avez-vous entendu parler de la méthode kangourou ?

— Non.

Max contemplait la petite fille allongée dans le berceau en plastique. Elle était couchée sur le côté. Un bonnet blanc couvrait ses cheveux noirs. Elle avait un bras replié, et une petite main posée sur la joue.

Jamais Max n'était resté si longtemps près d'un aussi petit bébé. Il lui était arrivé de participer à des accouchements, bien sûr, mais cela se produisait rarement aux urgences. Et, lorsque cela arrivait, les nouveau-nés étaient immédiatement transférés en pédiatrie. Il n'avait jamais eu aucune raison de se sentir concerné par ces naissances. Aujourd'hui non plus, si ce n'était à cause de ce mensonge qu'il avait fait.

En réalité, jamais il n'aurait dû se trouver là.

— Cette méthode est apparue à la fin des années 70, expliqua la pédiatre. Elle a rencontré un gros succès. Il s'agit de créer un contact peau à peau entre le bébé et l'un de ses parents. Tant que l'enfant présente un état stable, il n'y a aucune raison de ne pas utiliser cette méthode qui s'avère améliorer le taux d'oxygénation et le rythme respiratoire. Elle peut même régler des problèmes comme la bradycardie.

— Peau à peau ? répéta Max, l'air consterné. Vous plaisantez ?

— Vous n'êtes pas obligé de rester nu, dit la pédiatre en souriant. En fait, le bébé a besoin d'être sous votre vêtement afin que son corps reste à la bonne température. Je sais qu'elle a l'air minuscule et fragile et que son arrivée était un peu inattendue...

— Vous n'imaginez pas à quel point, murmura Max.

— Et je sais que vous vous faites du souci pour Ellie, continua-t-elle, mais ce serait une bonne façon d'aider tout le monde, y compris — et peut-être même surtout — vous.

— Ah ? Que voulez-vous dire ?

— Vous allez faire ce qu'Ellie ne peut pas faire pour le moment, c'est-à-dire prendre soin de votre bébé. Vous pouvez faire beaucoup de bien, médicalement parlant, à cette petite.

Elle le regarda et fronça légèrement les sourcils.

— Si cela vous met vraiment mal à l'aise, je demanderai à l'une des infirmières de vous remplacer, mais c'est beaucoup mieux lorsque c'est l'un des parents qui se charge de le faire. Cela crée un lien qui peut combattre le stress durant les premiers jours de l'enfant.

Max avait l'impression d'être pris au piège. Tout le monde le regardait. La pédiatre et son interne. L'infirmière qui s'activait près du berceau. Et même les autres infirmières de ce service. Tous les yeux étaient tournés vers lui, comme si chacun retenait sa respiration en attendant sa réponse.

Tous pensaient qu'il était le père de ce bébé. Or, quel père ne voudrait pas venir en aide à son enfant ? S'il montrait qu'il n'avait pas envie de nouer un lien particulier avec ce bébé, les gens commenceraient à se poser des questions. Les commérages iraient bon train, et Ellie ne serait plus en sécurité.

Or, c'était pour avoir voulu la protéger qu'il se retrouvait dans cette situation, pas vrai ?

La prochaine fois, il lui faudrait vraiment se montrer plus prudent, pensa-t-il tandis qu'il hochait la tête pour signifier à la pédiatre qu'il acceptait sa proposition.

Aussitôt, elle l'invita à s'asseoir dans le fauteuil confortable qu'on venait d'apporter dans un coin de la pièce.

Une infirmière déshabilla le bébé, ne lui laissant que sa couche et son bonnet. La petite fille était reliée par des fils et des électrodes aux moniteurs contrôlant la saturation en oxygène et le rythme cardiaque. En la voyant presque nue, si petite, si faible avec ses bras et ses jambes minuscules, fins comme des baguettes, Max s'alarma.

— Tenez-la contre vous, bien droite, recommanda la pédiatre. Les infirmières veilleront sur vous deux et un signal d'alarme se déclenchera automatiquement si le taux d'oxygène ou le rythme cardiaque du bébé demandent qu'on intervienne.

Max avait sacrifié l'encolure de son T-shirt, aussi ne fut-il pas obligé d'ôter le moindre vêtement. Il entendit la petite fille gémir lorsque quelqu'un la souleva.

Bon sang... Il n'avait vraiment pas envie de jouer les kangourous ! Etait-il trop tard pour refuser ?

Un signal d'alarme retentit soudain. Sans doute le bébé n'appréciait-il pas plus que lui l'idée de se soumettre à l'expérience. Son rythme cardiaque était devenu très irrégulier.

— Peut-être veut-elle retourner dans son berceau ? suggéra Max, plein d'espoir.

— Faisons un essai pendant une minute ou deux.

Soupirant intérieurement, Max laissa l'infirmière installer le bébé contre sa poitrine, sous son vieux T-shirt que l'usure avait rendu très doux. Il rabattit ensuite un pan de son blouson de cuir sur l'enfant et suivit les conseils de l'infirmière qui lui montra comment placer son bras pour tenir la petite fille le plus commodément possible.

Il se sentait gêné. Mal à l'aise. L'enfant agitait ses petits membres, comme pour protester. La minuscule poitrine se soulevait tandis que le bébé essayait de respirer et de crier en même temps. Cela devait représenter un effort épuisant, car, bientôt, la petite fille cessa de gigoter.

Max baissa la tête pour la regarder et vit alors qu'elle avait les yeux ouverts. Des yeux noirs qui le fixaient.

— Regardez ! lança la pédiatre d'un ton enthousiaste. Le rythme cardiaque se stabilise.

Ils attendirent encore un peu. Max s'efforçait de rester le plus tranquille possible.

— Cela m'a l'air parfait, déclara la pédiatre. Nous allons vous laisser, Max.

— Ah !

Il vit que l'équipe médicale commençait à se disperser. Et il n'était plus le point de mire de tout le personnel travaillant dans ce service. D'une minute à l'autre, il allait se trouver livré à lui-même.

— Combien de temps dois-je rester ainsi ? s'enquit-il.

— Plus cela durera, mieux ce sera, répondit une infirmière d'une voix chaleureuse. En fait, aussi longtemps que vous pourrez.

Max renversa la tête en arrière et ferma les yeux. Il respira profondément. Et il sentit le bébé respirer. Il sentit même battre son cœur. Un petit battement rapide contre sa poitrine. Qui couvrait presque celui de son propre cœur.

Bizarre.

Il ouvrit les yeux et inclina la tête pour voir la petite fille. Elle était encore éveillée et posait sur lui un regard à la fois curieux et perplexe.

— Oui, je sais exactement ce que tu ressens, murmura Max d'un ton plein de sympathie. Mais ne t'inquiète pas. Nous allons bientôt nous sortir de tout cela.

— Ouah ! Qu'est-ce que tu fais ?

— Oh ! ça alors !

Rick, suivi de près par Jet, venait d'entrer dans la pièce, maintenant faiblement éclairée. Toujours assis dans le fauteuil, Max tenait serré contre lui, sous son blouson de cuir, le minuscule bébé.

— Chut ! Ne la réveillez pas.

Rick haussa les sourcils.

— Je suis tombé sur Jet au moment où il quittait le service de réanimation, dit-il à mi-voix. Je me suis dit que j'allais passer te dire bonjour et...

Il afficha un large sourire.

— ... j'avoue que je ne le regrette pas. Pour rien au monde je n'aurais voulu rater *cela*. Mais qu'est-ce que tu es en train de faire ?

— Le kangourou, chuchota Max. Fiche le camp.

Jet consulta les moniteurs.

— L'état de cette petite a l'air stable. Pourquoi ne la remets-tu pas dans son berceau ? Nous pourrions aller boire un café ou autre chose.

Max soupira.

— Parce que chaque fois que j'essaye de la recoucher, elle fait de la bradycardie et son taux d'oxygène chute.

Les infirmières avaient remarqué l'arrivée des amis de Max. Plus d'une se découvrit quelque chose à faire qui l'obligeait à se rapprocher de cet étrange groupe. Trois costauds réunis autour d'un tout petit bébé.

— Elle adore son père, dit en souriant celle qui se trouvait le plus près de Rick.

Il lui rendit son sourire.

— Et qui pourrait ne pas l'aimer ?

L'infirmière gloussa. Max aurait juré qu'elle avait même battu des cils en regardant Rick. Il poussa encore un soupir.

— Dis-moi, Jet, comment va Ellie ?

— Elle est sous dialyse, répondit-il, l'air sombre. La fonction rénale n'a pas encore repris et l'état de ses poumons reste inquiétant. Ils vont la garder sous sédatifs et sous assistance respiratoire au moins encore cette nuit.

— Quel est le pronostic ?

Jet haussa les épaules.

— Pour l'instant, elle tient le coup. Mais rien n'est gagné.

Max avala sa salive. Qu'arriverait-il au bébé si Ellie ne s'en sortait pas ? Il aurait pu s'inquiéter de s'être présenté comme le seul proche de la jeune femme, mais, en fait, ce qui le préoccupait, c'était l'avenir que le destin réservait à cette toute petite fille.

Rick se pencha vers le bébé.

— Elle est mignonne, non ? dit-il.

Il afficha un grand sourire.

— Tu sais quoi ? Je trouve qu'elle te ressemble.

Jet poussa un grognement. Il jeta un coup d'œil par-dessus son épaule comme si son air renfrogné pouvait suffire à éloigner les oreilles indiscrètes.

— Combien de temps encore tout cela va-t-il durer, Max ?

Il ne répondit pas. Il était parfaitement habitué maintenant à sentir le bébé blotti contre lui. En fait, au cours des deux dernières heures, il s'était senti soulagé chaque fois que ce contact avait été rétabli. Il n'avait pas l'intention d'essayer de sitôt de remettre l'enfant dans son berceau. Peut-être avait-il besoin, avant de faire une nouvelle tentative, de savoir si sa mère allait ou non survivre.

— Jet m'a raconté ce qui s'est passé aux urgences, dit Rick. Et même s'il ne me l'avait pas dit, je l'aurais su rapidement, ajouta-t-il avec un bref sourire. Tout l'hôpital ne parle que de ta soudaine paternité, vieux.

— Je te crois volontiers.

— Ce que je veux dire, c'est que c'est une chose d'avoir fait croire à ce blaireau que tu étais le père afin qu'il déguerpisse, mais...

— Ce type l'a violée, dit Max d'une voix calme.

Un grand silence suivit cette déclaration. Max sentit que ses amis réagissaient comme lui-même l'avait fait en apprenant la nouvelle. Cela avait tout changé. Il avait eu envie de venger Ellie. De la protéger. Et ses amis ressentaient la même chose. Il vit Jet serrer les poings.

— Ensuite, reprit-il, il lui a fait perdre son travail lorsqu'elle a voulu lui échapper. Depuis, il ne cesse de la traquer.

Il s'éclaircit la voix.

— Je lui ai dit qu'elle n'avait rien à craindre. Qu'elle était en sécurité, désormais.

Suivit un autre long silence.

— Elle ne sera pas en sécurité tant qu'elle ne sera pas assez en forme pour veiller sur ce bébé et prendre le large.

— Elle ne sera jamais en sécurité, dit Rick en plissant les yeux. Le salaud !

Pour l'instant, Max n'avait pas envie de penser à l'avenir. Le présent lui paraissait déjà assez difficile à gérer. D'autant plus que la petite fille commençait à s'agiter. Peut-être avait-elle été dérangée par leur conversation. Ou bien sentait-elle la tension qui habitait l'homme contre lequel elle était blottie.

Elle commença à pleurer, ce qui mit mal à l'aise Rick et Jet. Une infirmière accourut, tenant à la main un biberon.

— On dirait que c'est l'heure du repas, dit-elle. A vous de jouer, le papa, ajouta-t-elle en tendant le biberon à Max.

— Peut-être vaudrait-il mieux que vous vous en chargiez, murmura-t-il.

Le bébé pleurait de plus en plus fort. Soudain, le bipeur de Jet sonna. Il lut le message en manifestant un soulagement évident tandis que Max tentait d'introduire la tétine dans la petite bouche de l'enfant.

— Je dois y aller, annonça Jet. Désolé, vieux. Je repasserai plus tard.

— Je t'accompagne, dit Rick.

Il était clair que ses amis ne trouvaient plus la situation aussi divertissante.

— Veux-tu que je te fasse remplacer, demain, aux urgences ? proposa Jet avant de partir.

Le bébé qui avait enfin trouvé la tétine essayait de boire. Pour l'aider, Max inclina le biberon. L'enfant se mit à téter avec de plus en plus d'énergie, les yeux fixés sur l'homme qui l'alimentait.

— Max ? insista Jet.

— Euh... oui, c'est cela, fais-moi remplacer.

Il ne parvenait pas à rompre le contact visuel qu'il avait établi avec la petite fille.

— Je ne vais aller nulle part pendant un bon moment, conclut-il sans même lever les yeux.

4

Elle était perdue.

Il faisait sombre. Si sombre. Peut-être se trouvait-elle dans une forêt. Il y avait du danger. Des animaux ou des branches qui la griffaient. Elle avait mal.

Et très peur.

Elle courait, mais son esprit était si troublé qu'elle n'aurait pu dire si elle fuyait quelque chose qui la terrifiait ou bien si elle essayait d'atteindre quelque chose qu'elle désirait par-dessus tout, au point d'avoir entrepris ce terrible voyage.

Curieusement, malgré sa peur et sa souffrance, elle se sentait protégée. Comme si quelque chose — non, quelqu'un — veillait sur elle. Un ange gardien, mais si noir qu'il était invisible. Parfois, elle croyait avoir détecté une présence dans l'ombre, mais tout s'évanouissait aussitôt, souvent parce que la douleur redoublait, et elle se retrouvait de nouveau plongée dans les ténèbres. Abandonnée de tous.

Elle avait perdu la notion du temps. Elle resterait à jamais dans cet endroit. Aussi, lorsque tout changea et que la lumière commença à filtrer, la situation lui apparut encore plus déstabilisante. Effrayante.

— Ellie ? Est-ce que vous m'entendez ?

Oui... mais elle n'aurait pu dire à qui appartenait cette voix. Elle l'avait déjà entendue, elle le savait. Et elle l'aimait. Beaucoup, même, parce qu'elle la... rassurait.

— Pouvez-vous ouvrir les yeux ? demanda la voix.

Ellie essaya, mais elle eut l'impression que ses paupières étaient scellées. Si lourdes qu'elle ne pouvait les soulever.

— Réveillez-vous, Ellie, continua la voix d'un ton encourageant. Il y a ici quelqu'un qui aimerait beaucoup faire votre connaissance.

Elle essaya encore, voulant faire plaisir au propriétaire de cette voix. Il lui paraissait important de faire ce qu'il lui demandait. Si important que, pour l'instant, c'était la seule chose qui comptait pour elle, au point d'en oublier la douleur qui lui labourait le ventre. Et, lentement, elle atteignit son but. Elle ouvrit les yeux et fut aussitôt éblouie par la lumière trop vive. Tout lui paraissait flou. Elle ne percevait qu'une tache sombre aux contours imprécis. Une tache qui ressemblait à l'ombre de cet ange gardien qui restait hors de sa portée et s'évaporait dans l'obscurité.

Elle battit des paupières et tenta de s'adapter à la lumière pour focaliser son regard sur le visage penché au-dessus d'elle.

Des cheveux noirs. Des boucles qui encadraient un visage aux traits marqués, un menton qui n'avait pas connu le feu du rasoir depuis plusieurs jours.

Des yeux noirs qui la regardaient avec attention et une bouche qui esquissait un doux sourire. Le plus beau sourire qu'elle ait jamais vu de toute sa vie.

— Hé ! comment ça va ? dit la voix.

Elle essaya de répondre, mais, sa gorge et ses lèvres sèches lui faisant mal, elle ne put émettre qu'un bruit bizarre. Elle avala sa salive et battit des paupières. Il ne fallait pas qu'elle garde les yeux fermés trop longtemps. Et si tout cela n'était qu'un rêve ? Si l'homme au beau sourire s'évanouissait brusquement ?

Des images et des pensées disparates se bousculaient dans sa tête. Elle savait qu'elle se trouvait couchée dans un lit. A l'hôpital. Elle en reconnaissait les odeurs et les bruits. Elle entendait les sons caractéristiques émis par les appareils de contrôle qui l'entouraient. Et elle se souvenait d'avoir capté des voix qui, d'un ton pressé, échangeaient des expressions telles que « grave hémorragie », « salle n° 1 », « groupe sanguin ».

Paralysée par le kaléidoscope qui envahissait son cerveau, elle se focalisa sur ces yeux noirs braqués sur elle.

— Vous êtes dans le service de réanimation, dit la voix avec calme. Vous avez été très malade, mais maintenant vous allez beaucoup mieux. Vous n'êtes plus sous assistance respiratoire et vos poumons fonctionnent bien. Vos reins aussi. Comment va votre gorge ? Elle vous fait probablement un peu mal après avoir été intubée si longtemps.

Elle le vit froncer les sourcils. Quelque chose lui causait du souci. *Elle ?* Cela lui fit plaisir. L'idée qu'il puisse s'inquiéter pour elle lui plaisait. Peut-être allait-il encore lui sourire.

— Je suis Max. Vous vous souvenez ? Vous êtes venue à l'appartement pour voir Sarah, mais elle n'était pas là. Et vous vous êtes sentie mal. Le travail a commencé et...

Soudain, Ellie réalisa qu'elle venait de perdre le sentiment de sécurité qui l'habitait. La peur renaissait, comme lorsqu'elle se trouvait dans cette horrible forêt, noyée dans l'obscurité. Quelque chose se passait dans sa tête. Une série de secousses presque douloureuses pendant que tout se remettait en place.

Sarah. Marcus. Son bébé.

— Elle va bien, dit Max. Vous voyez ?

Elle suivit la direction de son regard et s'aperçut qu'il avait quelque chose dans les bras, sans pouvoir deviner ce que c'était. Comme il se penchait vers elle, elle vit, niché dans une couverture, un minuscule visage. Un nouveau-né endormi.

— Oh ! Est-ce que... ?

Elle savait. Elle le sentait. Mais elle avait besoin qu'on le lui dise. Qu'on lui confirme qu'elle ne rêvait pas.

— Mais oui, dit Max, c'est votre fille, Ellie. Voulez-vous la tenir dans vos bras ?

Incapable de parler, elle hocha la tête. De grosses larmes ruisselaient sur ses joues tandis que Max lui posait le bébé sur la poitrine et l'aidait à placer ses bras autour de l'enfant.

— Pouvez-vous apporter un ou deux oreillers de plus ? demanda-t-il à quelqu'un. Essayons de relever un peu Ellie dans son lit.

Tandis qu'il la soutenait, elle sentit qu'une infirmière lui glissait un oreiller sous les épaules et un autre sous la tête. A présent, la sensation de vertige avait disparu. Battant des paupières pour chasser ses larmes, Ellie put enfin, pour la première fois, voir nettement son bébé.

L'enfant avait les yeux fermés, ses longs cils noirs posés sur ses petites joues roses comme des papillons.

— N'est-elle pas magnifique ? dit Max d'un ton admiratif.

Curieusement, il semblait partager l'émerveillement qui la saisissait face à cette enfant.

C'était son bébé. Sa fille. C'était une petite fille et elle...

— Est-ce qu'elle... ?

Sa voix se brisa. La peur l'empêchait de formuler la fin de sa question.

— Elle est parfaite, dit Max.

Il semblait... comment dire ? Fier ?

— Dix petits doigts, dix petits orteils. Elle tète bien. Elle a pris cinquante grammes en deux jours.

— Quoi ? Mon Dieu ! depuis quand...

— ... Vous êtes ici ? compléta Max.

Cette fois, il quitta le bébé des yeux pour regarder Ellie avec sympathie.

— Trois jours, Ellie. Ce petit bout de chou est né dimanche, à 18 h 7.

Cela lui parut insupportable. Son précieux bébé avait vécu ses trois premiers jours sans même que sa mère le sache, sans qu'elle puisse lui apporter ses soins et sa protection.

Prise de panique, Ellie lutta pour reprendre son souffle. Elle devait parler à Max. Exiger qu'on la laisse quitter ce lit pour qu'elle puisse s'occuper de sa petite fille. Ou, tout au moins, qu'on la mette ici, près d'elle, afin qu'elle veille sur elle à chaque instant.

— Ellie, écoutez-moi.

Max avait pris un ton de commandement, mais tout en parlant à mi-voix. Comme s'il voulait n'être entendu par personne d'autre qu'elle.

Refoulant ses larmes, elle le regarda fixement. Il jeta un coup d'œil rapide autour de lui, puis se tourna vers elle.

— Vous vous rappelez que j'ai dit à Marcus que j'étais le père du bébé, ce qui l'a fait déguerpir ?

Elle acquiesça d'un hochement de tête.

— Eh bien, j'ai dit la même chose ici et tout le monde croit que je suis le père de votre enfant.

Tout s'expliquait. Voilà pourquoi il avait eu cet air émerveillé devant sa fille. Pourquoi il la serrait dans ses bras. Pourquoi il avait eu ce ton ému. Aux yeux de tous, il était apparu comme un jeune père comblé.

Il avait joué la comédie. Pour les protéger, elle et le bébé ?

— Il y a autre chose, dit-il en se rapprochant encore. Je ne leur ai pas donné votre véritable nom. Et... heu... je n'avais pas l'esprit trop clair, alors je leur ai dit...

Il avait l'air presque gêné, songea Ellie. Quel nom bizarre lui avait-il attribué ?

— Je leur ai dit que votre nom de famille était McAdam.

Parfait. Cela n'avait rien de ridicule.

— Très bien, murmura-t-elle.

Il y eut un silence.

— C'est *mon* nom, Ellie.

— Oh !

Bon, elle n'y voyait pas d'inconvénient. Elle pouvait bien porter le même nom que lui pendant quelque temps, si cela ne le gênait pas.

— Je... heu... je leur ai dit que nous étions mariés, ajouta Max à voix basse.

Ellie n'était pas sûre d'avoir bien compris.

Elle se remémora ce qui s'était passé dans l'appartement. Cet homme avait dit qu'il était le père du bébé et, aidé de ses deux amis, ses anges noirs, il avait jeté Marcus dehors afin qu'elle se sente en sécurité.

Et c'était encore pour la protéger qu'à l'hôpital il avait persévéré dans son mensonge. Il lui avait donné son nom pour empêcher que Marcus ne la retrouve. Il l'avait présentée comme sa femme.

Sa femme.

Ellie regarda une nouvelle fois cet homme extraordinaire. C'était un héros, là-dessus il n'y avait aucun doute. Il ne portait plus sa tenue de motard, il avait l'air fatigué et n'était pas rasé, mais elle le trouvait toujours aussi beau. Vraiment magnifique. Et il avait le sourire le plus craquant du monde.

Celle qui, un jour, deviendrait *réellement* sa femme aurait bien de la chance. Seulement, elle ne le savait pas encore.

Ellie sentit son cœur se remplir de reconnaissance pour tout ce que Max avait fait pour elle. Cette gratitude se mêlait à l'immense amour qu'elle éprouvait pour la minuscule créature qu'elle tenait dans ses bras.

Bouleversée par toutes ces émotions, elle réalisa qu'elle avait de nouveau du mal à respirer. Elle entendit, venant de quelque part au-dessus de sa tête, un signal sonore, puis il y eut un bruit de pas qui s'approchait rapidement.

— La saturation en oxygène est en train de baisser, remarqua une infirmière.

Le signal d'alarme se tut.

— Rien d'étonnant à cela, observa Max. Elle vient juste de se réveiller et cela a été un gros choc pour elle de découvrir sa fille.

— Bien sûr, mais je dois la mettre sous oxygène et elle a besoin de se reposer. Vous devriez ramener le bébé dans le service de réanimation pédiatrique, docteur McAdam.

— Non ! protesta Ellie dans un souffle.

— Juste pour un petit moment, Ellie, dit Max en se penchant vers elle. Je veillerai sur elle, je te le promets.

L'infirmière était là, qui les écoutait. Il fallait abandonner le « vous » pour le « tu ». N'étaient-ils pas mari et femme, aux yeux de tous ?

— Elle est en sécurité, Ellie. Fais-moi confiance et repose-toi. Nous voulons tous que tu te reposes et que tu reprennes des forces.

— Bien sûr, renchérit l'infirmière avec un sourire. Ne vous inquiétez pas. Je prendrai soin de Mme McAdam.

Mme McAdam ?

C'était un rêve. Ou peut-être un cauchemar, pensa Ellie tandis que Max s'emparait du bébé.

Il se pencha vers elle et l'embrassa doucement sur les lèvres. Elle ferma les yeux. C'était bien un rêve.

— Dors bien, ma chérie, dit-il à voix haute. Je vais revenir très bientôt.

Cette fois, lorsque Ellie se réveilla, elle ouvrit tout grands les yeux et réalisa immédiatement qu'il n'y avait personne près de son lit. Elle en éprouva une telle déception qu'elle laissa échapper un petit cri.

— Que se passe-t-il ?

Tournant la tête, Ellie découvrit, de l'autre côté de son lit, la présence d'une infirmière qui tenait à la main un tampon d'ouate.

— Excusez-moi, dit l'infirmière, je ne voulais pas vous réveiller, mais vous aviez les lèvres si sèches...

— Où sont-ils ? coupa Ellie.

Elle avait peur. Elle se sentait seule, avec pour unique compagnie cette infirmière qu'elle ne connaissait pas. Sa petite fille était-elle seule, elle aussi ? Eprouvait-elle comme elle le sentiment d'être abandonnée et vulnérable ?

— Il est 2 heures du matin, Ellie, dit gentiment l'infirmière. Tout le monde dort. Votre bébé est bien au chaud dans son berceau, et Max se repose à côté d'elle, allongé dans un fauteuil. Mais peut-être la tient-il dans ses bras, en ce moment. Il ne laisse personne d'autre lui donner le biberon, vous savez.

Ellie la regarda fixement.

— Mais... cela fait plusieurs jours, dit-elle d'une voix tremblotante. Des jours et des jours.

— Je sais.

L'infirmière, une jolie blonde du nom de Tori à en croire le badge qu'elle portait sur sa blouse, poussa un soupir, puis sourit à Ellie.

— Nous avons tous été stupéfaits d'apprendre que Max

s'était marié en secret, mais savez-vous ce qui nous a encore plus étonnés ?

Ellie secoua lentement la tête. Ainsi, ce n'était pas un rêve. Elle devait, pour le moment, faire semblant d'être la femme de Max. Oh ! Seigneur !

— C'est de voir quel père fabuleux il est, continua Tori. Il portait sa tenue de motard lorsqu'il vous a accompagnée ici, vous vous souvenez ?

Ellie se surprit à sourire. Oh ! oui...

— Je crois qu'il ne l'a pas quittée pendant les trente-six heures suivantes. Il est resté assis là, dans le service de réanimation pédiatrique, à pratiquer la méthode kangourou. Une de mes amies qui travaille dans ce service m'a dit que ses collègues et elle avaient les yeux rivés sur lui. Il était là, vêtu de cuir noir de la tête aux pieds, tenant contre sa poitrine, peau à peau, un nouveau-né. Un bébé niché sous ce blouson de cuir. Vous imaginez la scène ?

Oui, Ellie l'imaginait très bien. Elle se souvenait de ce blouson. Et de cette poitrine, aussi, même si le contact qu'elle avait eu avec elle n'avait duré qu'un bref instant. Elle lui avait paru si solide ! Elle s'était sentie en sécurité.

Sa petite fille aussi avait dû se sentir protégée. A cette pensée, ses yeux se mouillèrent de larmes. Elle adorait Max pour tout le bien qu'il avait apporté à son enfant. Jamais elle ne pourrait l'en remercier assez.

— Il n'était pas obligé de le faire si longtemps, continua Tori. Quelques heures par jour auraient suffi à donner au bébé tous les bénéfices médicaux qu'offre cette méthode, mais Max ne voulait pas la quitter. Il s'est fait remplacer aux urgences et il a demandé qu'on apporte de chez lui tout ce dont il avait besoin. Il a presque emménagé ici.

Tori afficha un large sourire.

— Aucune des infirmières ne s'en est plainte, croyez-moi. Voulez-vous un verre d'eau ?

— Oui, merci.

— Ne buvez qu'une petite gorgée, pour commencer. Vous

n'avez rien avalé depuis un bon moment et je ne voudrais pas vous voir vomir.

Ellie avala un peu d'eau fraîche et cela lui parut merveilleux. Elle prit une profonde inspiration. Et une autre encore. Respirer lui devenait de plus en plus facile.

— Avez-vous mal ? s'enquit Tori.

Ellie réfléchit. Elle avait l'impression d'aller mieux.

— Je me sens bien… je crois. Puis-je m'asseoir ? Ou aller aux toilettes ?

— Ce n'est pas nécessaire. Vous êtes encore équipée d'une sonde. Je pense qu'ils ont prévu de vous l'enlever demain et vous pourrez même alors prendre une douche. Si votre état reste aussi stable qu'il l'est aujourd'hui, vous quitterez ce service pour la maternité. Et vous aurez votre bébé juste à côté de vous. Qu'en dites-vous ? conclut-elle en souriant.

Ellie fronça les sourcils.

— Pourquoi est-elle dans le service de réanimation pédiatrique ? Max m'a dit qu'elle allait bien. Qu'elle était parfaite, acheva-t-elle, les lèvres tremblantes.

— C'est vrai, s'empressa de confirmer Tori. Elle est petite, mais elle va très bien. Au début, si on l'a transférée dans ce service, c'était parce qu'elle avait besoin qu'on la surveille de près, mais maintenant il s'agit plutôt d'une faveur que le personnel accorde à Max. Cela lui permet de pratiquer la méthode kangourou dans un lieu plus discret. Il aurait pu se sentir mal à l'aise d'être vu ainsi, lié à son bébé. Vous savez comment sont les hommes, n'est-ce pas ? conclut-elle en riant.

Ellie ne comprenait que trop bien la gêne qu'avait pu éprouver Max. Ce n'était même pas *son* bébé. Pourquoi l'aidait-il autant ? Elle était pour lui une parfaite inconnue. A coup sûr, il était l'être le plus extraordinaire qu'elle ait jamais rencontré. Certes, sa future femme aurait beaucoup de chance, mais, pour l'instant, c'était *elle* la chanceuse.

— Aimeriez-vous faire un brin de toilette ? proposa Tori. Je pourrais vous aider à vous laver les dents.

— Ce serait merveilleux.

— Après, vous essayerez de dormir un peu et, lorsque vous vous réveillerez, je parie que votre petite famille sera là, près de vous.

Elle marqua une pause.

— Avez-vous choisi un prénom pour le bébé ? s'enquit-elle.

— Non... je pensais que ce serait un garçon.

Un garçon qu'elle aurait toujours craint de voir ressembler à son père. Mais qu'avait dit Max ? Que son bébé était une fille, aussi jolie que sa maman. Il la trouvait donc jolie ? Elle sentit qu'elle devenait toute rouge.

— Vous avez bien meilleure mine, déclara Tori d'un air satisfait. Et vous avez tout le temps de lui choisir un prénom. Il me semble que, selon la loi, vous avez un mois pour la déclarer.

Elle prit un air amusé.

— Son papa a commencé à l'appeler « Puce ». Et tout le monde fait pareil, maintenant. Puce McAdam. C'est plutôt original.

Oui. Original. Impossible à identifier.

Parfaitement sûr.

Cela touchait à sa fin.

Ce qui représentait pour lui un énorme soulagement, songeait Max en marchant derrière l'infirmière qui poussait le berceau vide dans le couloir.

— Qu'en dis-tu, Puce ? dit-il en s'adressant au bébé qu'il tenait dans ses bras. Tu vas rejoindre ta maman à la maternité. Elle va si bien, à présent, qu'elle pourra veiller sur toi. C'est une bonne chose, non ?

Très bonne. Excellente, même. Il allait pouvoir rentrer chez lui et s'offrir une vraie nuit de sommeil. Il reprendrait son travail aux urgences. Ces derniers jours, il avait dû se couper de sa vie habituelle et, plus tôt il la retrouverait, mieux ce serait. Il pourrait peut-être proposer à ses amis une randonnée à moto, ce week-end. Rick allait enfin renoncer à se moquer de lui et de la façon dont il avait pris à cœur son rôle de père. Jet cesserait de le foudroyer du regard en grommelant à mi-voix qu'il était devenu complètement fou.

On avait installé Ellie dans une chambre particulière, tout au bout du service. Elle s'était levée de son lit pour la première fois ce matin même et elle était encore si faible qu'elle aurait besoin d'être constamment aidée durant les prochains jours. Mais les infirmières étaient là pour cela. C'était leur travail, et elles le feraient bien car toutes adoraient Puce.

Il s'était habitué au poids du bébé qu'il tenait dans les bras. Bien sûr, il n'était plus nécessaire aujourd'hui d'avoir recours à la méthode kangourou, mais Max savait qu'il n'oublierait jamais le contact de ce petit corps blotti contre le sien. Ni le jour où, pour la première fois, il lui avait donné le biberon. Ni le moment où l'enfant avait cessé de pleurer parce qu'une infirmière l'avait remise dans les bras de Max.

— Et voilà ! avait-elle dit. Elle voulait son papa.

Son papa.

C'était donc cela, être père ? Il avait découvert que la paternité s'accompagnait d'un grand sens des responsabilités. Et aussi d'une anxiété sourde qui faisait naître parfois un besoin impérieux de protéger à tout prix l'enfant. C'était complètement fou, n'est-ce pas, d'avoir abandonné son travail pour s'occuper de ce nouveau-né ? Et s'il ressentait tout cela pour un bébé qui n'était même pas le sien, que serait-ce le jour où il en aurait un à lui ! Il devait considérer cette expérience comme un avertissement.

La petite fille ne semblait guère apprécier d'être ainsi déplacée. Elle ne cessa de pleurnicher tout le long du parcours. Lorsqu'ils arrivèrent dans la chambre d'Ellie, celle-ci était assise dans son lit, calée contre ses oreillers. Elle avait le teint pâle et ses longs cheveux châtains étaient défaits, mais on lui avait ôté ses perfusions et son masque à oxygène.

Lorsqu'elle vit Max franchir le seuil de la chambre, portant son bébé, son visage s'illumina d'un sourire et elle tendit les bras.

Il lui donna sa fille qui continuait de pleurer.

— Elle a faim, déclara une infirmière. Je vais aller lui chercher un biberon.

— Je... je crois que je vais essayer de la nourrir moi-même, dit Ellie. Je ne prends plus de médicaments et la sage-femme qui est venue me voir ce matin m'a dit que j'avais du lait et que j'en aurais encore plus lorsque je commencerai à allaiter. Et, si cela ne marche pas, je pourrai toujours avoir recours au biberon, mais je crois que ce serait bien pour toutes les deux si j'essayais de lui donner le sein.

— Voulez-vous qu'on vous aide à la faire téter ? proposa l'infirmière.

— Euh... j'aimerais mieux essayer toute seule. La sage-femme m'a donné à lire un guide qui explique comment allaiter un bébé lorsqu'on n'a pas pu le faire dès les premiers jours.

— Oui, je connais cette technique, dit l'infirmière. Il s'agit d'établir un contact peau à peau et de laisser le bébé trouver lui-même le mamelon, n'est-ce pas ?

Ellie hocha la tête, l'air à la fois timide et déterminé.

— Cela suppose de laisser la mère et l'enfant en tête à tête, continua l'infirmière, les sourcils froncés. Comme vous venez tout juste de quitter le service de réanimation, j'hésite à vous laisser toute seule avec votre bébé. Peut-être que si le père restait... c'est autorisé, n'est-ce pas ?

Ellie berçait son enfant qui pleurait de plus en plus fort.

— Chut, murmura-t-elle, tout va bien.

Non, rien n'allait bien, pensa Max. Les cris désespérés du bébé créaient en lui une tension qu'il lisait aussi sur le visage d'Ellie. Il fallait trouver une solution.

— Bien sûr, c'est autorisé, déclara-t-il. Pourquoi pas ? Peut-être est-ce une bonne idée que vous nous laissiez seuls.

Ce qui fut fait. Une fois que tout le monde eut quitté la chambre, Max tira le rideau sur la baie vitrée qui donnait sur le couloir.

— Que dois-je faire ? demanda-t-il.

— Rien, répondit Ellie. Je dois déshabiller... cette enfant.

Elle leva vers Max des yeux brillants de larmes.

— Elle n'a même pas encore de nom, murmura-t-elle, la gorge nouée.

— Mais si ! Elle s'appelle Puce. Parce qu'elle est toute petite, et si mignonne. Faut-il aussi lui ôter sa couche ?

— Je... je ne crois pas.

— C'est un contact peau à peau, n'est-ce pas ?

— Oui. Je dois placer... heu... Puce entre mes seins.

Max déglutit.

— Bon. Je vais la tenir le temps que tu ôtes ta chemise.

Dès que Puce fut dans les bras de Max, elle se calma. Ses pleurs firent place à des reniflements.

— Elle t'aime, constata Ellie.

— Elle me connaît, voilà tout. Peut-être est-ce une question d'odeur.

Il prit soin de ne pas regarder la jeune femme tandis qu'elle se débarrassait des manches de sa chemise et roulait celle-ci jusqu'à sa taille.

— Oui, c'est ce que dit le livre que m'a prêté la sage-femme, acquiesça-t-elle d'une voix étranglée. Le bébé a besoin de voir, d'entendre, de sentir et de toucher sa mère. Je vais placer Puce entre mes seins, son visage tourné vers moi, et je lui caresserai le dos. Elle va s'habituer à mon odeur, et puis elle devra commencer à bouger la tête pour essayer de trouver toute seule le mamelon.

— Vraiment ? s'étonna Max en se tournant vers Ellie.

Elle avait la poitrine nue. Deux petits seins ronds et fermes dont la peau nacrée était sillonnée de fines veines bleutées.

Max avala encore sa salive. Il lut dans les yeux de la jeune femme qu'elle se sentait aussi gênée que lui. Il en éprouva presque de la culpabilité. Dieu sait qu'il lui aurait volontiers confié le bébé pour s'éclipser aussitôt de la chambre, mais il ne pouvait pas agir ainsi, n'est-ce pas ? Les infirmières ne laisseraient jamais Ellie s'occuper seule de l'enfant et, si elle devait essayer de la nourrir sous le regard d'un tiers qui lui était parfaitement étranger, cela risquait de diminuer fortement ses chances de réussite.

— Tu ressembles à une madone, dit-il en souriant. Tu es prête ?

— Oui.

Au moment où Max posait Puce entre les seins de sa mère, ses mains touchèrent la peau de la jeune femme. Il s'efforça d'ignorer l'étrange sensation qui s'empara de lui à cet instant. Heureusement, le contact fut bref et, dès que le bébé fut confortablement installé, Max s'écarta du lit et observa de loin, prêt à intervenir si Ellie avait besoin de lui.

Tout semblait bien se passer. D'un geste très doux, Ellie caressait le dos de Puce qui se mit à agiter ses petites jambes.

— Crois-tu qu'elle ait besoin d'une couverture ? demanda Ellie dans un murmure.

— Il fait très chaud dans cette chambre.

En entendant la voix de sa mère, le bébé avait levé les yeux vers elle.

— Elle me regarde, chuchota Ellie d'un ton émerveillé.

Puce porta ses mains à sa bouche, puis toucha la poitrine de sa mère. Elle commença à tourner la tête, frottant son petit nez sur la peau d'Ellie comme elle l'avait fait sur celle de Max il n'y avait pas si longtemps.

Le silence régnait dans la pièce. Max et Ellie ne quittaient pas le bébé des yeux, absorbés par la contemplation de ce qui était en train de se passer. Quelque chose de primitif et d'instinctif.

Quelque chose de merveilleux.

Et, lorsque Max vit l'enfant ouvrir la bouche et s'emparer du mamelon que ses petites lèvres avaient enfin trouvé, il se sentit submergé par l'émotion et près de pleurer.

Ellie leva alors les yeux. De grosses larmes roulaient sur ses joues, mais son regard exprimait une joie immense.

Max sut qu'il ne pourrait jamais oublier ce moment-là. Cette joie. Ce lien. Entre Ellie et sa fille. Entre Ellie et lui.

La folle semaine qu'il venait de vivre prenait à présent tout son sens, parce que, s'il n'avait pas prétendu être le père de ce bébé, il ne serait pas là aujourd'hui. Il n'aurait pas été le témoin de ce petit miracle de la nature.

Ellie et lui venaient de partager un instant magique.

Ce fut elle qui, la première, rompit le contact visuel avec lui. Il était clair que cela lui avait demandé un gros effort. A présent, elle regardait de nouveau son bébé. Et Max l'imita.

Puce tétait d'un air béat, les yeux fixés sur sa mère. Ellie ne s'occupait plus de Max.

Il savait ce que l'on ressentait lorsqu'on était capté par ce regard-*là*.

Il sourit.

Sa tâche était terminée.

5

— Joyeux anniversaire, ma petite Puce !

Ellie éclata de rire.

— Mais elle n'a qu'une semaine !

Max tenait à la main un bouquet de ballons multicolores. Il les accrocha à la poignée de la porte et ressortit de la chambre. Quelques instants plus tard, il revint, les bras chargés de paquets qu'il déposa au pied du lit.

Adossée à ses oreillers, tenant son bébé contre elle, Ellie ouvrit de grands yeux.

— Max... Qu'as-tu fait ?

— Tu n'es pas très équipée en matériel de puériculture, n'est-ce pas ?

Elle se mordilla la lèvre.

— Non. Je croyais avoir le temps et... et j'avais d'autres choses en tête.

— C'est ce que j'ai pensé, déclara Max avec un grand sourire. Et comme ils parlent de vous laisser bientôt quitter l'hôpital toutes les deux, je me suis dit que vous auriez besoin de quelques affaires pour commencer.

— Oh ! Max ! s'exclama-t-elle, les larmes aux yeux. Comme si tu n'en avais pas déjà fait assez pour nous !

Il haussa les épaules. S'approchant du lit, il contempla le bébé.

— A-t-elle fini de téter ? On dirait qu'elle dort.

— Elle s'est endormie, en effet.

Elle venait de nourrir son enfant et avait encore la poitrine découverte, mais se présenter ainsi devant Max ne provoquait plus chez elle aucune gêne. En fait, tout sentiment d'embarras l'avait quittée depuis cette toute première fois où ils avaient partagé le même émerveillement en voyant Puce chercher toute seule le sein de sa mère.

— Si tu veux, proposa Max, je pourrais la tenir le temps que tu ouvres ses cadeaux.

— D'accord.

Max était la seule personne au monde à qui elle pouvait confier son enfant sans en éprouver la moindre inquiétude.

Il prit Puce et la tint contre lui, appuyée sur son épaule, tandis qu'il lui caressait doucement le dos.

Ellie ouvrit un premier paquet. Il contenait tout un choix de grenouillères roses, jaunes et vert tendre. Dans un autre, elle trouva des petites chemises, des bonnets et des chaussons. Il y avait aussi un carton rempli de peluches et un tapis de jeu. Et aussi des gigoteuses qui ressemblaient à de minuscules sacs de couchage, et même une robe blanche à smocks brodée de petites fleurs, avec son bonnet assorti.

Ellie la tint devant elle pour mieux la regarder.

— C'est magnifique ! dit-elle en refoulant ses larmes.

— Je crois que c'est un peu grand, mais... elle grandit si vite !

— Max... Je ne sais pas quoi dire.

Puce s'exprima à sa place. Elle émit un rot retentissant qui déclencha un grand éclat de rire chez Ellie et chez Max, ce qui détendit l'atmosphère.

Mais, tandis qu'ils riaient, leurs regards se croisèrent et restèrent rivés l'un à l'autre. Ellie sentit son cœur se serrer si fort dans sa poitrine que cela en devenait douloureux.

Max, le premier, détourna les yeux. Il s'éclaircit la voix.

— J'étais en train de réfléchir, dit-il.

— A quoi ?

— A toi.

Le cœur d'Ellie se contracta encore davantage.

— Et aussi à Puce, ajouta-t-il en se penchant vers le bébé.

— Au fait, j'ai décidé de lui donner un vrai nom.

Elle n'aurait su dire pourquoi, mais elle se sentait nerveuse, à présent. De quoi Max voulait-il lui parler ? Avait-il l'intention de lui donner un dernier conseil avant de disparaître complètement de sa vie ?

— Je pensais à Amelia, reprit-elle. Ou bien... Charlotte, peut-être ?

Il fronça les sourcils.

— Amelia ? Non. Même si je sais que Jet approuverait certainement ce choix.

— Pourquoi ?

— Tu connais sans doute Amelia Earhart. C'était une célèbre aviatrice américaine.

— Ah !

Jet était venu lui rendre visite une fois, ces jours derniers, et elle avait eu le sentiment qu'il ne l'appréciait guère.

— A ta place, dit Max, je ne me presserais pas. En fait, plus cela prendra de temps, mieux ce sera.

— Pourquoi ?

— Parce que, tant que tu ne lui auras pas choisi un prénom, tu ne pourras pas la déclarer au bureau d'état civil, et cela te fait gagner du temps.

— J'y ai déjà pensé. Il faudra que je la déclare sous son vrai nom et je crains que cela ne permette à Marcus de me retrouver.

— Surtout qu'il a une idée de la date de l'accouchement.

Il sourit.

— C'est une chance d'avoir mis cette enfant au monde avec quelques semaines d'avance. Tu bénéficies ainsi d'un peu plus de temps.

— Sauf que je vais la déclarer à peu près au moment où elle était censée naître.

Max hocha la tête, mais il évita le regard d'Ellie.

— Et si tu pouvais la faire enregistrer légalement sous le nom de McAdam ?

— Tu me suggères de demander à changer de nom ?

— Non.

Il se tourna vers elle et la regarda fixement.

— Je te suggère de m'épouser.

Tout se mit à tournoyer autour d'elle. Elle dut fermer les yeux, puis elle les ouvrit très lentement, juste pour s'assurer qu'elle n'était pas tombée dans un univers parallèle.

— Tu… heu… tu viens de dire que tu m'épouserais ?

— Oui.

— De sorte que Puce pourrait alors porter ton nom ?

— Et toi aussi. Il te faut également un nouveau nom. Te donner le mien ne me prive de rien du tout. C'est le cadeau parfait !

— Sauf qu'il te prive de ton statut de célibataire.

Elle laissa échapper un petit rire.

— J'ai vu la façon dont les infirmières te regardent, Max. Beaucoup ont été déçues d'apprendre ton *prétendu* mariage. Imagine l'effet produit si nous nous marions vraiment.

— M'as-tu entendu me plaindre de quoi que ce soit ? protesta Max en souriant. A dire vrai, cela m'arrange plutôt de n'être plus disponible pendant quelque temps.

— Quelque temps ? C'est-à-dire ?

— Aussi longtemps qu'il faudra. Le temps de t'installer dans un lieu qui te conviendra et d'entamer une nouvelle vie.

Ellie garda le silence. Elle n'avait aucun autre projet d'avenir que de veiller sur sa fille.

— Six mois ? insista Max. Un an, peut-être ?

Elle ne répondit pas.

— Considère cela comme une police d'assurance, poursuivit-il. En tout cas, réfléchis-y. Mon offre est sérieuse.

Il se leva.

— Je dois partir, maintenant, mais je reviendrai un peu plus tard. Nous reparlerons de tout cela, une fois que tu y auras réfléchi.

Restée seule, Ellie descendit de son lit en prenant mille précautions. Elle aurait dû remettre Puce dans son berceau pour qu'elle dorme, mais, au lieu de cela, elle commença à marcher lentement dans la chambre.

En réfléchissant très fort.

— Tu as fait quoi ?

La technicienne chargée de manipuler le scanner jeta un coup d'œil aux deux médecins plantés devant les écrans où ils verraient les images de la tête et du cou de leur patient.

— Nous allons pouvoir commencer, dit-elle nerveusement. Je vais voir où en est Stephen.

Elle se pencha par-dessus le panneau vitré derrière lequel deux infirmières étaient en train de préparer l'adolescent qui devait passer dans le scanner.

— J'ai proposé à Ellie de l'épouser, répéta Max d'un ton patient. Ce n'est pas si grave.

— Tu plaisantes ? s'exclama Rick. C'est très grave ! Un *mariage* ?

— Ne parle pas si fort. Je suis censé être déjà marié avec elle, tu te souviens ? Il s'agit simplement de légaliser les choses pour qu'elle ait un nouveau nom, et Puce aussi. J'essaye d'éviter que cette pauvre petite ne finisse par s'appeler Jones.

— Je suppose que tu comptes la reconnaître comme ta fille.

Max haussa les épaules.

— C'est ce que j'ai prétendu jusqu'à présent. Pourquoi ne pas continuer ?

Rick émit un sifflement silencieux.

— Cette enfant va grandir en croyant que tu es son père biologique.

— Pas nécessairement. Je suis sûr qu'Ellie lui dira la vérité lorsque la petite aura l'âge de comprendre. Ce n'est pas comme si elle pouvait garder un souvenir de moi. Tout cela ne durera que très peu de temps. Quelques mois, peut-être, et ensuite nous divorcerons.

— Et que se passera-t-il dans quinze ans ? Lorsqu'une adolescente que tu auras oubliée viendra sonner à ta porte parce que personne ne lui aura dit la vérité ? Que feras-tu, alors ?

Max resta silencieux un moment. Jamais il n'oublierait Puce. Jamais.

— Moi, je lui dirai la vérité.

— N'oublie pas de la dire aussi à ta femme et aux trois enfants que tu auras probablement eus entre-temps. Sinon, cela risque de jeter un froid chez toi, ce soir-là.

— Je n'aurai ni femme ni enfants.

Il en était convaincu. Seigneur ! Après la semaine qu'il venait de vivre, il allait se tenir à l'écart des bébés pendant très longtemps. Et sans doute pour toujours.

— Et qu'adviendra-t-il si tu as affaire un jour à une mère adoptive ? insista Rick. Comme cette Sarah qui a occupé ton appartement. Si tu lui apparais comme le seul espoir de sauver une enfant qui a besoin d'une greffe de moelle osseuse ou d'un rein ? Comment te sentiras-tu alors ? Je te le dis, vieux, tu te sentiras très mal. Tu regretteras amèrement d'avoir fait une bêtise pareille.

Max soupira.

— Si l'on pensait toujours que le pire doit arriver, on ne ferait jamais rien dans la vie.

Il avait envie de changer de sujet de conversation.

— C'est comme ce gamin, là. Stephen. Il n'aurait jamais commencé à pratiquer le hockey sur glace s'il avait pensé qu'un jour il tomberait et se cognerait le crâne contre une balustrade.

Rick ne put s'empêcher de rire.

— Avec un raisonnement pareil, tu ne fais qu'apporter de l'eau à mon moulin !

Max l'ignora. Il reporta son attention sur la technicienne qui, de l'autre côté de la vitre, leur jetait encore des regards anxieux. Il appuya sur le bouton du micro.

— Vous pouvez y aller ?

Elle hocha la tête et démarra la machine. La couchette commença à pénétrer lentement dans le tunnel de l'énorme appareil.

— On y va, Steve, dit-elle d'un ton rassurant. Reste aussi immobile que possible.

Une infirmière évacua gentiment la mère de Stephen, visiblement effrayée.

— Tout va bien se passer, affirma-t-elle. Cela ne va pas durer très longtemps et son médecin est là, juste à côté, pour tout surveiller. Il a fait venir un spécialiste de neurochirurgie pour examiner les résultats avec lui. Essayez de ne pas vous faire trop de soucis.

Rick s'était plongé dans la lecture du dossier du jeune patient.

— Il a perdu connaissance environ trente secondes, lut-il à haute voix. Amnésie rétrograde, mal de tête, discours répétitif et nausée. Cela ressemble à une sérieuse commotion cérébrale.

— Espérons qu'il n'ait rien d'autre, observa Max.

— Il ne présente pas de lésion du rachis cervical ?

— Les radios semblaient bonnes, mais je voulais avoir quelque chose d'un peu plus précis. C'est comme sa blessure à la tête. Je ne pouvais pas me contenter d'observer et d'attendre.

— Toujours cette fameuse intuition, hein ?

— Oui.

Tout comme il avait l'intuition de devoir faire quelque chose de plus pour protéger Ellie et le bébé. Il savait bien que ce mariage était de la folie, il n'avait pas besoin que Rick le lui répète ! Et il n'osait penser à la réaction de Jet lorsqu'il serait au courant de ce projet. Lui-même avait eu des doutes, mais s'il avait appris une chose, durant toutes ces années où il avait exercé comme urgentiste, c'était d'écouter son instinct.

Parfois, cela permettait de sauver des vies.

Des images commencèrent à apparaître lentement. Des tracés en noir et blanc de l'intérieur du corps de Stephen. Jusqu'à présent, tout semblait normal. Peut-être que, cette fois, son intuition l'avait induit en erreur, pensa Max.

— Le rachis cervical a l'air intact, déclara Rick.

— Oui.

A présent, il fallait vérifier l'état du cerveau.

— Ellie ne doit-elle pas quitter bientôt l'hôpital ? demanda Rick tandis qu'ils attendaient l'apparition des nouvelles images.

— Oui. Demain, sans doute.

— Où va-t-elle aller ?

Le scanner faisait suffisamment de bruit pour couvrir sa réponse.

— Cela paraîtrait un peu bizarre si elle ne venait pas chez

moi, murmura Max. J'ai déclaré à qui voulait l'entendre que j'étais le père... De toute façon, j'ai une chambre d'amis. Ce n'est pas un problème, acheva-t-il sur le ton de la défensive.

— Tu vas vivre avec elle. Elle peut découvrir que cela lui plaît.

Max ne dit rien. Peut-être apprécierait-il, lui aussi, d'avoir quelqu'un sous son toit. De retrouver Ellie et Puce chez lui, le soir, en rentrant du travail. Ce pourrait être agréable de profiter de leur compagnie, du moins pendant quelque temps. Cela lui ferait un peu de changement.

— Et si elle y prenait goût au point de vouloir être *vraiment* ta femme ? insista Rick.

— Aucun danger que cela arrive !

— Tu veux dire que tu pourrais vivre avec une jolie femme sans profiter de la situation ?

Max essaya d'oublier l'image d'Ellie, assise dans son lit, nue jusqu'à la taille. Il savait que ce qu'il avait ressenti en la voyant ainsi était absolument déplacé. Seigneur ! Elle venait juste d'avoir un bébé. Peut-être que la dernière fois où elle avait eu une relation avec un homme, c'était le soir où elle avait été violée. Cette idée lui donnait la nausée.

Soudain, Max se sentit en colère. Contre lui. Contre la situation dans laquelle il s'était mis. Et, surtout, contre le salaud qui avait fait subir cela à quelqu'un comme Ellie.

— Bien sûr ! lança-t-il à Rick d'un ton brusque.

Son ami ne voyait-il donc pas tout ce qu'il était prêt à faire pour protéger Ellie ? Suggérer qu'il serait capable de commettre un acte qui pourrait nuire à la jeune femme avait quelque chose d'insultant.

— Ah ! Eh bien, bonne chance, vieux.

Rick se concentra de nouveau sur les images qui se dessinaient sur les écrans. Il laissa échapper un sifflement.

— Regarde cela ! Une fois de plus, ton intuition était bonne, Max. Hémorragie sous-durale... juste là, tu vois ?

Max avait vu.

— Et une autre, là, dit-il. Regarde. C'est une blessure due au mécanisme de coup-contrecoup.

Lors de l'impact, le cerveau avait cogné l'intérieur du crâne, à l'avant, puis à l'arrière.

— Je pense que je vais le confier à ton équipe, conclut-il.

Rick hocha la tête.

— On va l'opérer. Bien vu, Max.

Oui. Parfois, écouter son instinct pouvait sauver des vies.

Qu'est-ce que l'instinct d'Ellie lui dictait de répondre à son offre de mariage ? Dirait-elle oui ? Il l'espérait, même si cela pouvait apparaître comme une folie. Tout ce qu'il savait — pour les mêmes raisons, tout aussi inexplicables, qui l'avaient poussé à réclamer des examens plus approfondis pour son patient —, c'était que c'était la meilleure solution.

Pour tout le monde.

Etait-il sérieux ?

Songeait-il vraiment à l'épouser ?

Ellie n'avait aucune raison d'en douter. Max avait déjà proclamé partout qu'il était le père de sa petite fille et, durant toute la semaine, il s'était conduit avec elle comme si elle était vraiment sa femme.

Mais ce mariage... c'était énorme ! Il leur faudrait célébrer une sorte de cérémonie pour que leur union soit légale.

Impossible. Ce serait une erreur.

Elle n'accepterait pas son offre, bien sûr. Peut-être en serait-il soulagé, mais si jamais il lui demandait d'expliquer les raisons de son refus que répondrait-elle ?

Que sa proposition était trop merveilleuse ? Extraordinaire ? Parfaite ?

Sauf qu'il n'en était rien, et c'était bien là le problème. Max ne lui offrait pas un vrai mariage. Il lui faisait simplement cadeau de son nom afin qu'elle puisse l'utiliser en toute légalité. Ce mariage ne serait qu'une mascarade. Et, pour elle, c'était inacceptable.

Fille d'une mère célibataire, elle avait toujours rêvé de faire partie d'une « vraie » famille. Non pas qu'elle ait connu une enfance malheureuse, mais, en voyant comment les autres enfants vivaient, elle avait compris qu'il lui manquait quelque chose.

Vers l'âge de dix ans, elle avait eu un beau-père. Malgré la bonne volonté de cet homme qui s'était montré prêt à élever l'enfant d'un autre, il n'y avait jamais eu de véritable lien entre Ellie et lui. C'était devenu encore plus évident lorsque le couple, deux ans plus tard, avait eu un enfant. Un autre garçon était né par la suite. La mère d'Ellie avait fait de son mieux pour que sa fille aînée ne se sente pas exclue du cercle familial, mais ses efforts étaient restés vains. Ellie avait toujours eu l'impression d'être à l'écart, observant de loin une vraie famille.

Devenue adolescente, elle avait abandonné ses rêves d'enfant où elle s'inventait un père imaginaire pour ne plus songer qu'au jour où elle fonderait sa propre famille. Avec un homme qu'elle aimerait de tout son cœur et qui la chérirait autant. Ils auraient des enfants, un foyer. Une maison pleine de rires et d'amour où flotterait de temps en temps une odeur de gâteaux en train de cuire dans le four. Ils auraient un chien et peut-être aussi quelques poules qui lui donneraient des œufs pour faire ses gâteaux.

Bon, d'accord, elle avait un peu gâché tous ces beaux projets, et l'homme qui était le père de son bébé était franchement une erreur. Mais cela ne signifiait pas que tout était perdu, n'est-ce pas ? Elle pouvait créer un foyer pour son enfant. Elle pouvait avoir le chien, et même les poules, non ? Et, un jour, peut-être trouverait-elle un homme qui les aimerait, elle et son enfant. Il lui offrirait de l'épouser et de partager sa vie. Devoir expliquer qu'elle était tombée enceinte d'un homme qu'elle n'aimait pas serait déjà difficile. Elle se sentirait encore plus honteuse de devoir avouer qu'elle avait accepté de contracter un faux mariage.

Cela allait à l'encontre de tous ses principes. Elle aurait l'impression de tourner l'institution du mariage en ridicule si elle acceptait l'offre de Max et prononçait des vœux où figurait la formule « jusqu'à ce que la mort nous sépare ». Elle ne pouvait pas faire cela... elle ne le ferait pas.

Etait-ce un signe du destin ? se demanda-t-elle en voyant Max apparaître à cet instant précis, alors qu'elle venait de comprendre pourquoi elle ne pouvait accepter sa proposition.

— Comment ça va ? demanda-t-il.

Elle sourit.

— Très bien. Puce dort depuis des heures et moi, je regarde le paysage par la fenêtre. J'adore le caractère vallonné de Dunedin.

— C'est une jolie petite ville. Je n'y habite pas depuis très longtemps, mais j'en découvre tout le charme. C'est un endroit où il fait bon vivre.

Ellie ne dit rien. Elle cherchait la meilleure façon d'annoncer qu'elle n'allait pas s'installer ici.

— Je suis passé au bureau et j'ai bavardé avec ton infirmière. Apparemment, tu devrais quitter l'hôpital demain matin, après la visite du médecin. Tu vas pouvoir rentrer à la maison.

Ellie le dévisagea.

Rentrer à la maison ? Où cela, exactement ?

La plupart de ses affaires étaient restées à Wellington et tout ce qu'elle possédait ici, c'était un sac de voyage et son passeport. Si cela venait à se savoir, elle risquait d'avoir des problèmes avec les services sociaux qui s'inquiéteraient de la voir, à peine sortie de l'hôpital, livrée à elle-même, sans ressources ni logement, avec la charge d'un nouveau-né.

Et, si elle se trouvait prise dans ce système, elle ne pourrait plus cacher sa véritable identité. Marcus n'aurait alors aucun mal à la retrouver. Il referait surface et elle n'aurait plus Max et ses amis pour la défendre.

Elle pourrait remonter vers le nord et se rendre dans la petite ville où vivaient sa mère et son beau-père. Mais ils habitaient dans une petite maison avec leurs deux fils adolescents, et ils avaient leurs propres soucis. Ellie ne leur avait même pas dit qu'elle était enceinte. Elle se voyait mal débarquer chez eux, son bébé dans les bras.

Max l'observait.

— Tu vas avoir besoin d'aide pendant encore quelque temps, Ellie. Tu en es consciente, n'est-ce pas ?

Elle hocha la tête.

— Je ne m'attends pas à ce qu'elle vienne de toi, Max. Tout est ma faute, parce que je n'avais pas préparé l'avenir. J'étais si occupée à faire face aux problèmes au jour le jour... Je m'imaginais pouvoir partir et commencer une nouvelle vie ailleurs.

— Tu peux encore le faire. Mais pas demain.

Le petit cri venu du berceau fit diversion, évitant à Ellie de devoir réfléchir plus longuement à un avenir bien incertain. Elle prit son enfant dans ses bras et la posa sur le lit pour lui changer sa couche. Elle se sentait pleine d'amour pour ce petit être. Qu'importe si le père de ce bébé était Marcus ! Peut-être même le remercierait-elle un jour de lui avoir offert cet incroyable cadeau.

— N'est-elle pas magnifique ? murmura-t-elle en l'embrassant.

— Oui, répondit Max d'un ton bourru.

Mais Ellie n'était pas dupe. Même s'il essayait de s'en cacher, il était clair qu'il s'était beaucoup attaché au bébé. Il existait entre Puce et lui une relation privilégiée, comme celle qu'elle avait elle-même établie avec sa fille lorsqu'elle avait commencé à l'allaiter.

Elle connaissait Max depuis fort peu de temps, mais elle lui devait la vie et la chance de pouvoir prendre un nouveau départ. Elle l'aimait pour tout ce qu'il avait fait pour elle. Elle l'aimait d'amitié. Elle n'était pas *amoureuse* de lui.

Mais elle aurait pu. Elle en prenait brusquement conscience. Que de révélations, soudain ! Etait-ce parce qu'elle était sur le chemin de la guérison et que son cerveau recommençait à bien fonctionner ? Oui, sûrement. Elle réalisait qu'il lui serait très facile de s'éprendre de Max McAdam. Et qu'est-ce qu'elle y gagnerait ? Avoir le cœur brisé, voilà tout.

Elle avait vu comment les femmes le regardaient, et elle savait pourquoi. Il était superbe, brillant, et si gentil. Il pouvait faire la conquête de n'importe quelle femme, pourquoi s'intéresserait-il à quelqu'un d'aussi banal qu'elle ?

D'autant plus qu'elle avait eu un enfant d'un autre homme, et elle savait mieux que quiconque toute la souffrance que cela risquait d'engendrer.

Durant un moment, elle n'osa pas le regarder. De peur de se

dire qu'elle avait peut-être tort. Qu'il pouvait peut-être s'intéresser *à elle*. Il lui fallait penser à autre chose.

— Je dois vraiment lui donner un vrai nom, dit-elle en roulant la couche sale pour la jeter.

— C'est de cela que je suis venu te parler.

Oh ! Seigneur ! Comment allait-elle pouvoir lui expliquer qu'elle refusait de l'épouser alors même qu'elle essayait d'oublier combien il lui serait facile de tomber amoureuse de lui ?

— Je parle de son prénom. Je me vois mal l'inscrire à l'école sous le nom de Puce. Mais j'aimerais pourtant lui choisir un prénom spécial.

— Quel est celui de ta mère ?

— Joan.

— Ah ! Cela n'irait pas très bien, je crois.

— Non, en effet.

— Et comment s'appelle ta grand-mère ?

— Beatrice.

— Ce n'est pas mal...

— Sauf qu'elle a déshérité ma mère lorsqu'elle a compris qu'elle serait une mère célibataire.

— Oh !

Allait-il se livrer à un quelconque commentaire sur le fait que l'histoire se répète parfois d'une génération à l'autre ? Elle espérait que non.

— Tu devrais choisir le prénom de quelqu'un à qui tu voudrais rendre hommage.

Elle leva les yeux vers lui.

— Oui, tu as raison. C'est ce que je veux faire. Honorer quelqu'un que je ne sais comment remercier. Je vais l'appeler... Maxine, acheva-t-elle en souriant.

Il la regarda d'un air stupéfait.

— Tu te moques de moi ? Tu ne peux pas faire une chose pareille ! Ce ne serait pas bien.

Ellie avait fini de changer sa fille. Elle la prit dans ses bras.

— Je plaisantais peut-être pour ce qui est du prénom, mais pas en ce qui concerne ma reconnaissance envers toi. C'est vrai, je ne sais comment te remercier. Tu as fait tellement pour nous, Max, et j'ai du mal à croire que tu m'aies proposé de m'épouser. J'apprécie vraiment ton offre, mais je ne peux pas accepter. C'est... ce ne serait pas bien.

— Mais que vas-tu faire demain ?

— Je trouverai un motel, je pense. J'y resterai une semaine ou deux, le temps de m'organiser.

Max secoua la tête.

— Il n'en est pas question ! Tu n'es pas encore complètement rétablie. Je ne te laisserai pas faire cela.

— Il s'agit de ma vie, Max, dit gentiment Ellie. De ma responsabilité. Tu ne peux pas m'empêcher de faire ce que je veux.

Il prit un air renfrogné.

— Tu veux parier ? Je suis chef de service, ici. Tu penses qu'ils ne m'écouteront pas si je leur dis que tu n'as nulle part où aller ? Aucun logement digne d'accueillir une mère convalescente et un nouveau-né ?

Ellie mordilla sa lèvre inférieure. Puce se frottait le nez contre son T-shirt et émettait des petits bruits indiquant qu'elle avait faim.

— J'irai chez ma mère, dans ce cas.

— Et où est-ce ?

— Elle vit dans une petite ville, tout au bout de la péninsule de Coromandel. C'est à deux heures de car de l'aéroport.

Max secoua la tête.

— Tu ne peux pas encore entreprendre un tel voyage. Tu as souffert d'une détresse respiratoire, Ellie. Tes poumons ont besoin d'encore un peu de temps pour guérir totalement. Tu ne peux pas prendre l'avion, pour l'instant.

Il n'était pas sûr qu'il y ait une véritable contre-indication, mais il avait parlé avec une telle fermeté qu'il espérait avoir dissuadé Ellie de s'envoler pour une destination lointaine. Il ne voulait pas qu'elle disparaisse ainsi de sa vie.

— Comment Marcus t'avait-il retrouvée, la dernière fois ?

Elle pâlit.

— D'accord. Je ne prendrai pas l'avion, mais une voiture. Il me reste encore assez d'économies pour vivre quelque temps sans soucis d'argent.

— Tu veux rouler trois jours en voiture avec un bébé âgé d'une semaine ? Pour l'amour du ciel, Ellie, que cherches-tu à prouver ? J'ai une chambre d'amis, chez moi. Il n'y a pas de problème.

Max se dirigea vers la fenêtre, puis il se retourna et jeta un rapide coup d'œil vers la porte fermée.

— Ecoute… Tout le monde, ici, pense que je suis ton mari et le père de Puce. Que penseront les gens s'ils découvrent que tu n'es pas venue t'installer chez moi ? Que tout cela n'était que tromperie ?

Tenant son enfant dans ses bras, Ellie alla s'asseoir dans le fauteuil placé près du lit et commença à se préparer pour allaiter le bébé. Pendant quelques instants, on n'entendit que les pleurs de Puce, affamée. Puis ce fut le silence.

— Je ne veux pas que les gens soient au courant, déclara enfin Ellie d'une voix calme. Je ne veux pas qu'on me pose des questions… ni que les services sociaux s'en mêlent, mais… mais je ne peux pas vivre sous ton toit, Max.

— Pourquoi ?

Soudain, il se douta de la réponse. Il se souvint de ce que Rick avait dit. Qu'Ellie aurait peut-être envie d'être *vraiment* sa femme. Oh ! non ! Etait-elle attirée par lui ? Dans ce cas, cela compliquait sérieusement les choses. Il voulait lui venir en aide, et non l'exposer à souffrir. Il ne lui proposait pas de partager sa vie ni de constituer une famille.

Il ne voulait même pas y penser.

Mais il lui avait offert le mariage.

Comment avait-il pu faire une chose pareille ?

La situation devenait impossible. Max regarda fixement Ellie, penchée sur son bébé qui tétait, l'air ravi, les yeux braqués sur sa mère.

Comme Puce était mignonne avec ses cheveux noirs et ses grands yeux de jais ! Ils avaient appris à bien se connaître, cette petite fille et lui. Ils avaient pratiqué la méthode kangourou. Et cela lui donna une idée.

— Ellie... Nous sommes amis, n'est-ce pas ?

Elle hocha la tête.

— Bien sûr. Je te dois tant.

Elle leva les yeux vers lui. Ils brillaient de larmes contenues.

— Je n'oublierai jamais tout ce que tu as fait pour nous.

Elle esquissa un sourire vacillant.

— Il y a huit jours, tu ne m'avais jamais vue. Nous ne nous connaissons pas vraiment, n'est-ce pas ? Pas assez pour vivre ensemble.

Ils se connaissaient pourtant, eut envie de répondre Max. Elle savait qu'il veillait sur elle et sur son bébé. Il savait qu'elle avait traversé des moments très durs et qu'elle avait le courage et l'énergie de faire face aux épreuves que la vie lui infligeait. Mais peut-être avait-elle raison sur un point. Il avait eu tort de lui proposer le mariage. Peut-être que l'idée de vivre ensemble, même temporairement, était aussi une erreur.

— Et si nous arrivions à un compromis ? suggéra-t-il.

— De quel genre ?

— Il y a un motel tout près de chez moi. Lorsque tu quitteras l'hôpital, je pourrais indiquer mon adresse sur les formulaires administratifs de décharge, mais je te conduirais à ce motel. De cette façon, tu resterais indépendante, mais je pourrai passer plusieurs fois dans la journée pour voir comment tu vas et, si tu as le moindre problème, tu n'auras qu'à me téléphoner.

— Tu... tu ferais cela ?

— Bien sûr. Je t'ai dit que tu étais en sécurité, tu te souviens ? Ce n'est pas encore tout à fait vrai. Tu le seras bientôt, mais si maintenant tu t'en vas toute seule quelque part et qu'il t'arrive quelque chose, à toi ou à Puce, tu imagines ce que je pourrais ressentir ?

Ce serait terrible, pensa-t-il. Peu importe ce qui risquait de se passer dans une quinzaine d'années, comme Rick le lui avait fait remarquer. Il ne voulait pas se sentir mal demain, voilà la vérité.

Ellie soutint son regard. L'expression de son visage s'adoucit et elle sourit.

— Ce motel sera parfait.

6

Le motel était loin d'être parfait.

— Cela m'a l'air propre, dit Max, l'air quelque peu dubitatif.

L'endroit était totalement dépourvu de caractère et manquait de chaleur. Des murs blancs, une moquette et du carrelage gris, et aucune décoration hormis la reproduction d'une œuvre abstraite accrochée au-dessus du lit. Il y avait un petit canapé, gris lui aussi, une télévision et une kitchenette. Une porte intérieure donnait accès à la salle de bains qui s'avérait aussi rudimentaire que le reste du logement.

Max ouvrit un placard placé à côté d'un four à micro-ondes. La vaisselle était réduite au minimum — deux assiettes, deux verres, deux tasses et deux soucoupes. Le tiroir où étaient rangés les couverts était aussi maigrement garni.

Il émit un grognement désapprobateur.

— C'est très bien, dit Ellie.

Elle était assise au bout du lit, tenant Puce dans ses bras. Elle avait le visage livide et les traits tirés.

— Je n'aurais pas dû te laisser t'arrêter dans cette boutique pour bébés, dit Max. Tu as l'air épuisée.

— Il faut juste que je reste assise au calme un moment. Et j'avais besoin de faire quelques achats. Je n'aurais pas pu me débrouiller sans berceau ni couches, ni tout le reste.

Elle sourit.

— Je suis contente que tu aies pris ta voiture. Je me voyais mal quitter l'hôpital assise à l'arrière de ta moto !

Max éclata de rire.

— Comme si j'étais capable de faire une chose pareille ! La moto reste pour moi un jouet avec lequel je m'amuse depuis que je suis en âge de conduire. Je vais aller chercher le reste des paquets.

Il sortit par la porte-fenêtre pour rejoindre sa voiture, garée juste devant. Il avait demandé un logement situé tout près du bureau du directeur afin qu'en cas de besoin Ellie puisse avoir de l'aide immédiatement, et aussi pour qu'elle soit plus en sécurité. Peut-être valait-il mieux qu'elle habite ici, même si cela manquait un peu de confort. Marcus Jones savait où était son appartement. Si Ellie s'était installée chez lui, elle se serait retrouvée seule une bonne partie du temps, quand lui-même était au travail. L'avantage, ici, c'était la présence du directeur et du personnel du motel.

Mais l'endroit était vraiment minable, il s'en rendait compte à la lumière du jour. Et aussi très bruyant, à cause de la circulation. Cependant, le plus important, c'était la sécurité.

Il sortit de la voiture le grand couffin destiné à Puce et mit dedans les paquets de couches jetables et les autres achats effectués par Ellie.

Une porte claqua au-dessus de lui et la voix d'un homme en colère couvrit le bruit de la rue.

— Ne t'en prends pas à moi ! Ce n'est pas ma faute.

— Pas *ta* faute ? hurla une voix de femme. Mais si ! C'est bien *ta* faute si je me retrouve coincée dans ce motel minable avec trois gosses. C'est à cause de toi et de tes beuveries avec tes copains qu'on nous a expulsés de notre appartement ! Tu faisais tellement de bruit que les voisins se sont plaints !

— *Moi*, je faisais du bruit ?

Levant les yeux, Max vit l'homme donner des coups de pied dans le mur, à l'étage.

— Est-ce que tu t'entends, espèce de sale garce ?

Quelque part dans le logement, un enfant se mit à pleurer. L'homme poussa un juron et, tournant la tête, il s'aperçut que Max l'observait.

— Qu'est-ce que vous regardez ?

Max baissa les yeux, sans rien dire. Il avait noté les tatouages, les piercings et l'air traqué de cet homme qui semblait bien trop jeune pour avoir trois enfants et des problèmes de couple. Après avoir lâché un autre juron, l'homme en colère se dirigea vers l'escalier métallique situé au bout du bâtiment.

— Si tu vas au pub, cria la femme, pas la peine de revenir, tu m'entends ?

Max emporta le couffin à l'intérieur. Ellie avait tout entendu, à en juger par son air consterné.

— Tu es sûre de vouloir rester ici ? demanda-t-il.

Elle hocha la tête et esquissa même un sourire.

— Ce sera juste pour une semaine ou deux. J'ai déjà vu pire.

Seigneur ! C'était une âme forte, et il valait mieux pour elle. Elle aurait besoin de beaucoup de courage et de détermination pour assumer son rôle de mère célibataire. Elle s'en sortirait très bien, Max n'avait aucun doute là-dessus. Puce avait beaucoup de chance.

Il fit encore un voyage jusqu'à la voiture pour prendre le sac de voyage d'Ellie.

— Et tu es certaine de ne pas vouloir bénéficier des visites quotidiennes de la sage-femme ? demanda-t-il à son retour. Je ne suis pas sûr que nous ayons eu raison de dire qu'elles n'étaient pas nécessaires.

— Cela aurait paru bizarre de la recevoir dans ce motel alors que, sur le papier de décharge de l'hôpital, tu as indiqué ton adresse comme étant la mienne.

— Hum... J'ai oublié de te dire qu'ici aussi, je t'ai déclarée sous mon nom. J'ai dit au directeur du motel que tu étais ma sœur.

Il regrettait vraiment qu'Ellie ait refusé les visites de la sage-femme.

— Comment sauras-tu si Puce a pris suffisamment de lait si elle n'est pas pesée tous les jours ?

— Je le saurai parce que, si elle n'est pas assez nourrie, elle ne dormira pas. J'ai des biberons et du lait en poudre, en cas de besoin, et j'ai pris un rendez-vous en consultation externe embrumé. Comme elle repoussait sa frange pour s'essuyer le visage, elle se dit qu'elle ferait bien de couper un peu ces mèches qui lui tombaient dans les yeux.

Laissant tomber la serviette, elle leva la tête et se regarda dans la glace.

Oh ! Seigneur ! Elle était affreuse.

Très amaigrie, elle avait le teint pâle et les traits tirés. Ses cheveux étaient plats et ternes et elle disparaissait complètement sous le pull-over informe qu'elle avait porté pour cacher sa grossesse. Elle ressemblait à une gamine des rues, à une SDF. Pas du tout à une jeune mère compétente. Elle offrait une image pathétique. Durant un bon moment, elle se laissa submerger par un flot d'idées noires.

Elle était à la rue. L'avenir était pour elle un grand point d'interrogation. Elle n'était même pas inscrite ici sous son vrai nom et se trouvait contrainte de continuer à cacher son existence. Tant qu'elle n'aurait pas quitté le pays, elle aurait toujours peur d'être découverte. L'idée que Marcus puisse retrouver sa trace la terrorisait. Il ne devait rien arriver qui risque de la séparer de son précieux bébé.

Une porte claqua à l'étage. Aussitôt après, il y eut des coups violents. Une sirène retentit dans la rue principale, intensifiant le climat de tension qui parut soudain devenir contagieux. Prise de panique, Ellie sortit en trombe de la salle de bains. Comment avait-elle pu laisser Puce toute seule, ne serait-ce qu'un moment ?

Le cœur battant à tout rompre, elle courut vers le couffin et regarda le visage paisible et innocent de l'enfant qui dormait à poings fermés.

De grosses larmes roulèrent sur ses joues.

Elle aurait voulu être ailleurs. Se sentir en bonne santé et pleine d'énergie. Et, surtout, avoir le sentiment d'être en sécurité. Et son bébé aussi.

Elle voulait... Max.

Les choses ne lui apparaissaient pas aussi noires lorsqu'il était près d'elle. Il lui communiquait sa force. Avec lui, elle avait l'impression d'être vivante. Optimiste. *En sécurité.*

A l'étage, le bruit s'était amplifié. Soudain, le silence s'établit, puis il y eut un cri de douleur. Quelques secondes plus tard, une femme hurla et Ellie vit une grosse masse sombre tomber devant sa porte-fenêtre.

Par miracle, Puce ne s'était pas réveillée, malgré le vacarme. Ellie courut vers la porte vitrée pour s'assurer qu'elle était bien verrouillée. Au moment où elle tirait le voilage qui masquait la poignée, elle poussa un cri horrifié.

La masse noire qu'elle avait vu tomber du balcon n'était pas un meuble, comme elle l'avait imaginé. A l'endroit exact où, un peu plus tôt, Max avait garé son 4x4, gisait maintenant le corps d'un homme. L'une de ses jambes dessinait un angle bizarre et son bras, couvert de tatouages, était replié sous sa tête. Ellie vit le directeur du motel sortir en trombe de son bureau et se précipiter vers l'homme étendu sur le sol. A l'étage, la femme hurlait toujours.

Tout semblait figé. L'homme qui était tombé ne bougeait pas. Le directeur du motel, la mâchoire pendante, le regardait fixement, sans faire un geste. Ellie ouvrit brusquement la porte.

— Appelez une ambulance, cria-t-elle au directeur. Et avertissez la police.

— Non ! hurla la femme depuis l'étage au-dessus. C'était un *accident* ! Je ne voulais pas... Oh ! mon Dieu ! Nigel...

Ellie l'entendit courir sur le balcon pour rejoindre l'escalier. A présent, la femme sanglotait.

— Tu n'es pas mort ! Je t'en prie, ne meurs pas !

L'homme était-il mort ? Ellie sentit son sang se figer dans ses veines. Elle ne voulait pas se trouver ici avec son bébé alors qu'un mort gisait devant leur porte. Le directeur du motel était retourné dans son bureau, sans doute pour téléphoner aux urgences. Des clients commençaient à sortir de leurs chambres, mais tous semblaient hésiter sur la conduite à tenir. Peut-être était-elle la seule ici à avoir une formation médicale.

Après avoir jeté un regard désolé sur son bébé endormi, Ellie franchit la porte-fenêtre qu'elle referma soigneusement derrière elle. Le moins qu'elle pouvait faire pour l'instant était de s'assurer que rien n'empêchait l'homme de respirer et elle devait aussi veiller à protéger le rachis cervical en attendant l'arrivée de l'ambulance.

Elle s'accroupit à côté du blessé et lui toucha l'épaule.

— Est-ce que vous m'entendez ?

Elle n'espérait guère obtenir de réponse. Après une chute pareille sur du béton, il fallait craindre de graves blessures à la tête et à la colonne vertébrale, sans même parler du risque d'une mort instantanée.

Prenant mille précautions, elle lui renversa le menton en arrière, juste assez pour vérifier qu'il n'avait pas les voies respiratoires obstruées. Après quoi, elle se pencha vers lui, la joue collée contre sa bouche, pour sentir son souffle. Les doigts posés sur sa nuque, elle chercha le pouls tout en essayant de détecter le moindre soulèvement de sa poitrine indiquant qu'il respirait.

La femme l'avait rejointe, à présent. Agenouillée à côté du blessé, elle était secouée de sanglots.

— Ne le touchez pas !, ordonna Ellie. Nous ne devons pas le remuer au cas où la colonne vertébrale serait atteinte.

— Il est mort ! sanglota la femme. Je l'ai tué... Oh ! mon Dieu !

— Il n'est pas mort. Il respire et son pouls est bon.

Elle leva les yeux vers le petit groupe de gens qui les entouraient.

— Quelqu'un peut-il apporter une couverture, s'il vous plaît ? Et aussi des serviettes. Et vérifiez si une ambulance est en route.

— Elle va arriver bientôt, assura le directeur du motel qui venait de réapparaître.

— Bien. Pouvez-vous lui soutenir la tête, comme ceci ?

Elle lui indiqua comment tenir la nuque du blessé.

— Maintenez-le aussi immobile que possible, recommanda-t-elle. Lorsqu'on m'aura donné des serviettes, je ferai une sorte de coussin que je glisserai sous sa tête. Je vais voir s'il saigne.

Une femme accourut vers eux, apportant une pile de serviettes et quelques sacs en plastique comme ceux qu'on utilise dans les magasins.

— Je n'ai pas trouvé de gants en latex, dit-elle, essoufflée.

Mais j'ai suivi des cours de secourisme et l'on nous a dit que des sacs en plastique pouvaient faire l'affaire.

— Merci, dit Ellie.

Elle lui était sincèrement reconnaissante, consciente de ne pas avoir elle-même suffisamment songé à sa propre sécurité. Elle enfila les sacs en guise de gants et, quelques instants plus tard, elle constata qu'ils étaient maculés de sang. L'homme avait une blessure au bras qui saignait abondamment. Une artère avait été sectionnée, provoquant une forte hémorragie. Posant la main sur la plaie, Ellie appuya de toutes ses forces dans l'espoir d'arrêter ce flot de sang. A présent, elle ne pouvait plus examiner le blessé que visuellement. Si elle ne décelait pas d'autre hémorragie, en revanche l'homme souffrait visiblement d'une fracture ouverte du tibia et du péroné. Elle devait mettre quelque chose dessus pour éviter toute infection. Le blessé aussi avait besoin d'être recouvert. S'il était en état de choc, il fallait le tenir au chaud.

— Comment est-ce arrivé ? demanda quelqu'un d'un ton horrifié.

— Je l'ai vu qui se disputait encore avec sa femme, répondit un autre. Elle s'est jetée sur lui en brandissant quelque chose et il est passé par-dessus la balustrade du balcon.

— Elle devait avoir un couteau, d'après l'état de ce bras. Est-ce qu'on a appelé la police ?

— Ils vont arriver d'un instant à l'autre, déclara le directeur du motel d'un air sombre.

— Ils ont des gosses, non ? Quelqu'un devrait peut-être aller s'occuper de ces pauvres gamins.

La femme du blessé avait le visage enfoui dans ses mains et se balançait sur place en poussant des cris hystériques.

— Maman ? dit une petite voix qui venait du balcon. Qu'est-ce que tu fais ? Darren pleure. Il a peur...

Ellie leva les yeux et aperçut le visage terrifié d'une petite fille accroupie sur le balcon, essayant de voir quelque chose à travers les barreaux de la balustrade. Elle pensa aussitôt à Puce qui s'était peut-être réveillée et qui, se retrouvant toute seule dans la chambre, pleurait en réclamant sa mère. Cette idée lui était insupportable, mais elle ne pouvait pas quitter son poste. Il lui fallait continuer de comprimer cette artère jusqu'à l'arrivée de l'ambulance.

Soudain, elle sentit une main ferme se poser sur son épaule et sut aussitôt qu'il s'agissait de Max. Avant même d'entendre le son de sa voix, elle devinait sa présence. Il était là, solide et sûr de lui.

— Tiens bon encore quelques secondes, lui murmura-t-il à l'oreille. Tu as fait du bon boulot. J'ai des gants en latex dans ma poche.

Tout en parlant, il enfila les gants.

— Bon, me voilà équipé. Je prends le relais.

Il s'agenouilla à côté du blessé, si près d'Ellie qu'elle sentit le contact de sa cuisse contre sa hanche. Il lui donnait l'impression d'être solide comme un roc.

Il écarta sa main et prit sa place pour comprimer la blessure.

— Hémorragie artérielle ?

— Oui.

— Blessure à la tête ?

— Probablement. Il est inconscient depuis qu'il est tombé.

— Tombé ?

Il leva les yeux vers le balcon.

— Ah ! Une sacrée chute... Tu n'as rien observé d'autre ?

— Une fracture ouverte du tibia et du péroné. Je ne l'ai pas remué pour examiner sa poitrine ou son abdomen parce que je m'inquiétais pour son rachis cervical. La respiration était bonne. C'est ce saignement qui...

Elle fut interrompue par le hurlement d'une sirène. Des lumières rouges et bleues apparurent au-dessus des têtes des badauds tandis qu'une ambulance s'arrêtait devant l'accueil du motel.

— Poussez-vous ! cria quelqu'un Les ambulanciers sont là.

Max croisa le regard d'Ellie.

— Est-ce que ça va ?

Elle hocha la tête.

— Et Puce ?

Il dut lire dans ses yeux la panique qui l'avait saisie.

— Va la retrouver, ordonna-t-il. Nous nous occupons de tout, maintenant.

Les ambulanciers étaient sortis de leur véhicule. Ils venaient vers eux, chargés de leur matériel. L'un d'eux portait un grand sac à dos et l'autre tenait une bouteille d'oxygène dans une main et un défibrillateur dans l'autre.

De toute évidence, Max les connaissait.

— Salut, les gars, content de vous voir. Apparemment, ce type est tombé du balcon. Il est dans le coma et, ici, je comprime une hémorragie artérielle.

Ellie s'éloigna tandis que les ambulanciers s'activaient.

— Prends un collier cervical, dit l'un d'eux. Et une civière de relevage.

Rentrée dans la chambre, Ellie se dirigea droit vers le couffin. Le jour avait baissé et elle dut attendre que sa vue s'accommode à la semi-obscurité. Tout était calme, ici, et elle en conclut que Puce devait encore dormir. Aussi son cœur fit-il un bond dans sa poitrine lorsqu'elle réalisa que le bébé était réveillé. La petite fille ne pleurait pas, mais elle regardait fixement sa mère. Ellie crut lire de la confiance dans ces yeux braqués sur elle. L'enfant n'avait pas eu peur parce qu'elle savait que la personne qui l'aimait le plus au monde allait revenir.

Elle lui sourit.

— Tout va bien, murmura-t-elle. Max est là. Laisse-moi le temps de me laver les mains et, après, je te prendrai dans mes bras et je ne te lâcherai plus, je te le promets.

Un peu plus tard, serrant Puce contre elle, elle alla jusqu'à la porte-fenêtre et regarda les ambulanciers travailler sous la direction du chef de service des urgences. Ils avaient équipé le blessé d'un collier cervical et d'un masque à oxygène qui lui couvrait le visage. L'homme était sous perfusion et le directeur du motel avait été réquisitionné pour tenir en l'air une poche remplie de fluide. Le bras lacéré était recouvert d'un bandage de compression à l'endroit de la plaie et une attelle avait été posée sur la jambe fracturée.

La police était là, elle aussi. Une femme policière s'occupait des enfants restés à l'étage et deux autres avaient pris en charge la femme du blessé. A présent, elle ne pleurait plus. Elle semblait assommée et se laissa emmener sans protester.

La civière de relevage était prête à l'emploi. Les ambulanciers entreprirent alors d'allonger le blessé sur le dos afin que sa colonne vertébrale reste bien droite. Il ne faisait pas encore tout à fait nuit, et on y voyait assez pour distinguer ce que la position de l'homme avait empêché de voir jusque-là.

Le manche d'un couteau. Il dépassait de la partie inférieure du thorax de l'homme. Celui-ci avait-il été frappé avant de tomber ou bien tenait-il le couteau à la main et s'était-il empalé dessus dans sa chute ?

Le spectacle, en tout cas, était effrayant.

Les ambulanciers intervinrent rapidement. Ils entourèrent le manche d'une gaine de rembourrage circulaire afin d'empêcher le couteau de bouger durant le transport du patient.

— Allons-y, dit l'un d'eux.

— Je vous laisse faire, déclara Max. Son état a l'air stable.

Bouclé sur sa civière, l'homme fut embarqué dans l'ambulance sous le regard des badauds qui, ne voulant rien perdre de ce drame, assistèrent au départ du véhicule. Des voitures de police s'éloignèrent à leur tour, emmenant la femme et ses enfants.

Max resta. Il ôta ses gants en latex et les jeta sur la pile de papiers d'emballage et d'autres déchets que les ambulanciers avaient laissés derrière eux. Puis il rejoignit Ellie. Il avait le visage sombre.

— Emballe tes affaires, ordonna-t-il d'une voix grave. Il n'est pas question que tu restes ici. Je t'emmène chez moi.

7

— Elle ne peut pas s'en aller.

— Je vous demande pardon ?

Max, occupé à ranger à l'arrière de son 4x4 le couffin rempli d'affaires de bébé et de paquets de couches, leva les yeux vers le directeur du motel.

— Votre sœur... elle doit rester. La police peut vouloir l'interroger de nouveau. Elle est leur meilleur témoin.

— Elle a déjà fait une déposition. Ils pourront toujours lui parler plus tard. Demain, de préférence. Nous serons juste au bout de la rue. Je vous ai indiqué mon adresse sur le registre du motel.

Le directeur semblait perplexe. Il s'était passé dans son établissement des choses qu'il aurait préféré ne jamais connaître. Max eut pitié de lui.

— Je sais que cela peut paraître un peu bizarre. Elle aurait dû venir s'installer directement chez moi, mais elle est très indépendante. Elle aime se débrouiller toute seule.

Pourtant, elle n'avait émis aucune protestation lorsqu'il avait pris les choses en main. A présent, Ellie était assise sur la banquette arrière du 4x4, à côté de Puce, installée dans son siège-auto. Elle avait dû entendre l'échange qu'il venait d'avoir avec le directeur du motel, mais elle ne disait rien. Il la sentait tendue à l'extrême, près d'exploser à tout instant.

Il ne voulait pas être retardé davantage. Il sourit au directeur et baissa la voix.

— Elle n'approuve pas le genre de vie que je mène, vous comprenez ? J'adore les virées à moto et faire la fête. Ce n'est pas l'ambiance idéale pour un nouveau-né, n'est-ce pas ?

— Heu... non, j'imagine.

Max referma l'arrière du 4x4 afin de n'être pas entendu d'Ellie.

— Mais, ici non plus, ce n'est pas l'idéal. Je ne peux pas la laisser dans un endroit où les gens se font poignarder et tombent des balcons.

— Cela n'était jamais arrivé ! La police ici... Tout ce sang... Vous avez vu, ils ont installé un périmètre de sécurité, au cas où ce gars décéderait. Ce serait alors une scène de crime. Tout cela, c'est très mauvais pour mes affaires !

Max avait vu la bande rouge et blanche qui interdisait l'accès au lieu du drame. Heureusement, il s'était montré si rapide qu'il avait pu sortir du logement presque toutes les affaires d'Ellie avant qu'il ne devienne impossible d'y entrer. Maintenant, il fallait qu'il l'emmène loin d'ici. Ellie n'avait pas besoin que la police vienne la harceler en lui posant tout un tas de questions. Ils voudraient sûrement l'interroger, lui aussi, à un moment ou un autre, et il devait réfléchir à ce qu'il leur dirait sur ses relations avec leur principal témoin.

Ignorant le directeur qui, l'air anxieux, errait autour du 4x4, il s'installa derrière le volant et démarra, se frayant un chemin au milieu des voitures de police. Dans combien de temps l'un de ces officiers viendrait-il sonner à sa porte ?

Un bref instant, il fut tenté de ne pas s'arrêter chez lui et de continuer sa route, emmenant Ellie et Puce loin d'ici. Quelque part où personne ne pourrait les trouver. Ni la police ni Marcus Jones. Mais après ? Elles dépendraient entièrement de lui, non ? Et pourquoi diable ce scénario ridicule lui paraissait-il étrangement attirant ? C'était complètement fou. Comme la semaine qu'il venait de passer. Le temps qu'il en arrive à cette conclusion, ils étaient devant son appartement.

— Nous y voilà.

Dite d'un ton résigné, la phrase fut suivie d'un long silence.

Max tourna la tête vers sa passagère. Elle était très pâle et le regardait avec de grands yeux perdus.

— Je suis vraiment désolée, Max, murmura-t-elle. Je te crée beaucoup d'ennuis, n'est-ce pas ?

Oui. C'était vrai. Ellie et Puce avaient complètement bouleversé sa vie et, le pire, c'était qu'il lui arrivait de rester éveillé la nuit, hanté par l'idée de ce qui aurait pu se passer s'il ne s'était pas mêlé de cette histoire. Il se sentait lié à Ellie. Peut-être cela s'était-il produit dès le premier instant, lorsque, après avoir perdu l'équilibre, elle lui était tombée dans les bras et lui avait intimé l'ordre de la lâcher.

Ou peut-être était-ce Puce qui s'était vraiment emparée de lui. Comme s'ils étaient devenus indissociables. Ce qui n'avait rien de surprenant après qu'ils eurent passé tellement de temps l'un contre l'autre, peau à peau.

Peu importe. Il était plongé jusqu'au cou dans cette histoire et il ne pourrait pas s'en libérer avant que ne réapparaisse une Ellie pleine de combativité. Une Ellie capable de le repousser et de protester en revendiquant son désir d'indépendance et d'autonomie. Pour l'instant, elle ne montrait que de la peur et de l'incertitude. Mais il vit aussi qu'elle tenait dans sa main celle, minuscule, de son bébé et il comprit la force du lien qui unissait une mère et son enfant. Le lien de l'amour.

Et cet amour donnait du courage. De la combativité, sous une forme plus douce.

Max la regarda en souriant.

— Tu sais, j'aime les ennuis. Cela donne du piquant à l'existence. Ce n'est pas pour rien qu'on nous appelait les « sales gosses » au lycée.

Il emporta le siège-auto dans l'appartement, puis s'occupa de transporter le reste du matériel.

— Mais... Où est ton sac de voyage, Ellie ?

— J'ai dû l'oublier au motel. J'ai surtout pensé aux affaires du bébé.

— Tu n'as donc rien pour te changer ?

— Non.

Elle était vêtue de son horrible pull-over informe et d'un jean devenu beaucoup trop large pour elle.

Max fronça les sourcils.

— Tes vêtements sont couverts de sang.

Elle baissa les yeux vers son jean maculé de taches sombres.

— Oh ! mon Dieu ! Et si cet homme avait une hépatite ? Ou le sida ?

— Enlève tout cela et prends une douche, ordonna Max d'un ton tranchant. Lave-toi bien. Je vais désinfecter tes vêtements à l'eau de Javel. Vérifie que tu n'as aucune petite blessure, ni égratignure ni coupure, surtout sur les jambes. As-tu du sang sur les mains ?

— Non. Une femme m'a donné des sacs en plastique en guise de gants.

— Parfait.

Comme Puce commençait à s'agiter dans son siège-auto, il s'approcha d'elle.

— Va te doucher, Ellie, je m'occuperai du bébé. La salle de bains est au fond du couloir. Première porte à gauche.

— Mais Puce a l'air d'avoir faim !

— Je lui donnerai un biberon. Elle en a déjà pris, je ne crois pas que cela la contrariera.

Lui non plus, d'ailleurs. Il avait aimé ces moments où il la nourrissait dans le service de réanimation pédiatrique. Il en avait presque la nostalgie.

— Mais...

Il haussa les sourcils.

— A la douche, Ellie ! ordonna-t-il. Pense à ta santé et à celle de Puce.

— Mais... je n'aurai rien à me mettre.

— Je te trouverai quelque chose et je déposerai cela devant la porte de la salle de bains. Vas-y, et lave-toi des pieds à la tête. Il s'agit d'une décontamination.

Il avait sorti Puce de son siège-auto et l'avait prise dans ses bras. Ellie marqua encore une légère hésitation, puis elle tourna les talons et se dirigea vers la salle de bains.

Elle en ressortit vingt minutes plus tard, les cheveux mouillés. Elle avait roulé les manches d'une chemise couleur saumon que Max ne portait plus depuis que des lavages répétés l'avaient faite virer au rose. Les pans étaient si longs qu'ils recouvraient presque le short de soie rouge qu'il lui avait aussi fourni.

Avec ses joues toutes roses à force d'avoir été frottées, les jambes et les pieds nus, elle avait l'air d'une adolescente qui n'aurait pas mangé à sa faim. Et qui semblait beaucoup plus gênée que Max ne l'avait prévu. Elle était chez lui, portait ses vêtements et se sentait visiblement décontenancée par la tournure qu'avaient prise les événements. Non seulement elle paraissait incroyablement jeune, mais aussi beaucoup trop vulnérable.

— Alors, on est toute propre ?

Il s'efforça d'avoir l'air naturel pour masquer son trouble. Il émanait d'elle un parfum floral, des senteurs merveilleusement féminines qui échauffaient son esprit et tout son corps.

Ellie hocha la tête.

— Elle a bien pris son biberon ? s'enquit-elle.

— Vois toi-même, répondit-il avec un sourire plein de fierté.

Il montra le couffin qu'il avait placé dans un coin de la salle de séjour, à l'abri des courants d'air.

— Elle a bu son lait, fait son rot, été changée et, maintenant, elle dort ! J'imagine qu'elle a eu suffisamment d'émotions pour la journée.

— Moi aussi !

— Tu as faim ?

— Je meurs de faim !

— Tout comme moi. Les *fish and chips* que j'ai apportés sont froids, à présent. J'attendais que tu sortes de la salle de bains pour aller en chercher d'autres.

— Non !

Max qui avait déjà presque atteint la porte s'arrêta net.

— Où est le problème ?

— Je... heu... je préfère que tu restes ici. Qu'arriverait-il si... la police venait ? Que leur dirais-je ?

Elle le regardait comme si elle pensait qu'il détenait toutes les réponses. Cette confiance le troubla profondément. Et aussi l'idée qu'elle voulait le garder près d'elle.

— Oh ! Ellie...

Il revint vers elle et l'enlaça. Soudain, il réalisa que c'était la première fois qu'il la prenait dans ses bras depuis le jour où elle s'était présentée chez lui et avait trébuché sur le seuil de sa porte. Cela lui semblait si lointain, aujourd'hui.

— Tout va bien, murmura-t-il. Je veillerai sur toi. Je n'irai nulle part.

Ellie renversa la tête en arrière pour mieux le regarder. Max lut sur son visage de l'étonnement. De l'espoir.

Mais aussi de l'incertitude. Croyait-elle vraiment ce qu'il venait de dire ?

Il se demanda ce qu'il pouvait ajouter pour la rassurer. Il ne trouvait plus ses mots devant ces grands yeux couleur caramel qui le regardaient fixement, ce petit nez dont Puce hériterait sûrement en grandissant, et ces lèvres légèrement entrouvertes.

Il essaya de sourire, mais visiblement il avait perdu cette faculté en même temps que celle de la parole. Alors, il fit quelque chose qui lui vint naturellement à l'esprit. Il se pencha vers Ellie et lui posa un petit baiser sur la bouche, lui frôlant à peine les lèvres. Ce n'était pas vraiment un baiser. Simplement une façon de la rassurer. Le genre de geste qu'on peut avoir envers une amie.

Alors pourquoi ressentait-il tout autre chose ? Il était incroyablement sensible au parfum de cette femme qu'il serrait dans ses bras. Au contact de son corps. Il avait envie de connaître le goût de sa peau. D'entendre les sons qu'elle pouvait émettre lorsqu'elle n'avait ni peur ni gêne. Lorsqu'elle atteignait l'extase. Max savait faire naître ces sons si particuliers qui accompagnent le plaisir physique. Des soupirs, des gémissements, des cris exprimant la satisfaction d'une femme comblée. Il pouvait...

Non ! Se redressant, il respira à fond pour reprendre ses esprits.

— Et si je les faisais réchauffer dans le four ?

— Pardon ? dit-elle en ouvrant brusquement les yeux.

Quand les avait-elle fermés ? Et pourquoi ?

— Les *fish and chips*. Penses-tu que cela ira si je les réchauffe ? Je ne voudrais pas t'empoisonner.

— Oh !

Elle rougit et s'écarta de lui. Mais peut-être l'avait-il déjà relâchée.

— Je suis sûre qu'ils seront très bons, dit-elle.

— Parfait. Je m'en occupe, alors.

Ce n'était pas un baiser.

Pas un vrai baiser.

Il ne signifiait rien. Rien pour Max, en tout cas.

Et pour elle ?

Elle avait senti le sol se dérober sous ses pieds lorsque les lèvres de Max s'étaient posées sur les siennes. Elle avait été profondément troublée par ce contact. Mais cela n'avait rien de surprenant, n'est-ce pas ? Elle avait déjà compris combien il lui serait facile de tomber amoureuse de lui. Dieu sait si elle avait essayé de garder un peu ses distances. Un minimum d'indépendance, à la fois physique et affective. Et où cela l'avait-il menée ?

Ici. Dans l'appartement de Max. Elle portait ses vêtements. Et elle l'aimait.

Mais cela ne voulait pas dire qu'elle laisserait cet amour s'exprimer. Max ne saurait rien de ses sentiments pour lui, sinon elle risquait de le voir s'enfuir à toutes jambes. Comment pourrait-il en être autrement ? C'était un célibataire plein de séduction qui partageait avec ses amis le même goût pour les motos et les jolies femmes.

Elle ne pouvait pas se permettre de le faire fuir. Elle avait besoin de lui en ce moment. Et Puce aussi. Toutes deux avaient besoin de son amitié et de sa protection. Pas longtemps. Juste une semaine ou deux. Ensuite, elle partirait de chez Max, ne gardant pour lui qu'une solide et éternelle amitié.

Elle devait essayer. Il valait mieux pour elle être l'amie de cet homme plutôt que de l'effrayer au risque de ne plus jamais le revoir. Ils pourraient rester en contact. Et même se rendre visite, parfois. Elle irait jusqu'à lui demander d'être le parrain de sa fille. De cette façon, ils conserveraient un lien leur vie durant.

Pendant que leur dîner réchauffait dans le four, Max lui avait désinfecté ses vêtements, les passant à la machine à laver, puis au sèche-linge. Elle se réjouissait à l'idée de pouvoir les remettre le lendemain, car porter ceux de Max continuait de la troubler.

Il se montra très actif toute la soirée. Après avoir préparé le lit d'Ellie, il l'aida à ranger toutes les affaires du bébé. Après quoi, il passa plusieurs coups de téléphone pour joindre Jet, de nouveau de garde aux urgences.

Il communiqua à Ellie les dernières informations qu'il avait obtenues.

— Ce type, Nigel, a l'air de s'en sortir. Il a été opéré. Le couteau a effleuré les côtes et la blessure est assez superficielle. Sa jambe a été réparée. Il souffre d'une commotion cérébrale, mais le rachis cervical n'a rien.

— Ah ! Dieu soit loué ! S'il était décédé, il y aurait eu une enquête criminelle et j'aurais dû rester dans le pays pour le procès, n'est-ce pas ?

Max la regarda bizarrement.

— Oui, j'imagine. Mais tu n'as pas l'intention de partir tout de suite ?

— Je le ferai dès que je le pourrai.

Elle s'efforça de sourire.

— Ne t'inquiète pas. Nous n'allons pas te déranger encore bien longtemps. Nous pourrions même retourner au motel dès demain.

— Je ne crois pas, riposta-t-il en la foudroyant du regard. Pas avec le genre de clientèle que cet endroit attire. Et la police rôdera encore quelques jours dans le coin, je suppose.

— Si Nigel se rétablit, peut-être ne serai-je pas interrogée de nouveau, dit-elle, pleine d'espoir. Je m'inquiétais de ce que je pourrais leur dire.

— La vérité, tout simplement.

Elle ouvrit de grands yeux.

— Tu veux dire qu'il faudrait que je leur donne mon vrai nom ?

— Non, pas cela.

Cependant, il semblait moins sûr de lui.

— A ta place, reprit-il, je garderais le nom de McAdam.

Le lendemain, bien après que Max était parti travailler, Ellie se trouvait seule avec Puce dans l'appartement lorsque quelqu'un sonna à la porte. La panique s'empara d'elle. Peut-être était-ce la police. Ou bien Marcus.

Le cœur battant, elle alla jusqu'à la porte et regarda à travers l'œilleton pour voir qui avait sonné.

— Max ? appela une voix féminine. Vous êtes là, mon chou ?

L'œilleton ne permettait d'avoir qu'une image déformée. Ellie aperçut une très longue paire de jambes gainées de cuir noir. Et une opulente chevelure, noire elle aussi.

Elle ouvrit la porte et le regretta aussitôt. La femme était vraiment très grande et, en la voyant juchée sur ses talons aiguilles, Ellie eut l'impression d'être écrasée par cette spectaculaire créature. Ce matin, elle avait remis son vieux jean et son pull-over informe que leur passage dans l'eau de Javel avait bizarrement décolorés. Jamais elle ne s'était sentie aussi petite, aussi minable, aussi mal fagotée.

D'un rapide coup d'œil, l'inconnue l'examina de la tête aux pieds.

— Ah ! Max est-il là ?

— Non. Il est à son travail.

— Dommage ! J'ai trouvé quelque chose qui, je pense, pourrait l'exciter.

Ellie n'avait aucun doute là-dessus. La visiteuse était certainement le genre de femme qu'il appréciait. Avec son étroit pantalon de cuir noir, elle était déjà vêtue comme les motards. Il lui suffisait de s'asseoir à l'arrière de la moto de Max et de le tenir par la taille avec ses bras chargés de lourds bracelets pour qu'ils partent faire une randonnée au soleil couchant.

— Je m'appelle Gina, dit la femme. Je suis une... amie de Max. Et de Rick, ajouta-t-elle avec un sourire confiant.

Ellie hocha la tête sans trouver la force de rendre son sourire à Gina.

— Et vous, vous êtes... ?

A cet instant, Ellie se rappela le conseil que lui avait donné Max. C'était trop tentant de le suivre.

— Je m'appelle Ellie McAdam.

— Oh ! Vous êtes la sœur de Max ?

— Non. Sa femme.

Et, cette fois, elle n'eut aucun mal à sourire.

Max n'avait pas été jusqu'à lui conseiller de se faire passer pour son épouse, mais elle n'avait pu résister à l'envie de le faire croire à cette Gina. Comment Max expliquerait-il les choses une fois qu'elle serait partie ? Elle ne voulait même pas se poser la question.

— Et...

Le regard de Gina se posa sur le bébé qu'Ellie tenait dans ses bras.

— Oh ! mon Dieu...

Ellie ne dit rien. Elle sentait que c'était inutile.

— Je comprends maintenant pourquoi il est à la recherche d'une propriété, reprit Gina.

Elle tendit à Ellie les documents qu'elle tenait à la main.

— Je pense que cette maison pourrait vous convenir, dit-elle. J'ai rencontré Max... et Rick il y a peu de temps, à l'occasion d'un rassemblement de motards. Je travaille dans une agence immobilière et Max m'a expliqué ce qu'il recherchait. Cette affaire vient d'arriver dans mon agence et, comme elle me semblait intéressante, j'ai aussitôt pensé à Max, bien sûr.

— Je vous remercie.

Elle lui adressa un vrai sourire, cette fois. Sincère, et même amical. Elle voulait bien croire que Gina avait pensé à Max. Quelle femme aurait pu faire autrement ?

Max ne parut pas manifester le même intérêt.

— Gina ? Gina comment ?

Il avait rapporté pour le dîner des plats chinois dont l'odeur délicieuse se répandait dans la cuisine.

— Elle ne m'a pas dit son nom de famille, répondit Ellie. C'est une très belle femme, avec de longs cheveux noirs, vêtue d'un pantalon de cuir noir. Elle m'a dit qu'elle vous avait rencontrés, Rick et toi, à une course de motos ou quelque chose comme cela.

— Ah ! Nous sommes allés à un rassemblement, il y a une quinzaine de jours. Oui, je me souviens. Nous avons échangé nos cartes de visite, mais j'ai donné la sienne à Rick parce qu'il pensait lui téléphoner un jour.

— Elle t'a laissé des brochures. Elle a dit que tu cherchais à acheter une propriété ?

Max fit la grimace.

— Je devrais, mais je n'ai vraiment pas envie de m'occuper de cela. Je songe plutôt à retourner habiter avec Rick lorsque Jet aura reçu une autre affectation avec l'armée.

— Que reproches-tu à cet appartement ?

— Je l'ai sous-loué pour trois mois seulement. Sarah ne pensait pas s'absenter plus longtemps, mais, si elle ne revient pas, je pourrai prolonger mon séjour ici. Elle a un bail de location de deux ans.

— Ah ! Il faudrait que je lui envoie un e-mail et que je lui demande des nouvelles de Josh.

— Bonne idée.

Il avait commencé à ouvrir les barquettes et Ellie se sentait plus affamée que jamais. C'était bon signe, pensa-t-elle. Son corps reprenait goût à la vie.

Comme elle semblait en extase devant les plats cuisinés, Max sourit.

— Cela fait plaisir de te voir avec un tel appétit. Là, tu as du poulet au gingembre et, dans cette barquette, du bœuf et des haricots noirs. Il y a aussi du riz et des légumes.

Ils garnirent leurs assiettes et, pendant un moment, ne songèrent qu'à manger. Après avoir avalé quelques bouchées, Max marqua une pause et regarda Ellie.

— Je pense à cette propriété, dit-il. Peut-être devrais-je me poser. J'ai trente-six ans. Je ne peux pas passer mon temps à faire de la moto et à déménager. Je me plais à Dunedin, je pourrais y planter mes racines. Acheter une maison constituerait un bon début. Qu'en penses-tu ?

Un Max assagi ? Possédant une maison à lui ? Projetant d'avoir une femme, des enfants, et peut-être même un chien ?

— Cela ne coûte rien d'aller jeter un coup d'œil à cette propriété, dit-elle. La photo est engageante et Gina semblait penser que c'était une occasion à saisir.

— Mais c'est au bout de la péninsule d'Otago, assez loin d'ici.

Il mangea un moment sans rien dire.

— En tout cas, reprit-il, la route est géniale lorsqu'on la fait à moto. Elle est très sinueuse et longe le port.

Il avala une autre bouchée.

— Je vais avoir deux jours de vacances. Pourquoi ne viendrais-tu pas avec moi visiter cette maison ?

— Sur ta moto ? Il n'en est pas question !

Max éclata de rire.

— Mais non, voyons ! Il faut penser à Puce. Nous prendrons le 4x4 et vous serez en parfaite sécurité, je te le promets.

Comme elle secouait la tête, Max fronça les sourcils.

— Pourquoi ce refus ?

— Heu… J'ai dit à Gina que j'étais ta femme et elle en a déduit que Puce était ta fille. Elle a paru déçue.

Il sourit.

— Vraiment ? Il faudra que j'en parle à Rick. Gina est tout à fait son type.

— Et pas le tien ?

— Oui, à une époque, dit-il en haussant les épaules. Peut-être ai-je un peu grandi. Songer à acheter une maison te change un homme, tu sais.

Ellie eut envie de lui demander quel était son type de femme aujourd'hui, mais elle n'osa pas. Et, finalement, elle ne souhaitait pas vraiment le savoir. Elle se rappela le sentiment qu'elle avait eu, le matin même, lorsqu'elle s'était retrouvée face à Gina. Elle s'était sentie minable et mal fagotée.

— Je ne peux pas t'accompagner, dit-elle en faisant la grimace. Je n'ai rien à me mettre. Même si je retournais au motel pour récupérer mon sac, cela ne changerait rien. Il ne contient que des vêtements de grossesse. Je ne peux pas sortir avec toi, Max, je te ferais honte.

— Eh bien, va faire les magasins.

— Que dis-tu ?

L'idée ne lui avait même pas effleuré l'esprit.

— Tu te sens mieux, n'est-ce pas ? Alors, prends un taxi pour te rendre avec Puce dans un grand centre commercial en ville. Tu trouveras tout sur place, tu n'auras pas à marcher beaucoup. C'est bien demain après-midi que tu as rendez-vous avec un médecin, non ? Il te faudra donc sortir de toute façon.

Ellie hocha la tête.

Depuis combien de temps ne s'était-elle pas souciée de son apparence ? Soudain, elle eut envie de faire des efforts pour se montrer sous son meilleur jour. Elle trouvait même cela excitant.

— Si je passe à la banque, dit-elle, je n'aurai même pas à utiliser ma carte de crédit.

— Cela pose-t-il un problème ? Veux-tu des espèces ?

Elle secoua la tête.

— Il y a si longtemps maintenant que je prends des précautions… Je sais qu'on peut retrouver les gens grâce à l'utilisation qu'ils font de leur carte bancaire. Mais tout se passera bien, conclut-elle dans un murmure.

— L'offre tient toujours, tu sais, dit Max d'un ton tranquille.

— Pour aller visiter la maison ? demanda Ellie avec un sourire légèrement crispé. D'accord. Cela peut être amusant.

— Non.

Il avait cessé de manger. Il la regardait.

— Je parle du nom. Du mariage.

Ellie s'arrêta de manger, elle aussi. Elle avait perdu tout appétit.

Elle n'épouserait pas Max pour donner un nom à Puce. Ou en acquérir un nouveau elle-même.

Epouser Max en sachant qu'il s'agissait d'un simple arrangement qui serait suivi d'un divorce à l'amiable ?

Non, merci.

8

Gina, l'agent immobilier, n'en crut pas ses yeux lorsqu'elle revit Ellie, le dimanche où Puce fêtait ses quinze jours.

Max aussi avait eu un choc lorsqu'il était rentré du travail, le jour où Ellie était allée faire ses emplettes. Elle l'avait accueilli vêtue d'un jean étroit et d'un petit haut tricoté dont la couleur feuille morte mettait en valeur ses yeux noisette et ses cheveux châtain cuivré. Il l'avait trouvée magnifique et il avait bien du mal à vaincre son attirance pour elle, même s'il essayait de se persuader qu'elle n'était pas son type de femme.

Certes, elle ne ressemblait pas aux grandes filles sportives, tout en jambes, qui acceptaient volontiers les aventures sans lendemain. Elle était tout à fait différente. Et d'autant plus dangereuse que l'attirance qu'elle exerçait n'était pas simplement d'ordre sexuel. Rick et lui avaient toujours apprécié les jolies blondes, mais les cheveux d'Ellie étaient si flamboyants et paraissaient si doux… Il mourait d'envie d'y plonger ses doigts.

Il n'en fit rien, bien sûr. Il se montrait très, très prudent depuis qu'ils avaient échangé ce baiser qui n'en était pas un. Ellie tenait à son indépendance. Elle avait des projets pour l'avenir où il ne tenait aucune place, et dans lesquels il ne voulait pas être impliqué. Cela ne ferait que compliquer la vie d'Ellie. Et la sienne. Venir visiter cette maison était une aberration qui le rendait vraiment nerveux, il n'aurait su dire pourquoi. Il avait présenté cela comme une sorte d'excursion. Il existait beaucoup d'attractions touristiques sur la péninsule d'Otago. Le Larnach

Castle et l'aquarium. Le phare et la colonie d'albatros, connue dans le monde entier. La visite de la propriété n'était qu'un « plus ». L'occasion de faire une incursion dans le monde de l'immobilier. Un monde qu'il serait amené à découvrir un jour ou l'autre, et peut-être ce moment-là était-il venu.

Peut-être se sentait-il nerveux parce que, pour lui, il s'agissait d'une grande première. Ou alors était-ce dû à la façon dont Gina regardait Ellie. Elle semblait avoir du mal à croire qu'il s'agissait de la même femme, et Max comprenait son trouble. Les choses étaient en train de changer et bien malin qui aurait pu dire quelle direction elles allaient prendre. Dans ce changement, il y avait des aspects positifs, comme le fait qu'Ellie et Puce aient eu leur rendez-vous médical et que les résultats se soient montrés satisfaisants pour l'une comme pour l'autre. Lui-même pouvait constater qu'Ellie récupérait ses forces de jour en jour. Il y avait chez elle quelque chose d'étincelant qui ne pouvait être entièrement attribué au renouvellement de sa garde-robe ni au talent d'un coiffeur. A présent, elle risquait de disparaître rapidement de sa vie. Elle avait déjà cherché sur internet des informations concernant les vols à bas prix vers l'Australie. Elle avait aussi exploré les offres d'emploi et les locations de logements. L'étape suivante serait d'avoir un nouveau passeport où figurerait son enfant. Pour cela, il fallait attendre qu'elle ait choisi le nom qu'elle voulait donner à sa fille.

Lorsqu'elle était allée faire les boutiques en ville, elle avait acheté un livre des prénoms qu'elle avait consulté la veille au soir.

— Annabelle ? Bella ? J'aime bien Bella. Oh ! regarde... il y a Maxine. Cela signifie « le plus grand ».

— Tu ne vas pas l'appeler Maxine !

— Elle risque de s'appeler Puce toute sa vie, avait dit Ellie d'un ton triste. Puce Peters. Ce n'est pas génial, n'est-ce pas ?

Puce McAdam ne sonnait pas trop mal. Mais il n'avait rien dit. Curieux comme l'idée d'épouser Ellie pour donner un nom à la mère et au bébé avait soudain perdu tout attrait à ses yeux. Pourquoi ? Etait-ce parce qu'il avait vu enfin à quelle mascarade ils se livreraient tous les deux ? Le mariage, c'était autre chose.

Surtout lorsqu'il s'agissait d'épouser quelqu'un comme Ellie. Même si Max ne s'était jamais beaucoup penché sur cette institution, il avait des principes parmi lesquels figurait la conviction qu'un mariage n'était pas quelque chose qui devait être pris à la légère.

Qui sait ? Peut-être que l'achat d'une maison était un autre signe du passage à la vie adulte et que cet acte, lui aussi, ne devait pas être pris à la légère.

Ils avaient roulé sur la route venteuse de la péninsule, admirant, par ce bel après-midi ensoleillé, les éclats de lumière qui jouaient sur les eaux agitées du port. Ils avaient eu un peu de mal à trouver la maison. Située à flanc de colline, elle était cachée par un épais rideau végétal qui la rendait invisible depuis la route et la protégeait du bruit de la circulation.

La bâtisse était une charmante vieille villa, pleine de coins et de recoins. La glycine qui ornait la véranda et la vue qui donnait d'un côté sur le port et, de l'autre, sur les collines verdoyantes, la rendaient très attrayante.

Gina les attendait au pied du perron.

— Vous adorerez cet endroit, dit-elle en ouvrant la porte. Venez, je suis impatiente de tout vous montrer.

Elle s'effaça pour les laisser entrer dans le vaste vestibule et s'extasia en voyant Puce.

— Quel bébé adorable ! Comment s'appelle-t-il ?

— C'est une petite fille, dit Max. Elle s'appelle Puce.

Gina se mit à rire.

— Mais quel est son vrai nom ?

Il y eut un silence gêné.

— Nous n'avons pris encore aucune décision, dit enfin Ellie. Max n'aime pas celui que j'ai choisi, alors j'attends qu'il trouve quelque chose de mieux.

— Je vois.

Gina se dirigea vers l'imposant escalier qui menait à l'étage.

— Suivez-moi, vous allez découvrir la chambre parentale. Elle jouit d'une vue superbe. La maison est immédiatement disponible. Le propriétaire espérait ne pas avoir à la vendre, mais il a décidé de rester en Europe et il a besoin d'un capital pour financer ses affaires.

— C'est très grand, déclara Max lorsqu'ils eurent fait le tour de la villa.

— Quatre chambres, un bureau, deux salles de bains, une salle de jeux et une suite pour les invités au-dessus du garage. C'est la maison idéale pour une famille.

Mais il n'avait pas de famille.

— Je sais que cela peut paraître un peu grand, comparé à l'appartement que vous occupez actuellement, mais il faut penser à l'avenir, dit Gina en souriant. Qui sait ? Vous aurez peut-être d'autres enfants et vous serez heureux, plus tard, de pouvoir y accueillir aussi vos petits-enfants.

Des petits-enfants ? Mon Dieu ! Max eut soudain l'impression de voir sa vie défiler devant lui en accéléré. Il se vit, devenu un vieillard, se balançant dans un rocking-chair sous la véranda. Non, merci ! Il avait encore beaucoup de choses à vivre avant d'en arriver là.

— C'est un vrai paradis pour les enfants, ajouta Gina, inconsciente de l'effet produit par ses commentaires. Des cabanes dans les arbres, un petit cours d'eau en bordure du terrain, et l'on peut facilement aller à pied jusqu'au port. Vous pourriez aussi avoir un bateau. C'est agréable pour nager en été. Et il est possible de pêcher depuis la jetée.

Avec les petits-enfants. Ah ! quelle vision !

Il essaya d'adopter le ton d'un homme d'affaires :

— La maison est très vieille. Elle a besoin de réparations et d'une remise en état complète.

Gina sourit.

— Je suis sûre que vous savez manier le marteau et le pinceau, Max.

— Je n'ai encore jamais eu l'occasion de tester mes talents.

Il avait mieux à faire. Il préférait utiliser son temps libre à rouler à moto, à boire un verre avec ses camarades ou à sortir avec une jolie fille plutôt que de réparer une vieille bicoque.

Ou de construire des cabanes. Ou de s'occuper d'un bateau. Il devait fuir ce piège.

Il n'avait pas de famille. Il n'avait même pas le projet d'en fonder une.

Evitant soigneusement de regarder Ellie, il se tourna vers Gina.

— Je vais réfléchir, mais je ne crois pas que cela corresponde à ce que je recherche pour le moment. En tout cas, je vous remercie de nous avoir fait tout visiter.

— Ce fut un plaisir pour moi. La maison n'est pas encore mise sur le marché, aussi vous avez tout le temps de vous décider tranquillement. Je pense la mettre en vente la semaine prochaine, probablement.

Elle les fit sortir sur le perron et referma la porte.

— Il faut que je me sauve. J'ai rendez-vous avec votre ami Rick ce soir, ajouta-t-elle en adressant un clin d'œil à Max.

Il la regarda monter dans sa petite voiture de sport et démarrer en trombe.

Ah ! Comme il avait envie de voir Rick, de rouler sur sa moto, sans but précis. Ou plutôt, vers un lieu où il trouverait quelques bonnes bières glacées. Il voulait sortir de cet univers parallèle dans lequel il était tombé, un univers rempli de grandes maisons, de cabanes dans les arbres, de bébés sans vrai prénom et de femmes différentes, au parfum délicieux.

Ah ! Que lui était-il donc arrivé ?

Il resta silencieux durant tout le trajet du retour.

Ellie aussi. Elle avait vu l'expression qui s'était peinte sur le visage de Max lorsque Gina était partie après avoir annoncé qu'elle avait rendez-vous avec Rick.

Il avait l'air jaloux. Il aurait voulu sortir avec Gina. S'amuser. Au lieu de quoi, il se retrouvait coincé avec elle. Et un bébé. Sans doute avait-il réalisé qu'il avait perdu toutes ses chances de faire la conquête de Gina parce qu'elle le croyait marié et père d'un bébé.

Il était clair qu'il n'avait jamais songé à mener une vie de père de famille. Et il n'avait aucunement l'intention d'acheter la belle demeure pleine de charme qu'ils venaient de visiter.

Pourquoi, à peine étaient-ils arrivés à l'appartement, Puce s'était-elle montrée si grincheuse ? On aurait dit qu'elle cherchait à faire fuir Max. Il n'avait vraiment pas l'air de vouloir rester dans les parages. Le temps d'envoyer quelques textos et de se changer, et il était déjà prêt à repartir.

— Je vais faire une balade à moto avec Jet, annonça-t-il en sortant de sa chambre.

Il portait la tenue de cuir qu'elle lui avait vue le jour où ils s'étaient rencontrés pour la première fois. Sa tenue de motard. Tellement sexy. Elle était là, tenant son bébé hurlant dans ses bras, consciente de n'avoir aucune chance avec cet homme. Jamais.

Max décrocha un casque du portemanteau qui se trouvait dans le vestibule.

— Ne m'attends pas pour le dîner, dit-il. Nous mangerons probablement dans un pub, quelque part.

Quelque part où il y aurait des gens. Des femmes séduisantes qui n'auront pas de bébé. Un endroit avec de la musique et le genre d'atmosphère que les jeunes médecins apprécient pendant leurs moments de loisirs.

Oui. Max était pressé de s'en aller. Pourtant, au moment de franchir la porte, il marqua une pause.

— Tu vas pouvoir te débrouiller toute seule ?

— Mais oui, tout ira bien. Amuse-toi bien, Max.

— N'ouvre à personne. Envoie-moi un texto si tu as un problème.

— Ne t'inquiète pas, cela ira.

Il lui fallut du temps avant de réussir à calmer Puce. Après avoir été nourrie, câlinée, baignée et changée, la petite fille s'endormit enfin dans son couffin.

Ellie profita de ce moment de répit pour aller sur internet. Une heure plus tard, elle avait imprimé et rempli un formulaire de candidature pour travailler dans un hôpital de Melbourne qui présentait l'avantage d'avoir à proximité une crèche acceptant les bébés dès l'âge de six semaines. Elle glissa le formulaire dans une enveloppe et, fermant les yeux, elle poussa un soupir de soulagement.

Elle savait qu'elle allait s'en sortir.

Elle voyait de nouveau l'avenir s'ouvrir devant elle.

Sachant cela, et sachant aussi qu'il lui restait peu de temps à passer avec Max McAdam, rien ne l'empêchait à présent de profiter au maximum de ces derniers moments d'intimité vécus avec lui.

Elle ne risquait rien, n'est-ce pas ?

Quelque chose d'autre avait changé.

Max n'aurait su dire ce que c'était, mais peut-être que cette virée avec Jet lui avait permis d'y voir plus clair. Ce qui était plutôt bizarre, car, cette nuit-là, il avait fini par laisser sa moto chez un ami et n'était rentré chez lui qu'au petit matin, en taxi, pour se réveiller quelques heures plus tard avec une gueule de bois magistrale.

Ellie s'était montrée très discrète. Elle était sortie acheter une poussette et avait emmené Puce faire une longue promenade. Il avait à peine remarqué leur présence et cela avait continué ainsi les jours suivants.

Non, ce n'était pas tout à fait exact. Il savait qu'elles étaient là, mais cela ne créait chez lui aucune tension désagréable. Oui, c'était exactement cela. Maintenant qu'il avait exorcisé sa peur de finir sa vie en se balançant dans un rocking-chair sous la véranda, il avait acquis une nouvelle sérénité.

Max arriva à cette conclusion plutôt réconfortante un soir où il veillait sur le bébé alors qu'Ellie prenait une douche et se lavait les cheveux. Il était tard et, comme Puce ne dormait pas, il la sortit de son couffin. Elle ne semblait pas affamée et ne donnait pas l'impression d'avoir besoin d'être changée, aussi s'installa-t-il sur le canapé, l'enfant allongée sur ses genoux. Elle lui tenait fermement les index avec ses petits doigts et le regardait avec un sérieux presque comique.

— Comment ça va ? demanda-t-il. J'ai passé une bonne journée. Et toi ?

Il observa le visage de l'enfant où se succédaient une foule d'expressions différentes. Elle fronça les sourcils, donnant ainsi l'impression d'être fâchée, puis plissa le nez comme si une odeur désagréable venait de lui chatouiller les narines. Elle ouvrit sa bouche en cœur et sortit le bout d'une petite langue toute rose qui disparut presque aussitôt.

Max se surprit à tirer la langue à son tour. Puce écarquilla les yeux. Max l'imita. Et il continua ainsi à faire tout un tas de grimaces, plus ridicules les unes que les autres, face à un bébé de trois semaines qui s'agrippait à ses doigts.

Puce semblait adorer le spectacle qui s'offrait à elle. Max aurait juré qu'elle essayait de le singer, jouant comme lui à tirer la langue. C'était fascinant. Il se mit à émettre des bruits bizarres, sans réaliser immédiatement ce qu'il était en train de faire. Il se livrait à des claquements de langue et commençait même à gazouiller comme un bébé lorsqu'il vit les coins de cette petite bouche s'étirer et se relever.

Puce lui souriait.

Ellie ne voulut pas le croire lorsqu'elle revint dans la salle de séjour. Assise au bout du canapé, elle coiffait ses longs cheveux encore humides.

— Elle est encore trop jeune pour sourire. Elle ne pourra pas le faire avant l'âge de six semaines.

— Mais si, elle m'a fait un sourire ! N'est-ce pas, Puce ?

Il leva les petites mains de l'enfant et fit clapper sa langue, espérant voir le miracle se reproduire.

— Elle a peut-être eu des gaz, suggéra Ellie.

— Non ! C'était un sourire. Regarde… *regarde*… elle recommence !

Il disait vrai, même si, cette fois, elle ne relevait qu'un coin de sa bouche.

— Oh ! mon Dieu ! murmura Ellie. Elle sourit.

Tous deux avaient les yeux fixés sur Puce. Puis ils échangèrent un regard et, au bout d'un long moment, ils sourirent en même temps.

Soudain, Max eut envie de bouger. Il tendit l'enfant à Ellie et se leva. Il marcha un moment dans la pièce, puis se dirigea vers l'étagère où trônait la photo des « sales gosses ». Celle qui le représentait avec ses trois amis motards.

Il se tourna lentement vers Ellie.

— Et Mattie ? demanda-t-il tranquillement.

— Ton ami ?

— Non, je parle du prénom.

— Ah !

Elle avait compris. Elle regarda Puce, puis Max, et son visage prit l'expression qu'elle avait eue quelques instants plus tôt lorsque, pour la première fois, elle avait vu son bébé sourire.

— Le diminutif de Matilda, murmura-t-elle. Mattie. C'est parfait, Max. Mais tu es sûr ?

— Cela me plaît bien.

— C'est que... je lui donnerais le nom de quelqu'un qui t'était très cher.

— C'est le prénom que j'aurais choisi pour ma fille, lança-t-il d'un ton bourru.

Ellie détourna le regard et cligna rapidement des yeux.

— Alors, dit-elle, ce sera Matilda.

Elle se pencha vers son bébé pour l'embrasser.

— Salut, Mattie.

Il avait donné à Puce son vrai prénom.

Celui qu'il aurait choisi pour sa propre fille.

Il lui avait fait là un cadeau sans prix, se dit-elle en couchant la petite fille dans la chambre qu'elles partageaient.

Elle souriait encore lorsqu'elle revint dans la salle de séjour. Max était en train d'éteindre toutes les lampes.

— Je pensais que tu étais allée te coucher, dit-il.

— Je voulais te remercier.

— Mais ce n'est pas la peine.

S'il ne lui avait pas souri, elle aurait pu ajouter encore quelques mots et s'en aller, mais ce sourire... Si sincère. Si tendre. Elle s'avança vers Max et, se dressant sur la pointe des pieds, elle le serra dans ses bras. Son instinct lui disait que ce contact exprimerait bien mieux que des mots à quel point elle était touchée par le cadeau qu'il lui avait fait.

Il l'enlaça et la serra étroitement contre lui. Comme il se penchait vers elle, elle l'entendit inspirer — il était en train de humer l'odeur de ses cheveux. *Son* odeur.

Elle sentait le corps de Max se presser contre le sien. Le mur solide de sa poitrine contre la sienne. L'empreinte de ses doigts sur son dos. La pression exercée sur son ventre fit naître en elle une bouffée de désir si violente qu'elle dut fermer les yeux, essayant désespérément de se rappeler pourquoi elle ne pouvait laisser Max deviner les sentiments qu'elle avait pour lui.

Sans doute n'y réussit-elle pas très bien. Lorsqu'ils se séparèrent enfin et qu'Ellie ouvrit les yeux, elle découvrit que Max la regardait. Et ce qu'elle lut au fond de ses prunelles noires était l'exact reflet de ce qu'elle ressentait.

— Ellie, murmura-t-il.

Elle ne répondit pas. Pas verbalement. Elle préféra le langage du corps. Passant ses bras autour du cou de Max, elle se dressa sur la pointe des pieds, la bouche entrouverte.

Elle lui offrait ses lèvres. Son corps.

Il poussa un grognement et s'empara fiévreusement de cette bouche qui s'abandonnait à lui. Cette fois, c'était un *vrai* baiser. Ellie n'avait jamais rien connu de pareil. Elle avait l'impression d'être embarquée dans un voyage tout nouveau pour elle.

Lorsque, abandonnant sa bouche, il promena ses lèvres sur son cou, elle renversa la tête en arrière, lui offrant sa gorge.

Sa vie.

— Ellie... Nous ne pouvons pas faire cela.

Elle se figea sur place. Elle ne pouvait pas lui demander pourquoi ce n'était pas possible. Elle ne pouvait même pas l'imaginer.

— C'est trop tôt.

La phrase était déroutante. Comment pouvait-il dire que c'était trop tôt alors qu'elle se trouvait dans un état pareil ? Tellement amoureuse de lui. Mais elle ne pouvait pas le lui avouer, sous peine de le faire fuir à toutes jambes, chose qu'elle refusait d'envisager.

— Tu as accouché il y a quelques semaines à peine. Si nous n'arrêtons pas tout de suite, je ne...

— Je vais très bien, coupa Ellie. Je n'ai pas eu besoin d'avoir des points. Je...

Oh ! Seigneur ! Que pouvait-elle ajouter sans paraître le supplier ? S'il voulait arrêter, elle devait respecter son choix.

— Je vais très bien, répéta-t-elle simplement.

J'en ai envie, essaya-t-elle d'exprimer avec son seul regard. *Si toi aussi tu en as envie.*

Max avait dû comprendre ce message muet. Il ferma les yeux un bref instant, puis il souleva Ellie dans ses bras et la porta dans sa chambre.

Dans son lit.

Le baiser qu'ils échangèrent leur fit franchir une nouvelle étape. Ils se dévêtirent et ce contact peau à peau les emporta dans un tourbillon d'émotions où les sentiments avaient autant leur place que le plaisir physique.

Elle offrait à Max son cœur.

Son âme.

On peut donner son nom à quelqu'un et le conserver.

On peut aussi donner son cœur et pourtant le garder en soi, pour qu'il vous maintienne en vie.

De tels cadeaux constituaient les plus précieux des trésors et personne ne pouvait vous les enlever.

Ellie réfléchissait à tout cela tandis qu'elle promenait Puce... non, Mattie... dans sa poussette, le lendemain, en fin d'après-midi. Elle marchait lentement, un peu lasse après la nuit merveilleuse qu'elle avait passée, mais jamais elle ne s'était sentie aussi heureuse. Jamais.

Pas même lorsqu'elle avait vu son bébé pour la première fois, ou lorsqu'elle lui avait donné le sein. Ni même quand elle avait ressenti ses premiers élans d'amour pour Max durant ce moment d'intimité où il l'avait vue allaiter son enfant pour la première fois. Ni même quand il avait choisi un prénom auquel il tenait beaucoup et qu'il l'avait offert à sa fille. Ni même lorsqu'elle l'avait tenu dans ses bras, la nuit dernière, alors qu'il criait son nom après qu'elle eut connu un fabuleux orgasme.

Non. Ce qu'elle ressentait maintenant était beaucoup plus fort. Une combinaison de toutes ces choses et qui englobait toutes les personnes concernées. Elle-même. Max. Mattie.

Même si cela ne devait durer que quelques jours. Même si Max ne se doutait pas qu'il tenait une si grande place dans son cœur, cela ressemblait à une famille. Des êtres soudés par l'amour. Par les cadeaux que l'on peut faire tout en les conservant.

Elle avait l'intention d'aller juste au coin de la rue avec Mattie. Elle avait préparé un dîner tout spécial pour Max. Tout était prêt, et le champagne attendait dans le réfrigérateur.

Max n'avait pas à savoir ce qu'elle voulait fêter. Elle avait d'abord prévu de dire que c'était en l'honneur de l'attribution d'un prénom à la petite Mattie. Puis elle avait pensé qu'ils pourraient célébrer son anniversaire — le bébé allait avoir un mois. Mais cela demandait de préparer un gâteau. Elle s'était alors aperçue qu'elle n'avait plus de beurre. Pas de problème ! Le magasin était tout près et, en outre, il y avait une boîte aux lettres juste à côté. Elle pourrait acheter le beurre et poster enfin son formulaire de candidature. C'était stupide d'attendre plus longtemps, car elle risquait ainsi de laisser échapper une occasion intéressante.

Son chemin la faisait passer devant le motel où elle s'était rendue en sortant de l'hôpital. Elle n'y était jamais retournée, pas même pour réclamer les vieux vêtements qu'elle avait oubliés dans la chambre. Ils faisaient partie de son ancienne vie à laquelle elle voulait désormais tourner le dos. Le souvenir qu'elle gardait de cet endroit était des plus déplaisants. Les échos des scènes de violence dont elle avait été le témoin résonnaient encore dans sa tête. Si elle regardait du côté du parking, elle verrait l'endroit où Nigel s'était écrasé en tombant du balcon. Les taches de sang avaient-elles été nettoyées ?

Elle ne put s'empêcher de tourner la tête dans cette direction lorsqu'elle arriva devant l'entrée du motel. Ce qu'elle vit alors la figea sur place. Elle cligna des yeux et regarda encore, ne pouvant croire que ce qu'elle voyait était bien réel.

Là, à l'endroit exact où Nigel était resté étendu après sa chute, gisait une autre silhouette. Beaucoup plus petite.

Un enfant ?

Ellie sentit son sang se figer dans ses veines. Un curieux bourdonnement emplit ses oreilles, ce qui expliquait probablement pourquoi elle n'avait pas entendu les cris d'une femme qui appelait au secours.

Une femme qui, maintenant, courait vers elle.

Etait-ce l'un des enfants de Nigel ? Etait-il monté sur la balustrade du balcon ? Celle-ci avait-elle été endommagée par l'accident et jamais réparée ? Elle n'avait pas prêté beaucoup d'attention à la femme de Nigel, ce soir-là. Peut-être était-ce elle qui se précipitait vers elle ?

— Au secours ! supplia la femme en l'attrapant par le bras. Je vous en prie... il est tombé. Pouvez-vous m'aider ?

— Bien sûr.

Ellie voulut tourner la poussette, mais, les roues étant bloquées, elle faillit la faire basculer.

— Je m'occuperai de votre bébé, haleta la femme. Je vous en prie... Je ne sais pas quoi faire. Je ne sais pas s'il respire !

Ellie se précipita vers l'enfant tout en sortant son téléphone portable de sa poche. Elle vérifierait d'abord si le garçon respirait normalement, puis elle appellerait une ambulance.

Elle s'agenouilla près de lui et lui renversa doucement la tête en arrière. Il ouvrit les yeux et lui adressa un large sourire.

— Est-ce que je vais avoir mes dix dollars maintenant ?

— Quoi ?

Le cœur d'Ellie battait à tout rompre et elle avait toujours ce bourdonnement dans les oreilles. A quoi rimait cette farce stupide ? Ce gamin lui avait fait une peur bleue. Il avait aussi terrifié sa mère. Elle se tourna à demi, prête à appeler la femme, à la rassurer, à lui dire que le garçon allait bien et qu'il n'y avait aucune raison de paniquer.

Et ce fut à cet instant que son cœur s'arrêta de battre.

Parce que la femme avait disparu.

Et la poussette où se trouvait sa petite fille avait disparu, elle aussi.

9

De tous les événements qui avaient bousculé sa vie depuis un mois, celui-là était de très loin le pire. Une horreur inimaginable.

Max avait reçu l'appel alors qu'il venait de terminer sa garde. Il était en train de boire un café avec Jet et Rick. Les deux hommes s'étaient raidis en voyant Max se figer dans un silence glacé avant de poser des questions en rafale.

— Qu'est-il arrivé ?

— Que fait-on ?

— Où est-elle à présent ?

Ce jour-là, ils avaient tous les trois pris leur moto pour se rendre à l'hôpital. Ils remontèrent sur leurs puissantes machines pour filer ensemble vers le motel où la police interrogeait Ellie.

Elle avait l'air d'un fantôme. D'une petite chose terrifiée.

Sous l'œil surpris de Rick et de Jet, Max se rua dans le bureau du directeur du motel, écarta la foule des policiers en uniforme et prit Ellie dans ses bras.

Toutes les personnes présentes dans la pièce purent voir comment Ellie s'agrippait à Max, comme si sa vie en dépendait. Et aussi la façon dont ce grand motard vêtu de cuir l'enlaçait étroitement, comme pour mieux la protéger.

Le lien qui unissait ces deux-là sautait aux yeux.

Il était si évident que Rick jeta un coup d'œil à Jet. Celui-ci haussa un sourcil, puis hocha la tête d'un air résigné.

— Vous êtes le Dr Max McAdam ? demanda un officier de

police qui semblait considérer que le temps des embrassades avait suffisamment duré.

— Oui, grommela Max.

— Et vous avez prétendu être le mari de Mlle Peters ? Le père de cette enfant disparue ?

— Il m'a dit qu'il était son frère, intervint le directeur du motel qui était en train de faire sa déposition devant un autre policier.

Max respira un grand coup. Il fit face à l'homme qui l'interrogeait, mais il tenait toujours Ellie serrée contre lui.

— C'est vrai, dit-il. Et vous, vous êtes... ?

— L'inspecteur Jack Davidson. Nous sommes au courant du comportement qu'a eu le Dr Marcus Jones. Je crois que vous avez été témoin du harcèlement dont a été victime cette jeune femme ? Témoin du fait que cet homme l'a poursuivie jusqu'à Dunedin ?

— Oui, c'est exact.

— Ce type est un blaireau, lança Rick.

Jack Davidson ignora son intervention.

— Vous savez aussi qu'il est le vrai père du bébé de Mlle Peters ?

Max se renfrogna. Il avait envie de dire « non ». Le vrai père aurait été là pour appliquer la méthode kangourou dont son bébé avait eu besoin à sa naissance. Il aurait été témoin du miracle que constituait sa première tétée. Il aurait vu son premier sourire. Il aurait pris soin d'Ellie. Réalisé quelle femme étonnante elle était et gagné sa confiance au lieu de la forcer pour satisfaire ses désirs à lui.

Max sentait son sang bouillir dans ses veines. Un vrai père n'aurait jamais séparé un bébé de sa mère. Il aurait remué ciel et terre pour les laisser ensemble. Pour les garder en sécurité. Comme il avait l'intention de le faire lui-même, s'il le pouvait.

— Docteur McAdam ? Max ? insista l'inspecteur Davidson avec une certaine impatience.

— Biologiquement, oui, répondit-il sèchement.

Mais c'était *lui* le vrai père de Puce. Il se considérerait toujours ainsi.

— Nous avons vérifié que c'est bien Marcus Jones qui a rendu visite hier à M. Grimsby, le directeur de ce motel. Il lui a soutiré tous les détails possibles sur le séjour de Mlle Peters ici et sur l'incident qui a motivé son départ.

— Il m'a dit qu'il était avocat, gémit le directeur. Que Mlle Peters avait l'intention de porter plainte. Il a ajouté que si je ne me montrais pas coopératif, il pouvait me créer des ennuis et faire en sorte que mon affaire s'écroule.

Max ignora l'interruption.

— Je ne comprends toujours pas comment c'est arrivé. Comment il a pu prendre Puce.

— Puce ? répéta l'inspecteur en fronçant les sourcils. Vous voulez parler de... ?

— C'est ma faute, déclara Ellie d'une voix étrangement calme. Je l'ai laissée. Pratiquement abandonnée. Je...

— Ce n'est pas ta faute, affirma Max avec fermeté.

Il en était parfaitement sûr, sans même connaître les détails de l'enlèvement.

— Ellie a été victime d'un piège soigneusement préparé, expliqua Jack Davidson. Actuellement, nous essayons de retrouver la femme qui a proposé de veiller sur le bébé pendant qu'Ellie portait secours à un enfant qui semblait avoir chuté du balcon.

Le salaud, pensa Max. Ce Marcus avait dû apprendre les circonstances de l'accident et il avait appuyé sur le bon bouton. Il savait parfaitement comment déclencher chez quelqu'un ayant des connaissances médicales le réflexe de venir en aide à un blessé. Surtout lorsqu'il s'agissait d'un enfant. Ellie ne pouvait que tomber dans le piège. Lui-même s'y serait laissé prendre.

Il voulut réconforter Ellie en la tenant plus étroitement serrée contre lui, mais elle se dégagea et croisa les bras.

— C'est ma faute, murmura-t-elle.

— Nous avons obtenu une assez bonne description de la femme et...

L'inspecteur s'interrompit en entendant grésiller le récepteur radio accroché à son épaule.

— Jack ?

Tout le monde pouvait entendre la voix dans l'émetteur.

— Nous avons retrouvé la poussette.

Ellie eut un hoquet tandis que tous les autres retenaient leur respiration.

— Aucun signe du bébé ? demanda Jack Davidson.

Il y eut un silence, puis la réponse arriva enfin :

— Non.

Comment un mot aussi court réussissait-il à provoquer une douleur aussi atroce ?

Ellie ne pouvait plus bouger. Ni parler. Elle ne pouvait même pas pleurer. L'atmosphère avait changé dans la pièce. Les gens s'activaient et il se passait des choses autour d'elle, mais elle était incapable de se concentrer sur ce qui se disait. Elle vivait un cauchemar et, le pire, c'était qu'elle ne pouvait rien y changer.

Au bout d'un moment, elle réalisa qu'on la faisait sortir du bureau du directeur.

— Emmenez-la chez vous, alors, déclara quelqu'un qui semblait dire cela à contrecœur. N'allez nulle part.

— Si quelqu'un cherche à prendre contact avec vous, avertissez-nous immédiatement, ordonna une autre voix. Si, de notre côté, il y a du nouveau, nous vous tiendrons informés.

Max l'emmena à l'appartement. Il voulut de nouveau lui passer son bras autour des épaules, mais elle ne put le supporter. Elle devait tenir bon, faire face, sans faiblir, car elle avait le cœur en miettes. Si elle se relâchait, ne serait-ce qu'un bref instant, elle s'effondrerait. Et elle pourrait même en mourir.

Lorsqu'elle pénétra dans l'appartement et vit la table dressée pour le dîner de fête qu'elle avait voulu offrir à Max, elle crut avoir une vision de cauchemar.

Si elle n'était pas tombée amoureuse, elle n'aurait pas préparé ce dîner aux chandelles. Elle n'aurait pas songé à préparer un gâteau. Elle ne serait pas sortie pour aller au magasin. Elle n'aurait pas perdu son bébé.

— Il ne lui fera pas de mal, dit doucement Max.

— Tu n'en sais rien !

Elle connaissait Marcus mieux que lui. La peur qui l'habitait ne cessait de grandir, l'envahissant tout entière.

— C'est toi qu'il veut, insista Max. Il utilise Puce comme appât. Il ne peut pas se permettre de lui faire du mal.

Pourquoi pas ? Comment saurait-elle ce qu'il voulait faire ? Peut-être cherchait-il simplement à la punir.

— Il téléphonera, dit encore Max. Et nous saurons alors où il se trouve et la police mettra la main dessus. Ils trouveront Puce et ils la ramèneront saine et sauve.

Elle était redevenue Puce. Pas Mattie.

Pourquoi ? Parce qu'elle était si petite et sans défense ? Ou parce que la personne dont elle portait le prénom avait connu une mort terrible et injuste qui aurait sans doute pu être évitée ?

Ravagée par la douleur, Ellie lâcha un sanglot et, sentant ses jambes prêtes à la trahir, elle se laissa tomber sur le canapé. Elle entendit un bruit de moto, à l'extérieur. Elle en sentait même les vibrations, contre sa peau.

Non. C'était son téléphone portable qui vibrait. Oh ! Seigneur ! Qu'est-ce que c'était ? Une prise de contact ?

Quelqu'un sonna à la porte. Ellie saisit son téléphone tandis que Max allait ouvrir.

Rick fit son entrée.

— Jet est allé chercher ta moto, dit-il à Max.

Pendant qu'ils discutaient, Ellie lut le texto qu'elle venait de recevoir.

Ne dis rien à personne, sinon tu ne la reverras jamais.

Elle referma rapidement son téléphone, mais son geste n'avait pas échappé à Max.

— Tu as reçu un message ? demanda-t-il d'une voix anxieuse.

Elle était tentée de tout lui dire. De lui montrer le texto. De partager cette horrible menace et de demander l'aide de ces trois hommes pour qu'ils les protègent, Puce et elle. Les trois anges noirs.

Mais si elle parlait, Marcus pourrait l'apprendre et faire du mal à son bébé. Il en était parfaitement capable. Ne lui avait-il pas fait du mal, à elle ?

— Non, je... j'espérais, simplement, bégaya-t-elle.

— Il a dû obtenir le numéro de l'appartement lorsqu'il a interrogé le directeur du motel. Sans doute appellera-t-il ici.

Un peu plus tard, alors que Jet venait de les rejoindre, le téléphone sonna. Ellie était près de bondir du canapé, mais Max fut plus rapide. Il décrocha le premier.

— Ils ont retrouvé la femme et ils l'ont arrêtée, expliqua-t-il après avoir fini une conversation qui parut à tous interminable. Elle a été payée pour commettre cet enlèvement et remettre Puce à Marcus près du magasin, au coin de la rue. Il a abandonné la poussette et s'est enfui en voiture avec l'enfant. Il avait loué le véhicule à l'aéroport en précisant qu'il devait être équipé d'un siège-auto pour bébé. La police connaît tous les détails. L'aéroport est sous surveillance et ils ont mis en place des barrages sur les routes.

Ellie sentit son téléphone vibrer de nouveau dans sa poche. Elle se leva, suivie du regard par trois paires d'yeux attentifs.

— Je... heu... je dois aller aux toilettes, dit-elle.

Après avoir verrouillé la porte de la salle de bains, elle ouvrit son téléphone, les doigts tremblants. Cette fois, le texto indiquait une adresse. Une route dont elle n'avait jamais entendu parler.

« Viens seule. Sinon... » Le message se terminait sur cette angoissante menace.

Elle se passa de l'eau froide sur le visage, essayant de lutter contre la nausée. Il fallait qu'elle réfléchisse. Qu'allait-elle faire maintenant ?

Tout dire à Max.

Non. Si elle le faisait, il voudrait se rendre au rendez-vous à sa place. Il irait avec ses amis, probablement sans avertir la police. Et Marcus pourrait lui faire du mal. Qui, alors, l'empêcherait de faire du mal à Puce ? Pour la punir d'avoir envoyé quelqu'un d'autre à sa place. Pour la punir de lui avoir désobéi.

Elle risquait de perdre les deux personnes qu'elle aimait le plus au monde.

Mais si elle y allait elle-même, elle avait une chance de régler ce problème. Elle pourrait convaincre Marcus qu'elle avait commis une erreur, qu'elle voulait vivre avec lui et leur enfant. Et, à la première occasion, elle se sauverait avec son bébé et irait trouver la police. Et Max.

Oui. Plus elle y pensait, plus cela lui apparaissait comme la meilleure solution. Marcus avait Puce, mais c'était *elle* qu'il voulait. Elle devait lui faire croire qu'il avait gagné la partie, le temps qu'elle récupère son bébé.

Les doigts tremblants, elle répondit au texto.

J'arrive.

Quelque chose s'était passé durant les quelques minutes où Ellie s'était enfermée dans la salle de bains, pensa Max.

Elle y était entrée l'air troublé et, lorsqu'elle en était ressortie, elle semblait... concentrée. Etrangement calme.

Elle était sur le canapé, et Rick et Jet assis autour de la table dressée pour deux, remarqua-t-il soudain. Il y avait aussi des bougies. Ellie avait-elle prévu un dîner en amoureux, ce soir ? Cela ressemblait à présent à une mauvaise plaisanterie.

La nuit dernière, ils étaient devenus amants.

Il avait du mal à le croire. Peut-être Ellie le regrettait-elle. Cela expliquerait pourquoi elle ne voulait plus qu'il la touche. Peut-être le rendait-elle indirectement responsable de ce qui était arrivé. Peut-être le voyait-elle comme une distraction et se disait-elle que, si elle n'avait pas été distraite, elle ne serait pas maintenant séparée de sa fille.

Il se rendit dans la cuisine pour préparer du café. Il revint avec deux tasses qu'il posa sur la table devant Rick et Jet, puis il retourna en chercher une autre pour Ellie.

Il s'approcha de la jeune femme et, après un bref instant d'hésitation, il prit place à côté d'elle sur le canapé.

La voyant trembler, il s'inquiéta.

— Tu as froid ?

— Un peu.

— Tiens, bois cela, dit-il en lui tendant la tasse de café.

Mais elle secoua la tête, déclinant l'offre.

— Non merci. Je crois que je vais prendre une douche.

— Bonne idée.

En fait, il trouvait cela un peu bizarre, mais, après tout, une douche pouvait lui faire du bien. Ce serait aussi pour elle une façon de tuer le temps durant cette attente mortelle.

— Tu m'appelleras si... si quelqu'un téléphone ?

— Bien sûr.

Il la regarda quitter la pièce et refermer la porte derrière elle. Poussant un soupir, il se rendit dans la cuisine où il jeta dans l'évier le café qu'elle n'avait pas bu, puis il prit la tasse qu'il avait préparée pour lui et alla rejoindre ses deux amis qui, assis autour de la table, restaient silencieux.

— Il ne téléphonera peut-être pas, dit enfin Jet. Peut-être qu'il voulait simplement récupérer la gamine.

Rick secoua la tête.

— Non. Tu n'as donc pas vu la façon dont il regardait Ellie, ce jour-là ? Tu as entendu comment il lui parlait ? Ce salaud la considère comme sa chose.

— Il se moque du bébé, dit Max, les dents serrées. Sinon, il ne l'aurait pas séparé de sa mère.

— Il téléphonera, assura Rick d'un ton confiant. Et j'ai bien l'intention d'être là lorsqu'ils attraperont cette ordure.

— Nous ne devons rien faire qui puisse mettre Puce en danger, déclara Max avec fermeté. Il n'en est pas question.

Le téléphone sonna de nouveau. Max décrocha et mit le haut-parleur.

— Max ?

— Oui.

— Ici Jack Davidson. On pense avoir localisé la voiture que Jones a louée, mais... c'est tout au bout de la péninsule.

Le ton de l'inspecteur laissait deviner qu'il était perplexe.

— Est-ce que vous voyez une raison à cela ? demanda-t-il.

— Non.

Max savait que cette route était un cul-de-sac. Il n'y avait aucun moyen de s'enfuir de la ville de ce côté-là, à moins de prendre un bateau, mais Marcus Jones n'était quand même pas assez fou pour avoir imaginé un plan pareil, non ?

— Ellie n'est même jamais... Oh ! attendez... Récemment, nous avons pris cette route pour visiter une maison qui était à vendre.

Le haussement de sourcils de Jet était plus qu'éloquent.

— Ils sont juste allés la voir, lui glissa discrètement Rick. Gina m'a tout raconté.

— Nous allons vérifier, acheva l'inspecteur. De votre côté, vous n'avez eu aucun contact ?

— Non.

Le téléphone une fois raccroché, un silence pesant régna dans la pièce. Jet se leva et commença à marcher de long en large.

— C'est plutôt petit ici, non ?

— Je n'ai plus envie de rester là, reconnut Max. De toute façon, je dois partir. Sarah m'a envoyé un e-mail m'annonçant son retour.

— Qui cela ? Ah ! oui, la fille qui t'a sous-loué cet appartement. Elle était partie aux Etats-Unis pour retrouver le père du gamin qui était malade, non ?

— Il s'est avéré, grâce à un test ADN, que cet homme n'est pas le père du garçon.

— Mauvaise pioche !

— Oui. Cependant, il a mis Sarah sur une autre piste. Lorsqu'il a rencontré la mère de Josh, elle venait juste de rompre avec un autre type. Un médecin, lui aussi, qui travaillait au Central Hospital d'Auckland. Il s'appelait Richard Quelquechose. Ou bien Richard était peut-être son nom de famille.

— Quel âge a l'enfant ? s'enquit Jet.

— Je ne sais pas. Sept ou huit ans, je crois.

Jet adressa un sourire éclatant à Rick.

— Voilà qui te met hors de cause, vieux.

— Lâche-moi ! Je suis prudent dans ce domaine.

Le silence tomba de nouveau dans la pièce. Peut-être songeaient-ils tous au passé. A l'époque où, dix ans plus tôt, chacun avait essayé de surmonter à sa façon le chagrin provoqué par la disparition de Matt. Jet s'était lancé dans les arts martiaux. Max dans les études. Rick, lui, avait trop bu. Et fait la fête. Sans aucune précaution. La prudence ne faisait pas alors partie de son programme.

— Ellie reste bien longtemps sous la douche, remarqua soudain Rick.

— Oui, dit Max. Je vais aller voir ce qui se passe.

En traversant l'étroit vestibule, il entendit couler l'eau de la douche, mais lorsqu'il frappa à la porte de la salle de bains il n'obtint aucune réponse.

— Ellie ? Est-ce que ça va ?

Il ouvrit la porte et se trouva face à un gros nuage de vapeur qui, pendant quelques instants, l'empêcha de voir quoi que ce soit dans la petite pièce. Mais il s'aperçut bientôt que, si l'eau coulait toujours, il n'y avait personne dans la cabine de douche.

Poussant un juron, il ferma le robinet et, en trois enjambées, regagna la salle de séjour.

— Elle est partie, dit-il d'une voix sourde.

— Quoi ? Où cela ?

— Elle est partie voir le blaireau, bien sûr ! dit Jet avec nervosité. Comment sait-elle où le trouver ?

— Son téléphone, répondit Max en lâchant un autre juron. J'ai bien pensé qu'elle avait reçu un message, mais elle m'a dit que non.

— Elle devait obéir aux consignes qu'il lui a données.

— Mais comment pouvait-elle se rendre quelque part ? A moins d'y aller à pied ?

Max jeta un coup d'œil au porte-clés accroché à côté du portemanteau.

— Mes clés de voiture ont disparu.

Il se dirigea vers le téléphone.

— Je ferais mieux d'appeler Davidson.

— Attends, dit Jet. Nous savons où elle est allée.

— Oui... rencontrer ce salaud de déséquilibré qui lui a pris son bébé.

Jet secoua la tête d'un air impatient.

— Sa voiture a été aperçue sur la route de la péninsule, non ?

Max et Rick le regardèrent fixement.

— Quelle chance a-t-on de rattraper un 4x4 sur cette route ?

Il leur suffit d'échanger un regard.

Les trois hommes prirent leurs casques. Quelques secondes plus tard, ils étaient sortis de l'appartement et fonçaient dans la nuit, faisant rugir le moteur de leurs puissantes motos.

10

Ellie avait perdu du temps à essayer de se rappeler comment programmer le GPS du 4x4 de Max, mais, à présent, elle roulait sur la route de la péninsule.

Mais où diable allait-elle ?

Il lui semblait avoir suivi le même itinéraire le jour où elle était allée visiter la maison avec Max. Pourquoi Marcus lui avait-il fixé rendez-vous dans un endroit aussi éloigné ?

Parce que c'était isolé ?

Avait-il l'intention de la tuer ?

Non. C'était un chirurgien de renom qui tenait à sa carrière et à sa réputation. Certes, c'était un obsessionnel et il était furieux de la voir lui résister, mais elle ne le croyait pas capable de commettre un meurtre. Et, même si elle se mettait en danger, peu importait. La sécurité de son enfant comptait plus que tout. Elle était prête à perdre la vie pour sauver Mattie.

Elle ne roulait pas aussi vite qu'elle l'aurait voulu, à cause des virages, mais aucune voiture ne la suivait de près. Elle voyait dans le rétroviseur, loin derrière elle, des lumières de phares, mais ces véhicules roulaient à la même vitesse qu'elle et ils disparaissaient quelques instants chaque fois qu'elle prenait un tournant. Pas de voiture de police en vue. De ce côté-là, elle n'avait aucune raison de s'inquiéter.

A présent, Max avait dû découvrir sa disparition. Elle éprouvait quelques remords de l'avoir ainsi trompé. Il ne méritait pas cela. Mais il méritait qu'elle le protège. Or, le meilleur moyen de lui éviter de nouveaux ennuis était de le tenir à l'écart de Marcus Jones. Si elle lui avait parlé du rendez-vous, il aurait aussitôt volé à son secours. C'était l'une des choses qu'elle appréciait le plus chez lui. Ce sens qu'il avait du bien et du mal, et ce besoin impératif d'aider toute personne qu'il savait en difficulté. Il devait souffrir, en ce moment, de ne pas savoir où elle était. Même s'il avertissait la police de sa disparition, personne ne saurait où la chercher.

Les mains crispées sur le volant, elle essaya de se concentrer. Elle avait réussi à gagner du temps avec Marcus, mais serait-ce suffisant ? Ce n'était pas un homme patient, et cette route n'en finissait pas. Il y avait un bon moment qu'elle avait dépassé l'embranchement où Max et elle avaient tourné pour aller visiter la maison. A présent, le port était hors de vue. Le paysage qu'elle distinguait dans la lumière des phares était celui d'une terre aride. Des collines rocailleuses, une herbe rase avec, çà et là, quelques ajoncs. Sur sa droite, des falaises plongeaient dans la mer, vaste étendue sombre qui n'avait rien de rassurant.

Derrière elle, elle vit encore les phares d'une voiture. Peut-être étaient-ce deux voitures qui se suivaient, car il semblait y avoir plus de deux lumières. Qui pouvait bien emprunter cette route, à cette heure tardive ? Un fermier ? La personne chargée de l'entretien du phare ? Peut-être des gardes qui veillaient sur la colonie d'albatros ? C'était plutôt réconfortant. Elle préférait savoir qu'il y aurait quelqu'un dans les parages lorsqu'elle arriverait à destination.

Elle finit par atteindre l'endroit où Harrington Point Road s'arrêtait, débouchant sur un parking destiné aux touristes venus voir les albatros. Les quelques bâtiments qui se trouvaient là étaient faiblement éclairés par des lampes de sécurité, mais il n'y avait aucun signe d'activité humaine.

Une seule voiture était garée là. Elle ne pouvait appartenir qu'à celui qui lui avait donné rendez-vous dans cet endroit désert. Il faisait trop sombre pour voir s'il y avait quelqu'un à l'intérieur. Puis il y eut un rayon lumineux. Et un autre. L'éclat aveuglant de la lumière blanche d'un phare à fonctionnement automatique.

Ellie constata alors que l'autre voiture était vide. Du moins n'y avait-il aucun adulte à l'intérieur. Mais Puce s'y trouvait-elle ? Elle coupa le contact du 4x4 et détacha sa ceinture de sécurité pour foncer vers l'autre véhicule.

Collée à la vitre, elle regarda avec attention, dans le fol espoir d'apercevoir un siège-auto avec son bébé dedans. Mais il n'y avait rien. La voiture était vide.

A cet instant, elle sentit vibrer son téléphone portable.

« Marche vers le phare, disait le texto. Tu me verras. »

Le vent était glacé, mais pas autant que le sang qui coulait dans ses veines tandis qu'elle suivait ses nouvelles instructions. Elle trébuchait sur le chemin caillouteux plongé dans une obscurité quasi totale que seule trouait, de façon intermittente, la lumière du phare.

A chaque brève illumination, elle tournait la tête, cherchant frénétiquement l'homme qui l'attendait.

Marcus n'était pas à côté du phare. Sans se soucier des panneaux avertissant du danger que présentait la proximité des falaises, il avait franchi les barrières de sécurité et se tenait là, debout, tout près du bord.

Ellie s'était considérablement rapprochée de lui lorsque la lumière du phare revint, éclairant la scène. Elle vit que Marcus tenait dans sa main la poignée d'un siège-auto pour bébé.

Et il souriait.

Ils avaient arrêté le moteur des motos dès qu'ils avaient vu le 4x4 se garer sur le parking, mais ils avaient pu continuer à rouler en roue libre sur une certaine distance, sans faire de bruit. Ils avaient déjà éteint leurs lumières avant d'amorcer le dernier virage.

— Nous allons continuer à pied, dit Jet. D'accord ?

— D'accord, répondit Max, laconique. Allons-y.

— Je passe d'abord un coup de fil, annonça Jet avec calme. Il vaut mieux que les renforts n'arrivent pas après la bataille.

Abandonnant leurs motos, les trois hommes marchèrent

d'un pas rapide, mais ils étaient encore loin derrière Ellie lorsqu'elle atteignit le phare. Ils marquèrent une pause en la voyant quitter le chemin.

— Mais où va-t-elle ? Il n'y a que les falaises, de ce côté-là.

— Il est là-bas, siffla Max. Attendez la lumière du phare. Là, vous voyez ?

Ils voyaient. La silhouette d'un homme et le siège-auto qu'il tenait à la main.

Et Ellie, à quelques mètres de là.

Impossible de s'approcher sans être vus. Et si Marcus devinait la présence de l'un d'entre eux, il pouvait jeter le siège-auto — et Puce — du haut de la falaise.

Si Ellie s'approchait trop de lui, elle pouvait connaître le même sort.

Max se sentait impuissant. Furieux, aussi. Contre Ellie qui s'était ainsi jetée dans la gueule du loup. S'il lui arrivait malheur, que deviendrait-il ? La vie perdrait tout intérêt pour lui.

Pourquoi ?

Parce qu'il l'aimait. Il aimait Ellie, il aimait Puce, et tant pis si elles avaient bouleversé sa vie. Il ne voulait pas les perdre. Il ne *pouvait* pas...

Ne bouge pas, Ellie, pria-t-il en silence. *Ne t'approche pas. Attends...*

— Le phare, dit doucement Jet. Nous pouvons courir jusque-là et nous cacher derrière. Attendons que le faisceau lumineux soit passé. Après, on court !

— Marcus ?

Ellie s'arrêta. Son instinct lui dictait de rester hors de sa portée. Aussi longtemps qu'elle le pourrait.

— Que fais-tu ?

— Je t'attendais, Eleanor.

Elle ferma les yeux un bref instant. Comment devait-elle se comporter avec lui ? Avoir l'air faible et vulnérable ? Mais le fait qu'elle soit venue ne prouvait-il pas le contraire ?

— Je veux mon bébé, dit-elle. Je t'en prie, rends-la moi !

— C'est aussi *mon* bébé, Eleanor. N'est-ce pas ?

Non ! eut-elle envie de crier. Elle est à moi. Et... et à Max. Il lui a donné le nom d'un ami très cher. Le nom qu'il aurait choisi pour son propre enfant.

— N'est-ce pas ? répéta-t-il en grondant.

— Oui. Oui, c'est vrai.

— Ne me mens plus, cette fois. J'espère que tu n'as rien dit à ton médecin et à ses amis, qui aiment tellement jouer les durs. Tu ne leur as pas demandé de voler à ton secours ?

— Non.

Mais comme elle le regrettait ! Elle aurait voulu avoir auprès d'elle ses trois anges noirs. Elle devait se défendre toute seule. Et défendre son bébé.

— Je suis désolée, Marcus, dit-elle d'une voix chevrotante. Je ne voulais pas te mentir.

— Mais si ! Tu mens, en ce moment même, espèce d'idiote.

— Je... j'avais peur. J'ai encore peur. Je t'en prie, Marcus ! Je ferai tout ce que tu voudras. Mais... ne lui fais pas de mal !

Un vent glacial la mordait à travers ses vêtements. Puce souffrait-elle du froid ? Ellie l'entendait pousser de faibles gémissements, comme si elle était à bout de forces.

— Elle a froid, Marcus, et elle a faim. Je dois l'allaiter. Je t'en prie...

— Viens la chercher, alors.

Elle ne pouvait pas. Elle devait éloigner Marcus du bord de la falaise, mais comment y parvenir ? Paralysée par la peur, elle restait figée sur place. Attendant un nouveau faisceau de lumière. Ecoutant... Qu'était-ce donc ?

Marcus avait entendu quelque chose, lui aussi.

— C'est quoi, ce bruit ? hurla-t-il. Tu as dit à quelqu'un où tu allais, n'est-ce pas ?

— Non, je te le promets ! Je n'ai rien dit à personne.

Le bruit s'amplifiait. Ellie tourna la tête et aperçut des lumières qui clignotaient dans le ciel nocturne. Elle reconnut le son caractéristique des rotors d'un hélicoptère qui s'approchait.

Venait-il à son secours ? Devait-elle simplement chercher à gagner du temps ?

— Il faut aller nous cacher, Marcus. Vite !

— Quoi ? Non ! Je...

— Ecoute, nous allons nous sortir de là. Je dirai à la police que tout cela est un malentendu. Que tu n'as jamais kidnappé personne. Que nous sommes ensemble, toi et moi. Que nous sommes en couple...

Elle se tourna vers le phare.

— Suis-moi, dit-elle.

L'hélicoptère avait mis en marche un puissant projecteur qui balayait le parking.

— Ce n'est pas moi que tu veux, ricana Marcus. C'est *lui*. Tu crois que je ne sais pas ce que vous faites, tous les deux ? Vous jouez les familles heureuses. Vous allez visiter des maisons qui sont à vendre.

— C'est toi que je veux, Marcus. Toi seul.

L'hélicoptère était à présent presque au-dessus d'eux. Ellie courba la tête en maugréant. Cela n'allait pas marcher. Elle ne mentait pas assez bien.

Comme elle relevait la tête, elle vit Marcus courir vers elle.

Les mains vides.

La panique la saisit. Avait-il jeté le siège-auto du haut de la falaise ? A cet instant, le projecteur de l'hélicoptère éclaira de nouveau l'endroit où Marcus se tenait, quelques instants plus tôt. Le siège-auto était là, posé sur l'herbe rase. Marcus l'avait simplement abandonné.

— Salaud !

Folle de rage qu'il lui ait infligé une telle peur, elle le repoussa violemment au moment où il cherchait à l'attraper. Il chancela, buta contre un rocher et tomba lourdement sur le sol.

Ellie se rua vers le siège-auto. La ceinture de sécurité étant détachée, elle saisit Puce et la serra dans ses bras. Mais Marcus s'était déjà relevé.

Assourdie par le ronflement de l'hélicoptère qui tournait

au-dessus d'eux, elle était aussi presque aveuglée par la lumière du projecteur.

Mais… ce qu'elle croyait voir, là-bas, était-il bien réel ?

Trois silhouettes sombres qui sortaient de l'ombre, près du phare, pour se précipiter avec une rapidité étonnante vers Marcus. Et, plus loin, des lumières clignotantes rouges et bleues. Il y en avait beaucoup. Les secours arrivaient, fonçant à toute allure sur la route.

Max l'avait suivie jusqu'ici et essayait de la sauver, mais c'était peut-être trop tard. Marcus s'était remis debout et, le visage déformé par la colère, il se ruait vers elle en hurlant. Il n'allait pas s'arrêter. Il allait les précipiter dans le vide, Puce et elle, du haut de la falaise.

Ellie se recroquevilla pour protéger le précieux fardeau qu'elle serrait dans ses bras, et elle plongea en avant, se recevant sur l'épaule, puis sur le dos. Elle sentit l'impact d'un pied sur sa cuisse avant de voir Marcus culbuter et tomber lourdement sur le sol. Il se mit à rouler dans l'herbe, sans pouvoir s'arrêter et, soudain, il disparut. Elle entendit alors un hurlement sinistre qui fut bientôt couvert par le bruit de l'hélicoptère en train de se poser.

Lorsque le ronflement des rotors commença à s'estomper, elle put entendre la voix qu'elle aimait le plus au monde.

— Ellie… Mon Dieu, Ellie, est-ce que ça va ?

11

C'était fini.

Le parking était rempli de véhicules. Des fourgons et des voitures de police. Des ambulances. Et même un camion de pompiers.

La police avait été plus que contrariée de voir comment les trois amis médecins s'étaient lancés tout seuls à la poursuite d'Ellie. L'inspecteur Jack Davidson s'en prit à Max tandis que ses adjoints interrogeaient Rick et Jet.

— Qu'aviez-vous l'intention de faire exactement ? Pour qui vous prenez-vous, tous les trois ? Pour des médecins ou pour des membres des commandos d'élite du SAS ?

— En fait, Jet travaille bien avec le SAS, répondit Max.

Il essayait d'apercevoir Ellie, réfugiée avec Puce dans une ambulance. Il avait eu juste le temps de s'assurer que ni l'une ni l'autre ne présentaient de blessure physique apparente. Après, les secours étaient arrivés et avaient envahi les lieux.

L'hélicoptère décolla de nouveau, utilisant cette fois son projecteur pour essayer de localiser Marcus Jones. Il n'avait pu survivre à une telle chute, mais quelqu'un devait aller recouvrir le corps, à moins qu'il n'ait été emporté par les vagues.

Marcus Jones avait disparu. Ellie était sauvée.

C'était fini. Elle n'aurait plus besoin qu'il la protège.

Mais n'avait-elle pas déjà pris les devants ? Elle était venue ici toute seule, sans l'avertir.

Cela faisait mal. Assez pour le rendre furieux. Ou triste. Il avait même l'impression que quelque chose le rongeait de l'intérieur.

Les propos de l'inspecteur Davidson n'arrangeaient rien.

— Vous pourriez tous être inculpés, vous savez ? Entraver des opérations de police constitue un grave délit.

Rick venait vers eux, suivi de Jet.

— Tu as fini ? demanda-t-il à Max.

— Oui.

— Non, protesta Jack Davidson. C'est loin d'être fini.

Jet le regarda fixement.

— Quel est le problème ? L'affaire est réglée. Il n'y a pas eu de blessé parmi les victimes. Vous tirerez tous les bénéfices de l'opération. Vous ne seriez pas venu si vite sur place si je ne vous avais pas téléphoné.

Il enfonça les mains dans les poches de son blouson.

— Il fait un froid de canard. On ne pourrait pas avoir un café ?

Max avait autre chose en tête.

— Je vais voir comment Ellie se sent, murmura-t-il.

L'ambulance n'était pas loin, mais Rick et Jet tinrent à accompagner leur ami.

— Hé! haut les cœurs ! dit Rick en lui donnant une bourrade amicale sur le bras. Tout est arrangé. Le blaireau ne fera plus jamais de mal à personne.

— Oui, renchérit Jet d'un ton enthousiaste. Tu as rempli ta mission. Tu vas pouvoir reprendre ta vie d'avant.

Rick hocha la tête.

— T'ai-je dit qu'il avait proposé à Ellie de l'épouser ?

— Quoi ? s'écria Jet, visiblement incrédule.

Puis il sourit.

— Il faut voir le bon côté des choses, vieux. Maintenant, tu n'as plus à te demander si tu dois te marier et jouer les pères de famille. C'est pas une bonne nouvelle, ça ?

La porte arrière de l'ambulance était restée légèrement entrouverte et Ellie avait entendu malgré elle la fin de cet échange entre les trois amis.

Elle avait pleuré. Puce, enveloppée dans des couvertures, ne parvenait pas à se réchauffer et refusait de téter. Elle continuait de pousser ces petits gémissements plaintifs qui inquiétaient tellement sa mère.

Ellie n'avait pas encore bien réalisé ce qui venait de se passer. Elle avait du mal à croire que Marcus était bien mort et qu'il ne constituait plus une menace pour elle. Frigorifiée, elle avait encore peur et se sentait très seule.

En entendant Rick et Jet se réjouir que tout soit terminé et que leur ami Max n'ait plus à la prendre en charge, elle se sentit si malheureuse qu'elle n'eut bientôt plus de larmes à verser. Lorsque Max monta dans l'ambulance et vint s'asseoir près d'elle, elle avait réussi à retrouver un semblant de calme.

— Est-ce que ça va, Ellie ?

— Oui... ça va.

— Et Puce ?

— Elle n'est pas blessée, mais elle a très froid. Elle refuse de s'alimenter.

Sa voix se brisa. Elle aurait voulu dire son désarroi, parler de ses peurs, mais cela aurait encore été une façon de lui demander de l'aider, n'est-ce pas ? Max ne voulait plus jouer ce rôle. Il était libre, à présent. Comme ses deux meilleurs amis, il devait se réjouir de cette liberté retrouvée.

— Nous allons partir, annonça un ambulancier. Nous conduirons cette petite fille aux urgences. Là-bas, ils disposent de tout le matériel nécessaire pour la réchauffer correctement.

— As-tu essayé la méthode kangourou ? demanda Max en regardant Ellie fixement.

— J'ai froid, moi aussi. Cela risquerait d'aggraver les choses. Et je ne peux pas la confier à quelqu'un qu'elle ne connaît pas.

— Moi, elle me connaît, dit-il doucement. Puis-je essayer ? J'ai très chaud, ici.

Il lui sourit et ouvrit son blouson de cuir.

Il avait chaud. Elle sentait la chaleur qui émanait de son corps. Elle le voyait aussi à son sourire. Il avait une telle chaleur humaine, cet homme.

Elle l'aimait tellement. Assez pour lui confier son précieux bébé.

— Que faut-il faire ?

— Déshabille-la. Ne lui laisse que sa couche.

— Quoi ? s'écria un jeune ambulancier, horrifié. Elle est en état d'hypothermie.

— Sortez, ordonna Max. Je suis urgentiste et, à partir de maintenant, je prends en charge cette petite patiente. Montez le chauffage, fermez toutes les portières de l'ambulance et éloignez-vous un moment. Merci, ajouta-t-il poliment.

Tandis qu'Ellie déshabillait Puce, elle entendit les portières s'ouvrir et se refermer plusieurs fois. Comme elle levait les yeux pour voir si Max était prêt à prendre le bébé, elle réalisa que Rick et Jet étaient montés dans l'ambulance. Jet était à la place du chauffeur et Rick était à côté de lui, sur le siège du passager, mais tous deux étaient assis de côté, de sorte qu'ils pouvaient voir ce qui se passait à l'arrière du véhicule.

Max déboutonna la chemise qu'il portait sous son blouson. Il plaça Puce contre sa poitrine, la recouvrant de sa chemise, puis de son blouson, ne laissant à découvert que le visage de l'enfant.

— J'étais un peu nerveux la première fois où j'ai fait cela, dit-il. Mais tu sais quoi ?

— Quoi donc ?

— Je réalise que cela me manquait.

Il n'avait même pas réfléchi.

Cela s'était imposé à lui. Quelque chose qu'il devait faire parce qu'il essayait de protéger cette femme qui avait débarqué un jour chez lui avec de gros ennuis.

Il l'avait fait et était fier d'avoir réussi. S'il avait compris qu'un lien s'était tissé entre eux, ce n'était que ce soir qu'il avait réalisé à quel point ce lien était fort. Confronté à l'éventualité de vivre sans Puce ou sans Ellie, il avait découvert que l'existence lui paraîtrait alors bien vide. Privée de sens.

— Je crois qu'elle ne pleure plus, dit-il.

— Vraiment ? demanda-t-elle en s'approchant.

Elle était si près de lui que sa tête lui touchait l'épaule. Elle avait une couverture posée sur les épaules, mais Max vit qu'elle tremblait. Pourtant, elle parut se détendre un peu tandis qu'elle scrutait le petit visage de Puce. L'enfant avait cessé ses gémissements plaintifs.

Rick et Jet s'étaient penchés autant qu'ils pouvaient sur leurs sièges, essayant de voir le bébé.

— Ah ! dit Rick en souriant. Une belle petite puce, non ?

— Elle s'appelle Mattie, déclara tranquillement Max.

Il sentit ses amis se figer sur place. Sans même lever les yeux, il sut qu'ils échangeaient un regard. Une communication silencieuse. Vérifiant ensemble s'ils pouvaient accepter cette décision, étant donné ce que signifiait ce prénom pour eux tous.

— C'est Max qui lui a choisi ce prénom, dit Ellie d'une voix nerveuse. Il a dit... il a dit...

— C'est celui que j'aurais choisi pour mon propre enfant, acheva Max à sa place. Il fallait que je le donne à Puce. Parce que... je la considère comme ma fille. Je crois que je suis tombé amoureux, conclut-il avec un petit sourire embarrassé.

Rick s'éclaircit la voix.

— Je l'ai vu venir, murmura-t-il. Seulement je croyais que c'était de la maman que tu étais amoureux, pas de la gamine.

— Oui, eh bien... c'est vrai aussi, avoua Max.

Il regarda Ellie.

— Je t'aime, Ellie. Je ne veux plus jamais avoir peur de te perdre. Je ne veux plus passer un seul jour sans toi. Sans toi ou sans Mattie.

Ellie ouvrit de grands yeux. Ils étaient brillants de larmes. Des larmes de joie, espéra Max. Elle avait déjà tant souffert.

— Moi aussi, je t'aime, Max. Mais... je vous ai entendus, tout à l'heure, lorsque vous parliez du bon côté des choses. Jet se réjouissait que tu ne sois plus obligé de...

— De t'épouser ? compléta Max.

Il foudroya du regard Rick et Jet qui reculèrent sur leurs sièges.

— Non, reprit-il, je ne suis pas obligé de t'épouser, mais je *veux* le faire. Je n'ai jamais rien désiré autant. Sauf peut-être une chose...

Il se tourna vers ses deux amis.

— J'aimerais avoir un peu d'intimité. Vous voulez bien, les gars, sortir quelques instants ? Il y a certaines choses qu'un homme doit faire tout seul.

— Comme une demande en mariage, par exemple, suggéra Rick en souriant. Est-ce qu'on le laisse faire ? demanda-t-il en s'adressant à Jet.

— J'ai l'impression qu'on n'a pas le choix, grommela celui-ci. Très bien, je m'en vais.

Mais, au moment de sortir, il marqua une pause pour regarder derrière lui. Non pas Max, mais Ellie. Pendant un moment, il soutint son regard, puis sourit.

— Mattie, c'est un joli nom, dit-il d'un ton bourru. Un très bon choix.

Ellie retint son souffle tandis que la portière se refermait sur les deux hommes, la laissant seule avec Max et Mattie.

— Elle se frotte le nez, dit-il. J'ai l'impression qu'elle serait prête à téter.

— Je ne voudrais pas qu'elle attrape froid.

— Et si tu la prenais dans tes bras et que, moi, je te tenais pour que vous soyez au chaud toutes les deux ?

Cela serait comme être au paradis.

— Crois-tu que ton blouson soit assez grand ?

— Mon cœur l'est. Je vais prendre soin de vous, Ellie. De vous deux.

Blottie contre la poitrine de Max, avec Mattie dans les bras et Max qui les enlaçait toutes les deux, Ellie put enfin nourrir son bébé. Et c'était le paradis. Elle renversa la tête en arrière et regarda son compagnon dans les yeux.

— Je t'aime, Max. Je crois que cela a commencé le jour même où tu m'as ouvert ta porte.

— Et depuis que tu es tombée dans mes bras, ce jour-là, j'ai voulu t'avoir toute à moi. Seulement, je ne l'ai vraiment compris que ce soir.

— Je me sens tellement en sécurité avec toi.

— Tu l'es. Tu le seras toujours, si cela ne tient qu'à moi.

Il se pencha vers elle et lui donna un baiser léger sur les lèvres.

— Mattie et toi, acheva-t-il en caressant les cheveux du bébé. Ma famille. Veux-tu m'épouser, Ellie ?

— Oui, bien sûr ! Oui, oui, oui...

Il l'embrassa encore, cette fois avec une fièvre et une douceur qui achevèrent de la réchauffer.

— Est-ce que nous achèterons la maison que nous avons visitée ? Te paraît-elle convenir à notre famille ?

— Je pense que ce serait parfait.

Quelqu'un frappa à la portière arrière de l'ambulance.

— Vous allez bien, là-dedans ? demanda une voix.

Max et Ellie se regardèrent, puis ils tournèrent tous deux les yeux vers Mattie.

— Tout va bien, répondit Max d'une voix forte.

Il croisa de nouveau le regard d'Ellie et sourit.

— N'est-ce pas ?

— Oh ! oui ! dit-elle en souriant au milieu de ses larmes.

Des larmes de joie.

— Tout va très, très bien.

Epilogue

— Oh ! Ellie... Tu es ravissante !

— Tu trouves ?

Campée devant la glace, Ellie se tourna légèrement pour voir la rangée de petits boutons qui fermaient le dos de son bustier orné de perles, le maintenant étroitement ajusté, pour se perdre ensuite dans les fronces de sa jupe de soie. Ses cheveux tombaient librement sur ses épaules nues, à part quelques boucles coiffées en torsades qui s'ornaient de minuscules fleurs de soie.

Elle sourit.

— Pas mal, non ?

— Ravissant !

— Merci, Sarah. Tu es superbe, toi aussi. J'adore cette robe.

Sa demoiselle d'honneur sourit.

— C'est une antiquité ! Une robe de bal qui me reste d'une vie antérieure dont je n'ai même plus souvenir.

— Elle est parfaite. Du même bleu que la couleur du ciel aujourd'hui. Ecoute, il me reste plein de fleurs. Tu devrais en mettre quelques unes dans tes cheveux, cela t'irait très bien.

— Heu... je n'en suis pas sûre. Qu'en penses-tu, Josh ?

Les deux femmes regardèrent le petit garçon aux cheveux noirs qui, assis sur le lit, adossé aux oreillers, observait les préparatifs.

— Oui, tu devrais mettre des fleurs, tante Sarah. Elles sont jolies.

— Très bien. Comment te sens-tu, mon chéri ? Es-tu prêt à jeter des pétales de rose ?

Josh fit la grimace.

— Je trouve cela idiot !

Ellie adressa un clin d'œil à Sarah.

— Ce n'est pas l'avis de Max, dit-elle.

— Ah !

Il avait suffi d'une brève rencontre, le soir précédent, pour que Max devienne le héros de Josh. Ellie avait vu le regard d'adoration que l'enfant portait à sa nouvelle idole et elle en avait eu les larmes aux yeux.

Des larmes de tristesse, parce qu'elle pouvait comprendre la douleur indescriptible de Sarah à l'idée qu'elle risquait de perdre cet enfant, mais aussi des larmes de joie. Une immense gratitude en voyant comment les choses s'étaient arrangées. Mattie était en sécurité. Elle allait grandir en ayant Max pour père. Bientôt, elle le regarderait avec la même admiration.

Elle aussi était en sécurité. Elle n'avait plus rien à craindre de Marcus Jones. Elle n'imaginait même pas connaître de nouveau la peur, avec Max à côté d'elle.

Aujourd'hui, elle allait s'engager publiquement à partager le reste de sa vie avec l'homme qu'elle aimait. Elle allait avoir une vraie famille — le genre de famille dont elle avait toujours rêvé. Qui s'agrandirait peut-être un jour avec l'arrivée d'un frère ou d'une sœur pour Mattie.

Ellie s'avança près des fenêtres de la chambre, située à l'étage. Prenant soin de ne pas être vue de l'extérieur, elle inspecta du regard le jardin. Soudain, elle sourit et dut de nouveau refouler ses larmes.

Elle aurait juré que rien ne pouvait rendre Max plus sexy que sa tenue de motard, mais l'élégant costume noir qu'il portait aujourd'hui le rendait tout aussi irrésistible.

Surtout avec le petit ange qu'il tenait dans les bras. Agée maintenant de trois mois, Mattie portait la jolie robe brodée que Max lui avait offerte pour fêter son anniversaire… huit jours après sa naissance ! La robe était encore un peu trop grande pour elle et elle avait le visage entièrement caché par le petit bonnet assorti, mais c'était parfait, aujourd'hui, pour toutes sortes de raisons.

— Est-il là ? s'enquit Sarah, occupée à torsader ses longs cheveux blonds et à les orner de fleurs.

— Heu... non.

Ellie sentit monter en elle une sourde angoisse. Si elle avait su plus tôt ce qu'elle avait appris la nuit dernière seulement, aurait-elle demandé à Sarah d'être sa demoiselle d'honneur ? Ce choix lui était apparu évident. Les journaux avaient parlé de Marcus alors que Sarah et Josh venaient de rentrer des Etats-Unis et cela avait amené les deux amies à renouer le contact. Elles avaient échangé des messages par internet et s'étaient téléphoné pendant que Sarah se trouvait à Auckland. En se racontant tout ce qui leur était arrivé, à l'une et à l'autre, depuis l'époque où elles avaient partagé la même maison, elles avaient retrouvé leur amitié d'antan. Et il lui était alors apparu évident de prendre Sarah comme demoiselle d'honneur.

— Tu... tu ne diras rien, n'est-ce pas ? demanda-t-elle doucement. Pas aujourd'hui !

— Je l'ai promis, non ? répondit Sarah en glissant des fleurs dans ses cheveux. Mais c'est une occasion magnifique pour le rencontrer. Et pour qu'il rencontre Josh.

— Qui va me rencontrer ? s'enquit Josh en descendant du lit.

Il portait un costume qui était la réplique exacte, version miniature, de celui de Max. Ainsi vêtu, il était adorable.

Sarah avait raison. C'était le jour idéal pour procéder à des présentations, car personne ne pouvait se trouver face à cet enfant sans être ému. Et si ce que soupçonnait Sarah était vrai, alors les conséquences de cette rencontre pourraient être considérables. Une vie était en jeu. Pas étonnant que Sarah parût ne plus trouver ses mots pour répondre à Josh.

Ce fut Ellie qui s'en chargea :

— Des tas de gens, dit-elle. Des médecins et des infirmières de l'hôpital où Sarah va bientôt travailler. Et... et Jet et Rick, des amis de Max. Tu sais... hier soir, tu les as vus sur une photo, avec leurs motos.

— Ah ! oui… Génial ! s'écria Josh avec un large sourire. Est-ce que je pourrai monter sur leurs motos ?

— Pas aujourd'hui, déclara Sarah d'un ton ferme.

— Demain ?

— Nous verrons.

— Cela veut dire non, n'est-ce pas, Ellie ?

— Pas nécessairement.

Elle jeta encore un coup d'œil par la fenêtre et constata que, sur la pelouse, tout semblait prêt pour la cérémonie. Max se tenait debout près de la gloriette couverte de fleurs, en compagnie de l'officiant qui allait célébrer leur mariage. Rick était à côté d'eux et… c'était Jet qui s'était vu confier Mattie. Elle sourit.

— Il est là ? demanda encore Sarah.

— Qui cela ? s'enquit Josh.

— Le garçon d'honneur, répondit sa tante.

Le regard d'Ellie se porta de nouveau sur Max. Elle s'était rapprochée de la fenêtre, mais ce ne fut qu'en voyant Max lever les yeux qu'elle réalisa qu'on pouvait la voir depuis le jardin. Il la découvrait dans sa robe de mariée un peu trop tôt, mais qu'importe ? Il allait la voir tous les jours jusqu'à la fin de sa vie et s'il avait toujours pour elle le regard qu'il avait aujourd'hui, elle serait la femme la plus heureuse du monde. Durant quelques instants délicieux, elle se laissa envelopper dans cet amour, dans ce lien si fort qui les unissait.

Il était temps de descendre et d'aller dans le jardin de leur maison familiale. Temps de dire au monde entier combien elle aimait Max McAdam.

Le meilleur des hommes l'attendait. Elle allait le rejoindre pour ne plus jamais le quitter.

Elle adressa un sourire éclatant à Sarah et à Josh.

— Allons-y.

ALISON ROBERTS

Le fils secret du Dr Wilson

INTÉGRALE
MÉDECINS & REBELLES

SAGAS

HARLEQUIN

Titre original :
THE UNSUNG HERO

Ce roman a déjà été publié en 2019.

1

Le temps paraissait suspendu.

Jusqu'à présent, Rick Wilson n'avait jamais vraiment saisi le sens de cette expression, mais, désormais, il comprenait.

C'était un peu comme au cinéma, dans ces films où l'on voit quelque chose ou quelqu'un qui semble figé sur place alors qu'autour de lui le monde continue de s'agiter. Rick faisait partie de la scène, mais soudain il ne savait plus trop où il était ni pourquoi il se trouvait là.

C'était incroyable que personne, à part lui, n'ait rien remarqué, mais pourquoi en aurait-il été autrement ? Tout se passait dans sa tête. Son cerveau s'était paralysé à l'instant même où il avait vu cette... perfection.

Une sorte de déesse vêtue d'une longue robe bleue. De longs, très longs cheveux blonds ornés de minuscules fleurs blanches. Elle était grande et mince, et il était prêt à parier qu'elle avait les yeux bleus. Bleu foncé.

Qui était-elle ? En tout cas, il ne l'avait jamais rencontrée, car comment aurait-il pu l'oublier ?

Non seulement la vue de cette magnifique créature lui avait paralysé le cerveau, mais elle lui avait aussi coupé le souffle. En reprenant sa respiration, il émit un long soupir qui n'échappa pas à l'homme qui se tenait debout à côté de lui. Cela lui valut même un bon coup de coude de la part de son voisin et un regard qui disait clairement : *je t'en prie, essaye de ne pas penser à elle, au moins le temps que durera la cérémonie.*

Pas de souci, s'efforça de répondre Rick par un sourire éclatant. Combien de temps pouvait durer une cérémonie de ce genre ?

Soudain, la contrariété de devoir porter un ridicule nœud papillon et le vague sentiment de s'être fait piéger en assistant à ce mariage qui lui déplaisait tout particulièrement s'évanouirent comme par enchantement. Finalement, il était ravi d'être aussi élégant et de devoir s'occuper de la demoiselle d'honneur. Car celle-ci n'était autre que la déesse blonde.

Elle s'approchait, à présent. Dans un suprême effort, Rick essaya de ne plus la regarder et d'élargir son champ de vision. La musique résonna dans l'église, et les invités se tournèrent sur leurs chaises pour regarder la mariée et sa demoiselle d'honneur s'avancer vers l'officiant. Un petit garçon précédait les deux jeunes femmes, jetant devant elles des pétales de rose qu'il puisait dans une corbeille.

La vue de l'enfant éveilla chez lui le souvenir de bribes de conversation qu'il aurait mieux fait d'écouter plus attentivement. Le choix de la demoiselle d'honneur semblait avoir posé un problème parce que... oui, c'était bien cela, elle avait un enfant très malade. En réalité, ce n'était pas son enfant à elle, mais un neveu dont elle était la seule famille. Elle faisait figure de sainte parce qu'elle avait traversé la moitié de la planète afin d'essayer de retrouver le père biologique du petit garçon, seul capable de lui sauver la vie. En effet, l'enfant souffrait d'une leucémie, et il n'y avait qu'une greffe de moelle osseuse pour le guérir.

Comment s'appelait cette femme, déjà ?

Sarah.

Oui, c'était bien cela. Un joli prénom.

La demoiselle d'honneur vint prendre place à côté de la mariée et se chargea de tenir le bouquet, puis elle leva la tête, et leurs regards se croisèrent. Rick, le souffle court, lui adressa un sourire chaleureux. Elle écarquilla les yeux un bref instant, maintint le regard quelques secondes et finit par détourner la tête tandis que le célébrant commençait à s'adresser à l'assistance.

Il fallut un moment à Rick avant de réaliser pourquoi il

éprouvait de nouveau un profond sentiment d'ennui. Elle ne lui avait pas rendu son sourire !

Sarah respira à fond.

Par chance, tenir le bouquet l'aidait à dissimuler le léger tremblement de ses mains. Elle ne s'était pas attendue à ce qu'il la regarde ainsi — comme s'il était prêt à lui sauter dessus. Elle avait pourtant l'habitude de déclencher ce genre de réaction chez les hommes. Mais cela lui semblait tellement déplacé dans les circonstances présentes qu'elle n'avait eu qu'une envie : le gifler.

Mieux valait se concentrer sur les phrases rituelles que l'on prononçait dans toute cérémonie traditionnelle de mariage.

— Moi, Maxwell McAdam, je te prends, Eleanor Peters, pour femme. Pour être et...

Peut-être avait-elle mal interprété ce regard. Peut-être était-il simplement un type gentil, comme Ellie le lui avait dit. Il était garçon d'honneur, il était donc normal qu'il s'intéresse à la demoiselle d'honneur. Il voulait se montrer amical, tout simplement.

— De t'aimer et de te chérir toujours. J'en fais le serment solennel.

La mariée allait à son tour prononcer ses vœux. Sarah ne put s'empêcher de risquer un coup d'œil du côté de Rick. S'il prenait à cœur son rôle de garçon d'honneur, il devait porter toute son attention à la cérémonie. Penser aux anneaux qu'il présenterait bientôt aux mariés. Mais, à sa grande consternation, elle croisa de nouveau son regard. Combien de temps allait-il la fixer ainsi ?

Cette fois, au moins, il avait l'air sérieux. Il n'avait plus ce sourire de play-boy sûr de lui et de son charme. Pourtant, il y avait dans ces yeux noirs braqués sur elle une interrogation à laquelle elle ne pouvait se soustraire sans que cela n'apparaisse comme une rebuffade qui pourrait être lourde de conséquence.

Des conséquences très graves.

Elle esquissa un petit sourire discret qui sembla répondre

à l'attente de Rick, car elle le vit se détendre avant que l'un et l'autre détournent le regard.

— Moi, Eleanor Peters, je te prends, Maxwell McAdam, pour époux. Pour être et...

Le premier baiser échangé par les jeunes mariés resterait à jamais gravé dans la mémoire de Rick. La façon dont Max et Ellie se regardèrent les yeux dans les yeux. La force et la douceur avec lesquelles leurs lèvres se rejoignirent pour sceller leur engagement. La façon dont leur baiser n'en finissait pas.

Impossible de ne pas percevoir la puissance du lien qui unissait ce couple. Curieusement, Rick avait un sentiment de déjà-vu et celui de... perdre quelque chose ?

Le sentiment de déjà-vu s'expliquait facilement. Il avait connu Max au lycée. Et, depuis, avec Jet et Matt, ils étaient comme des frères, une vraie famille. Etiquetés les « sales gosses », ils avaient tissé un lien unique. Entre eux, c'était à la vie à la mort. Et ils avaient besoin de cette force, de cet esprit d'équipe, pour avancer dans l'existence.

Quant à l'impression qu'il avait de perdre quelque chose, elle venait sans doute du fait que l'un des « sales gosses » n'était plus seul. Max avait désormais une famille toute constituée, avec Mattie, le bébé d'Ellie. Les longues randonnées à moto et les sorties nocturnes avec des femmes fabuleuses appartenaient au passé. Max venait de s'engager à partager sa vie avec Ellie, et le lien qui l'unissait à elle était visiblement aussi solide que celui qui reliait Rick à ses trois amis.

Etait-il vraiment possible de connaître cela avec une femme ?

Les invités se mirent à applaudir et à acclamer les nouveaux mariés. Rick lança un coup d'œil à Jet. Assis au premier rang, le troisième « sale gosse » s'était vu confier la lourde responsabilité de s'occuper de Mattie durant la cérémonie. A sa façon de tenir le bébé, à bout de bras, on aurait dit un démineur en train d'effectuer une mission dangereuse. Il semblait avoir une conscience aiguë de l'importance de sa mission et des risques qu'elle comportait.

En voyant les mariés échanger un long baiser, Jet leva les yeux au ciel. Cela rappela à Rick la conversation qu'ils avaient eue la veille tous les deux, après avoir bu quelques bières. L'un comme l'autre espéraient bien échapper au type d'engagement que Max avait choisi. Ils garderaient leurs motos, bien sûr ! Ils travailleraient dur et s'amuseraient beaucoup, prenant tout ce que la vie leur offrait de bon parce qu'ils savaient combien elle pouvait être courte.

Le petit garçon assis près de Jet fit la grimace, puis il adressa un sourire teinté de remords à Sarah qui, elle aussi, avait détourné les yeux au moment du baiser. Comme elle croisait maintenant le regard de Rick, il se focalisa sur sa bouche.

Ses lèvres avaient l'air si douces, si attirantes, qu'elles invitaient au baiser.

Il poussa un soupir. Embrasser Sarah, voilà qui était une perspective pleine de promesses. Tout ce qu'il avait à faire, c'était attendre le bon moment. Cela ne devrait pas trop lui poser de problèmes, compte tenu de l'expérience qu'il avait acquise depuis plus de dix ans.

D'abord, il fallait féliciter les nouveaux mariés. Après avoir donné l'accolade à Max, Rick embrassa Ellie dont les yeux brillaient de larmes de bonheur.

— Merci, Rick.

Puis Sarah la serra dans ses bras.

— Il est temps que je fasse les présentations, dit Ellie. Rick, voici...

— Sarah, continua-t-il en souriant. On m'a parlé de vous, je sais tout.

Elle parut déconcertée. Elle se tourna vers la mariée, mais celle-ci était à présent occupée à signer le registre posé sur une petite table dans un coin de la gloriette.

— Que... Que savez-vous ?

— Que vous êtes une vieille amie d'Ellie.

— Nous avons partagé un logement à Auckland.

— Et n'est-ce pas vous qui avez sous-loué votre appartement, ici, à Max ?

— Oui. Je suis restée quelque temps aux Etats-Unis.

Rick hocha la tête.

— Alors, en fait, vous êtes responsable de ce mariage. Si Ellie n'était pas venue chez vous, jamais elle n'aurait rencontré Max.

Et lui n'aurait pas rencontré Sarah. Le moment était peut-être venu de tenter une approche, mais il n'en eut pas le temps. Les témoins devaient aller signer le registre ; Sarah et lui avaient des devoirs à remplir.

Quelques minutes plus tard, Rick sortit dans le ravissant jardin de la propriété récemment acquise par Max et Ellie, où on prenait des photos de groupe.

Mattie avait retrouvé les bras de sa mère, au grand soulagement de Jet, de toute évidence, et le petit garçon qui accompagnait Sarah regardait avec elle les photographes mitrailler les jeunes mariés. Max enlaçait Ellie qui tenait Mattie. C'était un joli tableau de famille, et ceux qui, dans quelques années, verraient ces photos ne pourraient certainement jamais deviner que Max n'était pas le père biologique du bébé.

La situation ne lui paraissait même plus bizarre, et pourtant Rick ne s'imaginait pas un instant adoptant un petit enfant. Il jeta de nouveau un coup d'œil au garçon qui était à côté de Sarah. Curieux que sa présence ne soit pas à ses yeux une sorte de repoussoir, comme cela aurait sûrement été le cas quelques mois plus tôt. Mais c'était un gamin, pas un bébé. Et puis son cas était assez particulier pour que cela lui vaille une certaine indulgence.

— Si on faisait une photo avec tous les garçons dans leurs beaux costumes ? suggéra Ellie. Josh, va poser avec Max et Rick.

— Je suis vraiment obligé ? protesta Josh.

— Oui, dit Sarah avec un sourire. Je t'en prie, fais-le pour moi et pour Ellie.

Ah, quel sourire ! se dit Rick. Quel homme pourrait y résister ? Aucun, même s'il n'avait que dix ans.

— Bon, j'y vais, grommela l'enfant.

Il alla prendre position entre le marié et le garçon d'honneur, version miniaturisée des deux hommes avec son petit costume sombre et son nœud papillon. Comme eux, il avait les cheveux noirs. Enfin ce qui lui en restait, car Rick voyait la peau claire de son crâne et il savait que, bientôt, l'enfant serait complètement chauve.

Rick se tourna vers Sarah. Elle avait un air bizarre tandis qu'elle l'observait regardant Josh. Savait-elle qu'il connaissait leur histoire ? Craignait-elle que cela n'influence la façon dont il s'adresserait au petit garçon ? Elle n'avait pas besoin de s'inquiéter, pourtant. Il avait l'habitude de s'occuper d'enfants très malades. Voulant la rassurer, il lui sourit, mais il apparaissait clairement qu'elle était mal à l'aise.

Il eut même l'impression qu'elle se sentait vaguement coupable.

Peut-être pensait-elle qu'il avait pitié d'elle, qu'il cherchait à lui exprimer toute sa sympathie ? Jamais il ne ferait une chose pareille, car il se doutait qu'elle n'apprécierait pas. C'était une femme forte et très capable. Une femme qui s'était chargée d'un enfant qui n'était pas le sien. Qui faisait tout son possible pour sauver un petit garçon gravement malade.

Une femme qu'il ne pouvait que respecter. Elle avait traversé la moitié de la planète pour essayer de retrouver le père du petit garçon. Lorsqu'elle avait découvert qu'il n'était pas l'homme qu'elle cherchait, elle était revenue pour se lancer sur une autre piste. Avec le drame qu'avaient vécu Max et Ellie ces derniers mois, puis leur déménagement dans cette maison et la préparation du mariage, Rick n'avait plus eu de nouvelles de Sarah et de Josh. Il avait seulement entendu dire que l'enfant avait été hospitalisé à Auckland, ce qui expliquait pourquoi Sarah était arrivée à Dunedin au dernier moment, juste à temps pour être la demoiselle d'honneur d'Ellie.

— Salut, bonhomme, dit-il en adressant un clin d'œil à Josh. Comment ça va ?

L'enfant le regarda d'un air circonspect.

— Je m'appelle Rick.

— Je sais. Vous êtes le copain de Max.

— Oui.

Max posa la main sur l'épaule de Josh pendant que les photographes s'activaient.

— Rick a une Ducati, lui aussi, dit Max au petit garçon.

Puis il se tourna vers Rick.

— Hier soir, Josh a vu cette photo qui nous représente tous les quatre. Avec nos motos.

— Max m'a dit qu'il me ferait monter dessus, un jour, et qu'il m'emmènerait me promener, lança l'enfant avec enthousiasme.

— Génial.

Rick n'eut aucun mal à afficher un grand sourire devant les photographes. Il l'avait trouvé, le moyen de faire plus amplement connaissance avec Sarah. Max allait être très occupé, maintenant qu'il était un homme marié. Alors c'était lui, Rick, qui allait proposer à Josh de l'emmener en promenade sur sa moto.

— Non, je ne crois pas, dit calmement Sarah en prenant le verre de jus de fruits que lui tendait le serveur.

Heureusement, elle était parvenue à se maîtriser. Rick avait-il délibérément attendu le moment où elle serait un peu à l'écart des autres pour lui proposer d'emmener Josh faire un tour en moto ?

Moi vivante, jamais ! avait-elle failli s'écrier. Mais elle avait su se contrôler, même si cela lui avait beaucoup coûté. Elle ne voulait pas se faire un ennemi de cet homme. D'accord, l'affaire n'était pas gagnée, mais il fallait tenter le coup, car c'était sa dernière chance, et elle ne devait pas la gâcher.

Il était clair que Rick la trouvait attirante. C'était le genre d'homme séduisant — très séduisant — habitué à obtenir tout ce qu'il voulait dans la vie, sans se soucier des conséquences. Un parfait irresponsable. Quel âge pouvait-il avoir ? Trente-cinq, trente-six ans ?

Qu'allait-elle faire s'il refusait ?

— Ce que je propose n'a rien de dangereux, dit Rick en prenant une bière dans une glacière. Il s'agirait seulement de faire le tour du pâté de maisons, à vitesse très réduite.

Le sourire de Rick Wilson montrait qu'il arrivait généralement à ses fins et qu'il trouvait cela normal. C'était un sourire vainqueur, confiant et tranquille, qui adoucissait son visage aux traits marqués dont le menton était déjà bleui par une barbe naissante. Un visage de « sale gosse ». Des cheveux noirs, ébouriffés par la brise légère qui soufflait dans le jardin. Une longue boucle tombait sur son front, touchant presque un sourcil, noir lui aussi. Des yeux dans lesquels brillait une pointe de malice que les femmes devaient trouver irrésistible.

Enfin, les autres femmes.

— Je ne crois pas, répéta Sarah. Mais je vous remercie quand même, ajouta-t-elle avec un sourire.

Celui de Rick s'effaça, et elle sut, à sa mine, qu'il n'allait pas abandonner comme ça..

Oh ! Au secours...

Comme en réponse à sa prière, Sarah entendit un froissement de soie derrière elle. Ellie s'était approchée pour prendre une canette de bière.

— C'est pour Max, expliqua-t-elle avec un sourire. Il s'occupe de Mattie, en ce moment.

Elle regarda tour à tour Rick et Sarah et marqua une pause, ouvrant de grands yeux étonnés.

Sarah secoua discrètement la tête. Non, elle n'avait pas manqué à sa promesse.

— Rick venait de proposer d'emmener Josh faire un tour sur sa moto, dit-elle d'un ton neutre.

— Oh ! s'exclama Ellie en se mordillant la lèvre.

Sarah se tourna vers Rick.

— C'est que... la mère de Josh a été tuée alors qu'elle était à l'arrière de la moto de son petit ami.

Rick accusa le coup.

— Désolé.

— Ne vous excusez pas, vous ne pouviez pas savoir.

A cet instant, elle vit Josh qui venait vers eux.

— Voici ton jus de fruits, dit-elle d'un air enjoué. Veux-tu aussi manger quelque chose ?

— Non, j'ai déjà trop mangé. Est-ce qu'on peut descendre à la plage ? Max dit qu'il y a une jetée et qu'on peut pêcher.

— Peut-être un autre jour. Nous sommes venus pour le mariage, tu te souviens ? Et nous allons bientôt repartir. Il ne faut pas que tu sois trop fatigué quand tu vas reprendre l'école, cette semaine.

Cela n'allait pas du tout.

Si Max ne célébrait pas son mariage aujourd'hui, Rick lui aurait volontiers fait payer de l'avoir mis dans une situation pareille. Un vrai désastre, cette idée d'emmener Josh sur sa moto !

Et voilà que, maintenant, Sarah était en grande conversation avec Jet. Elle souriait, hochait la tête à ce qu'il lui disait. Abandonnant quelques infirmières avec lesquelles il bavardait, Rick se dirigea vers eux. Il n'avait pas de temps à perdre. Qui pouvait dire quand Sarah déciderait de ramener Josh à la maison ? Et si elle acceptait un rendez-vous avec Jet ? Non, de ce côté-là, il n'y avait pas le moindre risque. Jet n'était pas du genre à sortir avec une femme qui élevait un enfant.

Alors qu'il était tout près de Sarah, Rick l'entendit murmurer.

— Nous devons voir comment cela évolue. Chaque chose en son temps.

Jet parut ravi de le faire participer à la conversation.

— Savais-tu que Sarah était une infirmière spécialisée en réanimation ? Elle retournera travailler la semaine prochaine au Queen Mary Hospital.

— Provisoirement, ajouta Sarah. Je ne sais pas du tout ce qu'il adviendra par la suite. Tout dépend de Josh, bien sûr.

— Bien sûr, dit Rick. Nous sommes amenés à nous revoir, alors. Je passe une bonne partie de mon temps dans le service de réanimation.

— Vous êtes neurochirurgien, n'est-ce pas ?

— Oui.

Elle aurait donc interrogé quelqu'un à son sujet ? Parfait. Et, mieux encore, elle allait travailler dans un service où, en tant que neurochirurgien, il se rendait souvent.

Soudain, il fronça les sourcils.

— Jet a dit que vous retourniez au Queen Mary. Vous y avez donc déjà travaillé ?

Si c'était le cas, il l'aurait sûrement remarquée. Dans le service ou à la cafétéria. Ou bien sur le parking. Il en était absolument certain.

— J'ai posé ma candidature pour un poste que j'ai obtenu, mais je n'ai jamais pu prendre mes fonctions. C'est à cette époque que la maladie de Josh a été diagnostiquée.

— Une LLA ? s'enquit Jet.

Sarah hocha la tête. La leucémie lymphoblastique aiguë était le pire des cauchemars pour tous les parents.

— Les mois qui ont suivi se sont écoulés dans une sorte de brouillard. Une suite d'examens et puis la chimiothérapie. Je ne quittais plus le service d'oncologie pédiatrique.

— Il a bien répondu à la chimiothérapie ? demanda Jet.

— Pas aussi bien que nous l'aurions voulu. Finalement, nous avons obtenu un état de rémission, mais on m'a dit alors qu'il était candidat à une greffe de moelle osseuse.

— Et c'est ce qui vous a amenée à partir aux Etats-Unis ? demanda Rick. Pour essayer de trouver un donneur ?

Visiblement bouleversée, Sarah marqua une hésitation et se tourna vers la petite foule d'invités éparpillée dans le jardin.

Beaucoup tenaient à la main une coupe de champagne ou une assiette garnie de petits-fours. Suivant le regard de Sarah, Rick aperçut Josh assis sur les marches de la terrasse, à côté de Max qui donnait le biberon à Mattie.

Bien sûr, pensa-t-il. Sarah préférait ne pas aborder ce sujet alors que Josh risquait de l'entendre.

— J'ai entendu dire que cela n'avait pas été un succès, dit-il doucement. Mais, à Auckland, cela a mieux marché, non ?

— Quoi ? Qu'est-ce qui vous fait dire cela ?

Dans ces yeux bleu foncé qui le fixaient, il lut... quoi ? De la peur ?

Il retint un soupir. Il essayait seulement de montrer de l'intérêt. D'être amical. Etait-elle toujours aussi irritable ?

— Ellie a dit que Josh était à l'hôpital, c'est tout. Et que c'était pour cette raison qu'elle ignorait si vous pourriez venir au mariage. Je savais que vous cherchiez un autre donneur et j'espérais que Josh avait été hospitalisé à Auckland dans l'attente d'une greffe de moelle.

— Non. Il est tombé malade. Une pneumonie. Il a dû attraper cela dans l'avion, lorsque nous sommes rentrés des Etats-Unis.

Elle tourna de nouveau les yeux vers Josh, qui parlait avec Ellie. La jeune femme, le regard soudain inquiet, caressa la tête de l'enfant et les rejoignit.

— Sarah... Je suis désolée, mais Josh ne se sent pas très bien. Il dit qu'il a mal à la tête et mal au cœur.

Rick et Jet échangèrent un bref regard. L'état de santé du petit garçon était fragile. Même s'il était en rémission, son système immunitaire était affaibli, et toute infection pouvait lui être fatale.

— Oh, non ! s'écria Sarah, devenue livide.

— Peut-être a-t-il simplement mangé trop d'éclairs au chocolat et est-il resté trop longtemps au soleil, mais...

Mais ce pouvait être aussi une infection. Ou même une rechute. La fin de la rémission. L'aggravation de la maladie.

— Je dois le faire examiner, dit Sarah.

Elle avait les yeux brillants. Trop brillants. A cause des larmes qu'elle refoulait ?

— Oh, mon Dieu ! Nous venons juste de sortir de sa dernière rechute. Il avait tellement envie de rester en bonne forme pour pouvoir retourner à l'école.

— Je suis navrée, dit Ellie en se mordant les lèvres. Jet pourrait t'emmener aux urgences.

Elle se tourna vers lui.

— Tu dois être de service ce soir, n'est-ce pas ?

— Oui.

— Il connaît tout le monde, là-bas, dit-elle à Sarah. Il veillera à ce que Josh reçoive les meilleurs soins.

— J'irai aussi, annonça Rick.

Les autres le regardèrent d'un air surpris.

— Jet et moi, nous irons ensemble, ajouta-t-il rapidement. Dans ma voiture. Ce n'est pas comme si vous deux, les jeunes mariés, vous aviez l'esprit conformiste. Vous n'aviez pas prévu de discours de circonstance, n'est-ce pas ?

Il ne laissa pas à Ellie le temps de répondre.

— Jet s'occupera de Josh, et moi de Sarah.

Rick serra le poing. Il n'était plus question ici de séduction ou de baisers, mais uniquement de veiller sur un enfant malade et sur la femme qui lui servait de mère. Ses plans de conquête lui semblaient soudain d'une grande futilité.

Les « sales gosses » ne seraient pas séparés par ce mariage, comprit-il soudain. Bien au contraire. La tribu s'agrandissait, voilà tout. Ellie en faisait partie et, par association, Sarah aussi. Et elle avait besoin d'aide. De la solidarité, voilà ce que c'était. Un lien tribal.

Alors, pourquoi Sarah et Ellie échangeaient-elles un regard qui lui donnait l'impression d'avoir mis les pieds dans un champ de mines ?

— Je crois..., commença Ellie d'une voix étrange. C'est une très bonne idée, n'est-ce pas, Sarah ?

Curieusement, celle-ci avait fermé les yeux, comme si elle priait en silence. Elle les ouvrit lentement, dévisagea Ellie un bref instant, puis se tourna vers Rick. Son regard était si intense qu'il se sentit mal à l'aise. Que se passait-il donc ?

— Oui, dit-elle, très calme. C'est une bonne idée. On peut y aller maintenant, s'il vous plaît ?

La leucémie de Josh avait été diagnostiquée ici, au Queen Mary, et Rick comprit immédiatement que l'enfant était le chouchou des membres du service d'oncologie pédiatrique qui avaient été appelés aux urgences. L'un des internes téléphona même à son chef de service, Mike Randall, qui promit de venir voir ce qui se passait.

Et il se passait beaucoup de choses. De nombreux tests sanguins et une radiographie de la poitrine. Un examen physique complet, une échographie de l'abdomen et une ponction lombaire. Jet avait revêtu sa tenue de travail et simplement commencé sa garde plus tôt que prévu. Rick, lui, ne pouvait rien faire de plus que d'être là et d'observer. Il se sentait un peu ridicule dans son habit de soirée, avec son nœud papillon défait qu'il n'avait pas pris la peine de renouer.

Sarah aurait dû, elle aussi, se sentir mal à l'aise dans sa robe longue, avec des fleurs dans les cheveux, mais elle semblait s'en moquer. Aussi pâle que son neveu, elle restait près de lui, lui tenant la main pendant les prises de sang, lui caressant les cheveux durant la ponction lombaire. Elle marchait à côté de son chariot lorsqu'on le conduisait dans une autre salle. Elle parlait peu, mais paraissait apprécier de les avoir, Jet et lui, à ses côtés, car, en tant que médecins, ils avaient pu faciliter l'admission de l'enfant et son transfert dans le service d'oncologie.

Josh était un petit garçon extraordinaire. Il se montrait aussi stoïque que Sarah. L'univers de l'hôpital et toutes ces procédures effrayantes et douloureuses faisaient désormais partie de leur vie, et ils affrontaient cette épreuve ensemble. Un lien extrêmement fort les unissait. Ainsi que leur courage. Josh ne versait pas une larme, sans doute parce que la présence de Sarah le rassurait. Avec sa façon si douce de le toucher presque constamment et de capter son regard dans les pires moments, elle lui communiquait sa force et un certain apaisement.

Rick en était très ému. Tous ses jeunes patients avaient des familles qui les aimaient et qui auraient fait n'importe quoi pour les aider, mais jamais il n'avait constaté un lien comme celui-là. Sarah était une personne étonnante.

Lorsque Mike, le chef du service d'oncologie pédiatrique, arriva, Josh avait déjà subi tous les premiers examens, et on l'avait transféré dans une chambre particulière.

Au même moment, Max fit son apparition.

— Que fais-tu ici, vieux ? s'étonna Rick qui se tenait près de la porte. C'est ta nuit de noces !

— Ellie m'a dit d'apporter quelques vêtements à Sarah et de prendre des nouvelles. Comment va Josh ?

— Je pense que nous allons être bientôt fixés.

D'un mouvement du menton, Rick désigna Mike qui était en train de parler à Sarah, près du lit où le petit garçon était couché.

— J'espérais que nous nous reverrions pour une consultation externe, disait le chef de service. Vous venez d'Auckland, n'est-ce pas ?

— Nous sommes arrivés hier, confirma Sarah.

Tous deux regardaient l'enfant qui dormait. Il avait été mis sous perfusion et avait un oxymètre fixé au doigt.

— Allons dans le couloir afin de ne pas le réveiller, suggéra Mike. Il doit être épuisé, j'imagine.

En arrivant près de la porte de la chambre, il haussa les sourcils en les apercevant.

— Rick... Ce cas ne relève pas exactement de votre spécialité, n'est-ce pas ? Et vous, Max... Il me semblait avoir entendu dire que vous deviez vous marier aujourd'hui ?

— Je l'ai fait. Sarah était notre demoiselle d'honneur et Josh, notre petit page.

— Ah ! Et moi qui croyais que vous vous étiez mis sur votre trente et un en mon honneur, ajouta Mike en souriant.

Tous sortirent de la chambre et refermèrent la porte derrière eux. Ils s'approchèrent de la baie vitrée qui leur permettait de surveiller Josh depuis le couloir. Le service était calme et faiblement éclairé, les visites du soir étant terminées depuis longtemps. Quelque part, un bébé se mit à pleurer, puis un enfant réclama sa mère.

— Nous n'avons pas encore tous les résultats des examens, bien sûr, dit Mike. J'ai prévu une biopsie de la moelle et une IRM pour demain matin.

Sarah laissa échapper un petit cri de désespoir que Rick reçut comme un coup de poignard en plein cœur.

— Je sais, continua Mike d'un ton compatissant. Je suis

désolé. La bonne nouvelle, c'est que la fièvre est tombée et que ses poumons ne sont pas infectés. Le foie, la rate et les reins fonctionnent normalement. Mieux encore, le système nerveux central ne semble pas atteint. Je pense que les symptômes sont dus à un virus dont nous allons venir à bout avec des antiviraux et des antibiotiques.

— Il voulait essayer de reprendre l'école cette semaine, murmura Sarah. Il disait qu'il porterait un masque, même si cela le faisait ressembler à un monstre.

— Ça, c'est impossible. Nous allons devoir le garder ici quelque temps. Je veux m'assurer qu'il est toujours en rémission. Si ce n'est pas le cas, il va falloir reprendre la chimiothérapie, à des doses assez fortes.

Sarah ferma les yeux. Sans doute pour puiser en elle la force de faire face à la situation. Rick se sentit affreusement impuissant.

— Et une greffe de moelle osseuse ? demanda-t-il à Mike. Ce serait la meilleure solution, n'est-ce pas ?

Le visage du chef de service s'assombrit.

— Josh n'a ni frère ni sœur, malheureusement. Sarah est sa seule parente et elle n'est pas compatible. Jusqu'à présent, elle n'a pas réussi à retrouver le père de l'enfant.

Il se tourna vers la jeune femme.

— Vos recherches à Auckland n'ont rien donné, n'est-ce pas ?

Elle ouvrit de grands yeux, regarda Rick fixement quelques instants, puis se tourna de nouveau vers Mike.

— En fait, je crois que j'ai une piste. Par pur hasard, et parce que Josh a été hospitalisé là-bas à cause d'une pneumonie. L'une des infirmières du service dans lequel il a été soigné travaillait là depuis des années et elle semble connaître tout le monde.

— Et... ? interrogea Mike avec une certaine excitation dans la voix.

— Je dispose d'une piste, mais je... je ne suis pas sûre que cet homme se montre coopératif.

— Vous croyez qu'il pourrait refuser d'apporter son aide ? s'indigna Rick.

— Peut-être. Il ne sait même pas qu'il a un fils.

— Il n'a donc assumé aucune responsabilité jusqu'ici ?

— Non.

Rick déglutit péniblement. Sarah le regardait d'un air bizarre, comme si elle se demandait pourquoi il insistait ainsi. Mais il y avait aussi sur son visage une expression d'espoir qui lui fit du bien. Il se sentait enfin utile à quelque chose, pour elle et pour Josh.

— Mais ce n'est pas vraiment sa faute, ajouta Sarah. Il ne savait rien. Je crois que la mère de Josh ne savait pas non plus.

— Peu importe, déclara Rick. S'il s'agit d'un être humain digne de ce nom, le moins qu'il puisse faire est d'accepter de se soumettre aux tests.

Sarah regarda Max qui hochait lentement la tête en signe d'encouragement. Elle se retourna alors vers Rick.

— J'espère que vous le pensez sincèrement, dit-elle d'une voix douce. Quand pensez-vous pouvoir subir ces examens ?

2

— Quoi ?

Il la regardait comme s'il avait une folle devant lui. Sarah lança un coup d'œil à Max, mais il observait son ami avec une expression de sympathie peinte sur le visage. Il devait savoir combien ce serait dur pour Rick d'accepter l'idée qu'il était peut-être le père de Josh.

Peut-être ne l'était-il pas, d'ailleurs. Peut-être était-elle en train de compliquer inutilement la vie de beaucoup de gens, mais elle n'avait pas le choix.

Elle faisait tout cela pour Josh.

Mike Randall fronça les sourcils.

— Je ne comprends pas. Qu'est-ce que Rick a à voir avec cela, Sarah ?

— Absolument rien, déclara Rick d'un ton ferme. Ecoutez, Sarah, je regrette. Je ne sais pas comment cette idée vous est venue, mais vous faites erreur.

Sarah respira à fond et choisit de s'adresser à Mike plutôt qu'à Rick.

— J'étais à la recherche d'un homme dont je pensais qu'il s'appelait Richard. Son diminutif était Rick. Je ne trouvais aucun Richard. Et puis quelqu'un a suggéré que Rick pouvait être le diminutif d'Eric et... bingo !

A côté d'elle, Rick poussa une exclamation de colère. Il fit quelques pas, remonta ses manches de chemise comme s'il était prêt à se battre, puis il se retourna vers eux et secoua la tête d'un air incrédule.

— Bon, je sais que je ne vivais pas vraiment comme un moine, mais... pour l'amour de Dieu ! Je n'étais même pas dans le pays à l'époque où Josh a été conçu, c'est-à-dire, il y a... quoi ? Huit ans, neuf ans ? J'étais alors à Sydney. J'y suis resté deux ans, pour suivre une spécialisation en chirurgie. Pas vrai, Max ?

— Ah... Oui, mais...

— Il n'y a pas de mais qui tienne !

Rick regardait Max avec effarement, comme s'il attendait que son ami le soutienne.

Max semblait souffrir. Physiquement. Il aurait sans doute voulu donner à son ami l'aide qu'il attendait, mais cela lui était impossible parce qu'il savait quelque chose que Rick ignorait.

Sarah retint son souffle, attendant le moment où Rick s'en prendrait à elle. C'était elle qui avait tout déclenché, non ? Il serrait les poings. Et, soudain, elle perçut une certaine vulnérabilité chez cet homme qui semblait pourtant indestructible. Grand. Fort. Intelligent. Incroyablement séduisant en cet instant, avec les manches de son habit de soirée retroussées jusqu'aux coudes, son bouton de col défait et son nœud papillon dénoué.

Il se tourna vers elle et lui lança un regard meurtrier. Comme si elle l'avait trahi.

Elle avala sa salive.

— Selon vous, Rick, quel âge a Josh ?

— Sept ans. Ou peut-être huit, répondit-il en défiant Max du regard.

— C'était ce que je croyais, dit Max d'un ton désolé. Mais c'était une supposition, Rick. Je...

— Je sais qu'il est petit pour son âge, coupa Sarah, essayant de tirer d'affaire Max. Mais il a neuf ans. Presque neuf ans et demi. Il a été conçu à Auckland il y a environ dix ans.

Rick ne quittait plus Max des yeux.

— Tu le savais, n'est-ce pas ?

— Je ne l'ai appris qu'hier soir.

Max poussa un gros soupir.

— Je n'ai pas pu t'en parler, car Sarah avait promis de ne rien dire avant que le mariage ne soit célébré. J'allais te mettre au courant, vieux.

Sarah croisa le regard de Mike. Une dispute entre les deux hommes n'allait pas arranger les choses.

— Je suis allée aux Etats-Unis pour retrouver l'homme dont le nom figurait sur le certificat de naissance de Josh. L'homme dont ma sœur pensait vraiment qu'il était le père de Josh. Lui-même pensait qu'il pouvait l'être et, en fait, cette idée lui plaisait. Il était très impatient de connaître les résultats du test ADN et, lorsqu'il a su que Josh ne pouvait pas être son fils, il en a été très malheureux.

— Vous obtiendrez le même résultat avec moi, lança Rick d'un ton glacial. Sauf que je ne prétendrai pas en être malheureux. Vous perdez votre temps. Et vous me faites perdre le mien.

A ces mots, Sarah se crispa. Elle avait de plus en plus de mal à conserver son calme. S'il refusait de coopérer ? Alors l'issue pourrait être fatale, et elle ne s'en remettrait jamais.

— Ma sœur s'appelait Lucy, dit-elle avec un léger tremblement dans la voix. Elle avait deux ans de plus que moi et nous nous ressemblions beaucoup.

Elle le scruta. Il ne pouvait nier qu'il la trouvait attirante. Dès qu'il l'avait vue, il avait même manifesté de l'intérêt pour elle. De toute évidence, Rick appréciait les blondes longilignes, tandis qu'elle, de son côté, aimait les grands bruns. Comme lui.

Elle réprima un soupir. En d'autres circonstances et dans une autre vie, elle aurait pu avoir une conversation bien différente avec Rick Wilson.

— Lucy Prescott… Cela ne vous rappelle rien ? demanda-t-elle.

— Non.

— L'homme qui, finalement, s'est révélé ne pas être le père de Josh se souvenait d'elle. Cela n'avait été qu'une brève aventure, mais il était très amoureux. Il m'a dit qu'il ne faisait pas le poids, comparé à l'homme qui l'avait précédé dans la vie de Lucy. Elle lui avait avoué n'avoir passé qu'une seule nuit avec lui, mais il était clair qu'elle aurait préféré que cela dure plus longtemps.

Sarah pouvait le comprendre, maintenant. Elle commençait aussi à comprendre pourquoi sa sœur avait gardé le secret sur cet épisode de sa vie privée.

— Il est parti aux Etats-Unis un ou deux mois plus tard, dit-elle. Il n'a jamais su que Lucy était enceinte. Elle ne voulait pas le lui dire. Ni expliquer qui était le père. Je ne l'ai découvert que lorsque j'ai demandé le certificat de naissance de Josh après qu'il est tombé malade.

Elle se tut. Comme le silence semblait s'installer, elle soupira. Il lui fallait retourner auprès de Josh, être là lorsqu'il ouvrirait les yeux. Maintenant qu'elle avait lancé sa bombe, le mieux qu'elle avait à faire était de laisser Rick réfléchir à tout cela.

Il la fixait intensément. Peut-être espérait-il la voir disparaître à jamais de sa vie ?

Elle soutint son regard un long moment.

Je vous en prie, supplia-t-elle en silence. *Je vous en prie...*

Mike rentra dans la chambre avec Sarah afin d'examiner son jeune patient, laissant Rick dans le couloir avec Max pour seule compagnie.

Comme il tournait les talons, son ami l'interpella d'une voix inquiète.

— Hé, où vas-tu ?

— Chercher quelqu'un à qui parler, répondit Rick d'un ton sec. Un ami capable de se mettre spontanément de mon côté.

— Je suis de ton côté, affirma Max en lui emboîtant le pas.

Mais Rick n'avait aucune envie de l'écouter. Ignorant l'ascenseur, il prit l'escalier sans se soucier du bruit de pas qu'il entendait derrière lui. Il ne se retourna même pas avant d'entrer en trombe dans le service des urgences.

Jet était en train d'ausculter un patient dans un box situé près de la porte. Il leva les yeux et vit sans doute que Rick avait besoin de lui, car il se débarrassa de son stéthoscope, le laissant pendre à son cou.

— Vous avez entièrement raison, dit-il à l'interne qui

l'accompagnait. Faites faire une radio du thorax et commencez les diurétiques. Je vais dans mon bureau quelques instants. N'hésitez pas à m'appeler.

D'un signe de tête, il invita Rick et Max à le suivre dans l'un des bureaux réservés aux consultants.

— Qu'est-ce qui vous arrive à tous les deux ?

— Pourquoi tu ne lui poses pas la question à lui ? grogna Rick en fusillant Max du regard.

Jet les observa un moment puis, bizarrement, il sourit.

— Cela me ramène des années en arrière. Vous vous souvenez du jour où le proviseur vous avait surpris en train de vous battre dans le dortoir ? Vous avez été punis et condamnés à nettoyer pendant un mois les terrains de rugby. Matt et moi, nous étions morts de rire en vous voyant avec vos longues piques et vos sacs-poubelle !

Son sourire s'évanouit.

— Quoi ? Qu'est-ce que j'ai dit ?

Max soupira.

— D'une certaine façon, cela a à voir avec Matt, c'est tout.

— Pour l'amour du ciel ! explosa Rick. Comment peux-tu dire une chose pareille ? Cela n'a rien à voir avec Matt.

— Mais si. Et si tu te calmais et essayais de te servir de ton cerveau un bref instant, tu verrais pourquoi. Réfléchis.

— A quoi doit-il réfléchir ? demanda Jet d'un ton prudent.

— A ce qui s'est passé lorsque Matt est mort. A la vie que nous avons menée après qu'il nous a quittés.

Rick regarda le plafond, serrant les poings si fort que la douleur lui remontait dans les bras.

Insupportable. La vie leur était apparue insupportable sans Matt. Il avait été le dernier à rejoindre leur petite bande. Plus jeune de quelques mois et un peu plus petit qu'eux, il compensait son manque de centimètres par une dose exceptionnelle d'audace, d'humour et d'intelligence. Il avait connu une mort tragique, vaincu par un anévrisme cérébral que personne n'avait su détecter à temps en dépit des signaux d'alarme. A l'époque, ils étaient tous de jeunes médecins fraîchement diplômés. Les trois qui restaient, souffrant d'une telle perte, s'étaient tous reprochés la mort de leur ami.

— Tu t'es jeté dans les livres, il me semble, dit lentement Jet. On te voyait à peine.

— Et toi, répondit Max, tu as fait ton deuil en obtenant ta ceinture noire dans ce truc des arts martiaux. Et Rick ? Te rappelles-tu ce qu'il a fait ?

— Il a beaucoup bu. Et fait la fête sans se soucier du lendemain.

— Exact.

— Non, protesta Rick, ce n'est pas exact. Je suis toujours prudent. Même lorsque j'ai trop bu.

— Peux-tu vraiment jurer, la main sur le cœur, qu'il ne t'est jamais arrivé de commettre une imprudence ?

Rick ne dit rien. A vrai dire, il ne se souvenait plus très bien de ce qui s'était passé à cette époque. Il avait essayé d'oublier et y avait plutôt bien réussi. Il ferma les yeux.

Trop de fêtes. Trop d'alcool. Trop de filles. La plupart étaient de grandes blondes aux yeux bleus. La façon dont il traitait les femmes, alors, lui faisait encore honte aujourd'hui.

Il ne passait pas plus d'une nuit avec elles. La mort de Matt l'avait déjà tellement éprouvé qu'il ne voulait pas s'exposer à d'autres tourments affectifs. Tout ce qu'il cherchait, avec ses conquêtes, c'était à se détendre un moment et, si cela ne suffisait pas à sa partenaire, il la laissait tomber. Il ne se rappelait pas plus leurs noms que leurs visages. Il y avait peut-être eu une Annabelle, une Casey, une Lisa, ou... une Lucy. Si la sœur de Sarah avait assisté à l'une de ces folles soirées et s'était montrée consentante, il avait très bien pu passer une nuit avec elle.

Bien sûr, il ne pouvait jurer de rien, et ses amis le savaient. Parler de tout cela n'était sans doute pas une bonne idée, d'ailleurs. D'un instant à l'autre, Jet allait prendre le parti de Max.

Rick eut soudain l'irrépressible envie d'être seul. Après avoir bu un verre ou deux dans une atmosphère calme et paisible, il parviendrait peut-être à chasser ce sentiment de honte qui l'avait envahi.

— Les préservatifs n'offrent pas une protection infaillible, continua Max. Parfois, ils se déchirent. Combien de fois nous sommes-nous félicités d'avoir échappé au pire ? Ou, du moins, nous le pensions.

— Oh, non ! s'exclama Jet. Tu veux dire que... ?

Ignorant cette intervention, Max continua de s'adresser à Rick.

— Lucy ressemblait beaucoup à sa sœur. Tu ne te souviens peut-être plus de ce qui s'est passé voici dix ans, mais tu n'as pas pu oublier la réaction que tu as eue, il y a quelques heures à peine, en voyant Sarah ? Tu avais les yeux exorbités et la langue qui pendait.

— Sarah ? dit Jet qui essayait de comprendre ce qui se passait.

— Lucy était la sœur de Sarah, répondit Max. La mère de Josh.

— Et Sarah croit que Rick est le père ?

— Ce serait possible, affirma Max.

— Mais non, elle se trompe ! protesta Rick.

— Comment le sais-tu ? demanda Jet.

— Je le sais, c'est tout.

Rick déglutit péniblement. En réalité, il ne savait rien du tout. Mais il ne pouvait même pas envisager la situation si jamais Sarah avait raison. Devoir reconnaître un enfant de neuf ans ? Un enfant malade ? Un gamin dont il ignorait l'existence jusqu'à aujourd'hui ? Il ne pouvait se faire à cette idée.

Max et Jet échangèrent un regard.

— La solution est simple, dit Jet. Elle tient en trois lettres. ADN.

Max s'approcha de Rick et le prit par le bras.

— Il a raison. Tu peux faire le test. Son résultat décidera peut-être de la vie d'un enfant. S'il s'avère négatif, Sarah pourra continuer ses recherches.

Oui. Cela semblait être la meilleure solution pour se sortir définitivement de toute cette histoire.

— Très bien. Je ferai ce maudit test.

Mais la nuit suivante, Rick ne put trouver le sommeil. Des idées sombres le hantaient. Peut-être le destin le punissait-il pour la vie dissolue qu'il avait menée après la mort de Matt. S'il s'avérait qu'il était bien le père de Josh, cela risquait de bouleverser sa vie : sa carrière, ses finances, ses relations...

Etre père.

Oh, Seigneur ! Ce serait comme s'aventurer dans un champ de mines. Jamais il ne serait capable de tenir ce rôle. Il ne pouvait se référer à aucun modèle. Son propre père ne lui avait offert qu'un contre-exemple, ce qui ne l'aiderait guère. Ses deux amis non plus ne seraient pas d'un grand secours. Ils avaient tous eu des vies de famille compliquées. C'était même la raison pour laquelle ils avaient été envoyés dans un internat. Ils avaient pu y créer cette amitié profonde qui les unissait et leur tenait lieu de famille.

Max était devenu père aujourd'hui mais, avec Mattie, il n'en était guère qu'à ses débuts. Il n'avait pas en face de lui un enfant assez grand pour le juger et pour détecter ses failles. Assez grand pour souffrir.

Rick ne voulait pas faire de mal à ce petit garçon pour qui la vie s'était déjà montrée si dure. Mais s'il était bien le père de Josh, comment ferait-il ?

Cette longue rumination le tint éveillé une bonne partie de la nuit. Mais, au petit matin, il trouva la solution.

Si son irresponsabilité avait engendré un enfant et que le destin avait décidé qu'il pouvait aujourd'hui lui venir en aide, alors, bien sûr, il le ferait. Mais Josh n'avait pas besoin de savoir d'où venait la moelle osseuse qu'il recevrait. S'il ignorait qu'il la devait à son père biologique, Rick ne serait pas obligé d'essayer de se comporter comme le père dont rêvait Josh. Il ne risquerait pas de faire du mal à l'enfant en essayant d'être différent de ce qu'il était... et en échouant. Ce serait bien mieux pour tout le monde.

Beaucoup mieux.

Le lendemain, Sarah était dans la chambre de Josh quand elle aperçut Rick, de l'autre côté de la baie vitrée, qui lui faisait signe de le rejoindre dans le couloir. Elle s'exécuta aussitôt.

— J'ai fait les tests, lui dit-il. ADN, analyses de sang et des tissus. Vous devrez attendre les résultats.

— Merci.

Elle sentit combien sa réponse était incongrue. Il était clair que cette démarche avait demandé à Rick un énorme effort. Visiblement, il n'avait pas fermé l'œil de la nuit. Il avait les yeux cernés et les traits tirés, et curieusement cela le rendait encore plus séduisant. Ce qui était parfaitement injuste dans la mesure où lui-même semblait ne plus éprouver la moindre attirance pour elle.

Mais sans doute était-ce mieux ainsi. Désormais, ils pourraient entretenir le type de relation qu'on a entre collègues. Ils n'étaient plus tout à fait des étrangers l'un pour l'autre, mais ils devaient encore apprendre à se faire confiance. Et cela n'était pas gagné, car le comportement de Rick donnait à penser qu'il avait perdu toute confiance en elle.

Comment le lui reprocher ? Elle avait bouleversé sa vie et mis un terme à son insouciance.

— N'allez pas nourrir trop d'espoir, avertit Rick.

— Non, bien sûr. Mais...

— Mais quoi ?

Il la fixait d'un regard sombre. Ses yeux étaient comme deux charbons. Tout ce qui restait d'un feu brûlant, maintenant éteint depuis longtemps. Sarah dut détourner le regard.

— Avez-vous... avez-vous réfléchi à ce qui se passera ensuite si... si... ?

Oh, Seigneur ! Elle ne pouvait même pas le dire à haute voix.

— Si je découvrais que je suis réellement son père ? Pour qui me prenez-vous, Sarah ?

Elle le fixa intensément. N'avait-il pas compris qu'elle était toute prête à se battre pour obtenir gain de cause ?

— S'il s'avère que je suis son père, poursuivit-il, et que ma moelle osseuse est compatible, il est évident que j'accepterai d'être donneur.

Sarah poussa un soupir de soulagement. Il venait de dire

ce qu'elle rêvait d'entendre. Alors pourquoi éprouvait-elle ce curieux sentiment d'insatisfaction ?

— Si — je dis bien si — cela se passe de cette façon et que je suis donneur, alors tout s'arrêtera là.

— Je vous demande pardon ?

— Je ne savais même pas qu'il existait. Il a neuf ans. Pour moi, c'est un peu tard pour endosser le rôle de père. Aussi je ne veux pas qu'on mette Josh au courant. Est-ce clair ?

Sarah ouvrit la bouche, mais ne dit rien.

C'était parfaitement clair. Mais était-ce acceptable ? Pourtant, mieux valait ne pas chercher à discuter de cela avec Rick, car il risquait de faire marche arrière. Il avait accepté d'être un donneur potentiel. C'était tout ce qui comptait.

Chaque chose en son temps.

Ce n'était d'ailleurs pas la première fois que Rick Wilson lui donnait l'impression d'être un homme habitué à obtenir ce qu'il voulait.

Il avait de toute évidence pris son silence pour un acquiescement.

— Parfait, dit-il. Je suis heureux de voir que nous nous comprenons.

Sur ces mots, il tourna les talons et s'en alla, visiblement soulagé d'avoir accompli sa mission.

Sarah prit une grande inspiration. Elle aussi avait une mission qui l'attendait.

Grâce aux sédatifs qu'on lui avait administrés par voie intraveineuse, Josh somnolait assez pour ne pas remarquer qu'on l'emmenait, une heure plus tard, dans la salle de soins du service. Ni qu'on le mettait sur le ventre pour lui nettoyer la peau avec un antiseptique sur la partie inférieure de la colonne vertébrale. L'endroit fut ensuite recouvert avec un linge stérile comportant en son centre un trou carré.

Sarah qui avait pris position tout près de la tête de l'enfant lui saisit la main.

— Prêt ? demanda Mike.

Il avait revêtu sa blouse et mis des gants en latex. Il tenait à la main une seringue remplie d'un produit anesthésiant à action locale.

Sarah hocha la tête. Elle fixa son attention sur le visage de Josh plutôt que sur l'aiguille. Elle le vit plisser le front au moment où on lui perçait la peau. Lorsqu'il fit la grimace et laissa échapper un petit gémissement, elle sut que le liquide agissait.

En dépit des sédatifs et de l'anesthésie locale, la suite de la procédure restait douloureuse. En entendant les grognements ensommeillés et les embryons de sanglots poussés par Josh, Sarah eut du mal à retenir ses larmes.

L'entendant renifler, Mike s'inquiéta.

— Est-ce que ça va, Sarah ?

— Oui.

— Il n'y en a plus pour longtemps.

— C'est bien.

Mieux valait sans doute, pour le moment, que Rick ait voulu garder ses distances avec Josh. S'il avait assisté à cette ponction lombaire, il aurait su exactement ce qui l'attendait si jamais il était amené à donner sa moelle osseuse. Et, pour lui, il faudrait effectuer la ponction à plusieurs endroits, car la greffe exigeait de prélever deux litres de moelle alors que, pour Josh, il suffisait d'en prendre une petite quantité — juste de quoi couvrir les lamelles qu'un technicien tenait en réserve sur un chariot voisin.

Rick opterait-il pour une anesthésie générale ? C'était peu probable, étant donné les risques, légers mais réels, que cela présentait. Demanderait-il des sédatifs administrés par voie intraveineuse, comme ceux que Josh avait reçus ? Cela aussi était peu probable. Il était chirurgien, et se trouver dans l'impossibilité de pouvoir prendre une décision importante ou de procéder à un acte médical pouvait présenter un énorme inconvénient pour lui. Elle ne serait pas du tout surprise s'il choisissait une simple anesthésie locale, et l'idée seule suffisait à la faire frémir.

Mike avait achevé d'aspirer la moelle. A présent, il devait faire la biopsie.

— C'est presque fini, mon bonhomme, murmura Sarah. Tu as été un vrai héros.

Comme toujours. Il était si courageux. Comme si cela n'avait pas suffi qu'il perde sa maman alors qu'il n'avait que six ans. Il avait dû s'habituer à vivre avec une tante qu'il connaissait à peine. Elle aurait aimé être plus proche de lui lorsqu'il était petit mais, après la mort de leur mère, Lucy était retournée vivre dans la petite ville dont elles étaient originaires. Sa sœur aînée l'avait poussée à rester dans les grandes villes afin de faire progresser sa carrière. Et d'éviter de commettre les mêmes erreurs qu'elle.

Sarah s'était énormément attachée à Josh. Elle l'avait toujours aimé et, même s'il n'avait pas été son neveu, elle aurait fondu en voyant le courage et la résistance dont il faisait preuve depuis un an.

— Je vais guérir, lui disait-il souvent. Ne t'inquiète pas, Sarah. Un jour, je serai grand et je veillerai sur toi.

Elle renifla de nouveau. Une infirmière lui tendit un mouchoir en papier, et Mike lui adressa un sourire de sympathie.

— Voilà, c'est terminé. Cela m'a l'air d'être un excellent échantillon.

— Parfait.

— Nous allons faire l'IRM avant que l'effet des sédatifs ne se dissipe. Je vais aussi lui administrer un analgésique. Il aura un peu mal lorsqu'il se réveillera.

— Cela ira, dit Sarah. Je ne crois pas qu'il se soit jamais vraiment plaint après une ponction lombaire.

— Quel enfant incroyable ! déclara Mike d'un ton chaleureux. Il est vraiment exceptionnel.

C'était tellement vrai. Et, si Rick était bien son père, il devrait passer du temps avec lui afin de réaliser quel enfant merveilleux il avait pour fils. Tous ceux qui connaissaient Josh étaient conquis. Son propre père ne ferait sûrement pas exception à la règle.

Sarah fronça les sourcils. Comment Rick pouvait-il repousser cet enfant sans même réaliser quel être magnifique il était ? Il aurait dû être fier d'en être le père.

Et Josh n'avait-il pas le droit de savoir qui était son père ?

Si, bien sûr. Mais comment Sarah pouvait-elle lui en parler si, finalement, le petit garçon risquait d'être rejeté ?

Chaque chose en son temps, se répéta-t-elle encore tandis qu'elle marchait à côté du chariot de Josh dans les couloirs menant au service de radiologie. Elle lui pressait la main, autant pour se rassurer que pour réconforter l'enfant qui somnolait toujours.

De toute façon, elle ne pouvait rien entreprendre avant d'avoir les résultats des tests, ce qui lui laissait le temps de réfléchir à la façon dont elle passerait à l'action.

Rick sentit son cœur se serrer, à la vue de l'adolescent de treize ans qui gisait, livide et immobile, sur un lit du service de réanimation. Flanqué d'appareils de contrôle, de perfusions, de l'équipe médicale et de ses deux parents qui semblaient affolés.

La mère recommença à pleurer, tandis que le père lui passait un bras autour des épaules.

— Il vit toujours, disait-il d'une voix enrouée. Tout ira bien, tu verras. Le docteur sait ce qu'il fait. Tout ira bien.

Il baissa les yeux vers son fils, mais détourna rapidement le regard. Le spectacle était encore trop horrible. Le garçon avait la tête entourée de bandages, des yeux si gonflés qu'on ne voyait même pas ses cils, et puis il y avait cet affreux hématome et cette lèvre fendue. Le blessé était méconnaissable, même pour sa famille la plus proche.

C'était le genre de cas que Rick trouvait particulièrement éprouvant. Toute une famille anéantie à cause d'un terrible accident. Simon rentrait de l'école sur sa bicyclette lorsqu'il avait été renversé par un camion de livraison qui roulait trop vite. Il avait la jambe cassée mais, pour l'instant, le plus inquiétant était sa blessure à la tête. Il était placé sous respiration artificielle et venait d'être opéré, mais Rick n'était pas certain du résultat. Même si Simon survivait, il risquait de garder de lourdes séquelles de l'accident.

Ses parents étaient dans un état lamentable. Choqués, terrifiés, ils voulaient rester près de leur fils. Ils vivaient ce qui était le pire cauchemar de tous les parents, et Rick avait assisté trop souvent à ce genre de scène.

Etait-ce pour cette raison qu'il n'avait jamais vraiment songé à fonder une famille ? Il n'était pas aussi hostile que Jet à l'idée même du mariage, mais il ne s'imaginait pas non plus suivre le même chemin que Max. Il se situait quelque part entre les deux. Le désir était là, mais encore en sommeil. Etouffé, peut-être, par le souvenir de sa propre enfance.

Etre parent impliquait de devoir faire face à tout un tas de problèmes. Il était donc tentant de décider que c'était trop difficile. Et, si l'on restait longtemps sur cette position, il était trop tard ensuite pour modifier quoi que ce soit. La seule solution, alors, était de renoncer à être père et de se dire qu'on n'en avait sans doute pas eu vraiment envie.

Il était tard lorsque Rick quitta le service de réanimation, mais il passa encore un long moment à l'hôpital, visitant ses autres patients. Il n'était pas pressé de rentrer chez lui parce que cela impliquait de retourner dans son bureau pour prendre ses clés. Et il ne tenait pas à y aller.

Dire qu'il y a quelques jours à peine, il supportait mal la présence de ses deux amis et avait envie de se retrouver seul pour pouvoir réfléchir tranquillement. A présent, lorsqu'il était las d'être en tête à tête avec lui-même, il ne pouvait plus compter sur personne pour lui tenir compagnie.

Il avait dit à Max qu'il allait très bien et qu'en aucun cas son ami ne devait repousser son voyage de noces — un séjour d'une semaine qu'il avait prévu de faire à Rarotonga avec Ellie et Mattie. Rick était sincère, alors, mais il ignorait encore que Jet avait reçu une convocation de l'armée. Il faisait partie du personnel médical d'une unité d'élite, le SAS. Il allait passer trois mois à s'entraîner et à intervenir dans des zones où l'on avait besoin des compétences spécifiques de cette unité. Il avait quitté la ville la veille, emportant ses affaires personnelles dans un sac à dos. Il avait rangé sa moto dans le garage de Rick et était parti, le visage illuminé à la perspective de la vie d'aventure qui l'attendait.

Rick n'avait plus personne à qui parler.

De la dure journée qu'il venait de vivre à l'hôpital.

Ou de l'enveloppe qu'il avait trouvée dans son courrier cet après-midi, quelques secondes avant d'être appelé aux urgences où l'on venait d'amener Simon.

Il savait ce que contenait cette enveloppe.

Les résultats du test ADN.

La feuille de papier qui se trouvait dans l'enveloppe pouvait être un passeport pour la liberté, ou bien une condamnation à perpétuité.

Etre père ou non ne dépendait peut-être plus de lui. Il avait cru trouver une solution qui arrangerait tout le monde mais, en réalité, il n'avait aucune idée de la façon dont il réagirait s'il découvrait qu'il était vraiment le père de Josh.

Peut-être n'avait-il pas besoin d'avoir ses amis auprès de lui. Il pouvait presque entendre ce que Jet lui dirait d'un ton impatient.

« Il y a une seule façon de le savoir, vieux. Pour l'amour du ciel, vas-y, c'est tout. Ouvre cette enveloppe. »

Avec un sourire sans joie, Rick regagna son bureau.

Quelques minutes plus tard, il contemplait ses mains avec consternation. Il était un chirurgien jouissant d'une réputation dont il pouvait être fier. Il effectuait des opérations délicates sur les cerveaux et les colonnes vertébrales de ses patients. Des interventions qui exigeaient une absolue précision et jamais encore ses mains ne l'avaient trahi. Jamais elles ne tremblaient.

Et, maintenant, c'était avec des doigts tremblants qu'il déchirait cette enveloppe.

3

— Veux-tu que je commence par les bonnes nouvelles ou par les mauvaises ?

Josh leva les yeux au ciel et poussa un soupir.

— Par les mauvaises.

— Tu vas rester ici pour commencer un nouveau traitement la semaine prochaine.

— Encore de la chimio ?

— Oui.

Sarah s'efforçait de prendre un ton optimiste, mais ce n'était pas facile. Josh la regardait attentivement.

— Bon, dit-il. Ce sera comme la dernière fois ?

— Pas exactement. Ils vont sortir l'artillerie lourde, ce coup-ci, et essayer de détruire toutes les cellules cancéreuses. En plus des médicaments, tu auras aussi de la radiothérapie.

Josh ouvrit de grands yeux.

— Je vais recevoir des rayons ? Est-ce que je deviendrai tout vert, ou bien phosphorescent ?

Sarah sourit.

— Non ! Et n'espère pas non plus acquérir des super-pouvoirs. C'est comme si tu passais une radio, mais avec une très forte dose de rayons X.

Josh était un enfant intelligent. Il comprenait beaucoup plus de choses que la plupart des gens ne le pensaient, et Sarah s'était toujours montrée honnête avec lui. Lorsqu'il la questionnait, elle lui disait la vérité sans pour autant entrer dans les détails. Josh semblait savoir quelle quantité d'informations il pouvait gérer et, comme beaucoup d'enfants souffrant d'une grave maladie, il faisait preuve d'une très grande maturité pour son âge.

Parfois, il impressionnait Sarah par la façon dont il acceptait les choses. Il comprenait ce qu'était la mort bien mieux que n'importe quel autre enfant. Il n'en avait pas peur, mais il adorait la vie et, instinctivement, il essayait de profiter au maximum de chaque instant. Pourtant, durant un bref instant, il ne fut plus qu'un petit garçon comme les autres.

— Est-ce que cela va faire mal ? s'enquit-il d'une petite voix.

— Non.

Elle résista à l'envie de le serrer dans ses bras. Elle savait que Josh avait passé l'âge de ce genre d'effusion. Il préférait faire face, comme maintenant, en redressant les épaules et en relevant le menton.

— Alors, ça va, dit-il. C'est tout ?

— Pas tout à fait. On va te poser de nouveau un cathéter Hickman.

Il en avait déjà eu un, lors de sa première chimiothérapie. Le cathéter était introduit dans une veine et restait en place. Cela permettait d'administrer les différents médicaments et de prélever des échantillons de sang sans avoir besoin de procéder à des piqûres multiples, évitant ainsi à la fois de la souffrance et les risques d'infection.

— Mais je dormirai quand ils me feront tout cela, non ?

— Oh oui, bien sûr.

— Est-ce que je vais encore être très malade ?

Sarah eut du mal à ne pas détourner le regard.

— C'est possible, Josh. Ils te donneront quelque chose pour que tu n'aies pas de nausées.

— Est-ce la dernière fois que j'ai à subir tout cela ?

— Nous l'espérons tous, mon chéri.

— Quand va-t-on commencer ?

— Eh bien, voilà la bonne nouvelle. Le traitement ne débutera que dans quelques jours et, en attendant, tu as le droit de rentrer à la maison. Tu pourras faire tout ce que tu veux. Nous irons acheter des DVD, des livres, et tout ce que tu aimerais emporter à l'hôpital avec toi.

— Ils ont déjà des tonnes de choses, ici. Est-ce que je reviendrai dans cette chambre ou bien je pourrai être avec les autres enfants qui sont en chimio ? Oscar a la même maladie que moi et il m'a dit qu'il y avait un lit de libre dans sa chambre.

Sarah respira à fond. La « bonne » nouvelle n'avait pas duré bien longtemps.

— Tu ne seras pas dans ce service, Josh, tu iras dans une unité spéciale. Tu auras ta propre chambre et tout ce dont tu auras besoin, mais ce sera...

Oh, Seigneur ! Comment prendre un ton dégagé pour lui annoncer qu'il serait mis à l'isolement pendant des semaines ?

— Ce sera une chambre stérile. Pour éviter que tu n'attrapes une infection.

— Mais je vais mieux ! Je n'ai plus de fièvre.

— Ton traitement, cette fois, sera différent. Tu sais, n'est-ce pas, que la leucémie fait apparaître de mauvaises cellules dans ta moelle osseuse ?

— Oui. C'est pour cela qu'ils me font des trous dans le dos. Pour prendre de la moelle et regarder les cellules au microscope.

— Ce nouveau traitement est conçu pour éliminer toutes ces mauvaises cellules, mais il détruit aussi les bonnes. Le Dr Mike t'expliquera tout cela très bien mais, en résumé, cela veut dire que, pendant quelque temps, tu n'auras plus cette moelle osseuse dont le travail consiste à faire du sang neuf et à te protéger des microbes.

— Qu'est-ce qui va se passer, alors ?

— On te donnera une nouvelle moelle. Au bout d'un moment, lorsqu'elle sera bien installée dans tes os, elle commencera à faire du nouveau sang. Du sang parfaitement sain.

Josh écoutait avec attention.

— Et alors, je serai guéri ?

— C'est ce qui est prévu, répondit Sarah avec un sourire. La chance que nous attendions tous.

— Cela veut dire que tu as trouvé mon papa ?

Sarah retint son souffle. Elle n'avait jamais dit à Josh qu'elle recherchait son père biologique. Il n'avait jamais posé de question. Elle lui avait présenté leur voyage aux Etats-Unis comme l'occasion de visiter Disneyland, et les visites à l'hôpital et chez le médecin comme un simple contrôle médical qu'ils devaient faire durant leur séjour à l'étranger. Avait-il entendu quelque chose ? Ou lu ses e-mails ?

— Qui est-ce ?

Sarah garda le silence. Rick s'était montré très clair à ce sujet.

— De toute façon, continua Josh, je le sais déjà.

— Quoi ?

— C'est l'ami de Max. L'homme qui était au mariage. Rick.

— Comment le sais-tu ? demanda Sarah, stupéfaite.

— Je t'ai entendue quand tu parlais avec Ellie. Tu lui as promis de ne rien dire avant que le mariage ne soit terminé. Et... tu le regardais d'une drôle de façon. Tu n'arrêtais pas de le dévisager.

— Vraiment ?

Elle était désemparée. Comment allait-elle expliquer cela à Rick ? Jamais il ne croirait que Josh avait deviné tout seul la vérité. Il serait furieux.

— Comment se fait-il qu'il ne savait pas ?

— Qu'il était ton papa ?

Josh hocha la tête.

— Ce sont des choses qui arrivent. Une femme peut tomber enceinte et avoir un bébé mais, si elle ne dit rien au papa et qu'ils ne vivent plus ensemble, il n'a aucun moyen de savoir qu'il a un enfant.

— Mais, maintenant, il le sait ?

Ce fut au tour de Sarah de hocher la tête.

— Alors, pourquoi ne vient-il pas me voir ?

Bonne question. Elle avait posé à peu près la même à Mike Randall lorsqu'il était venu lui annoncer que les résultats des analyses permettaient de procéder à une greffe de moelle, Rick et Josh étant parfaitement compatibles. Mais Mike n'avait pas pu lui répondre, et elle-même devait faire très attention à ce qu'elle allait dire à l'enfant.

— Tu sais quoi ? finit-elle par demander.

— Quoi donc ?

— Je crois qu'il a peur de toi.

Josh la dévisagea, l'air étonné, puis il secoua la tête.

— Je ne suis qu'un enfant. C'est un adulte et il fait de la moto. Pourquoi aurait-il peur de moi ?

— Etre parent peut faire peur, tenta-t-elle d'expliquer. Surtout quand cela vous arrive brusquement. Soudain, apparaît quelqu'un dont vous devenez responsable. Vous devez en prendre soin et... l'aimer. Cela peut faire un choc.

— J'imagine.

Josh la regarda attentivement.

— As-tu eu peur de moi ?

Elle sourit.

— Bien sûr ! Mais j'avais aussi très envie de t'avoir avec moi, et tu sais que je t'aime plus que tout, n'est-ce pas ?

Elle le serra dans ses bras et lui donna un gros baiser sur le front. Josh fit la grimace, s'agitant pour essayer de se libérer.

— Il sera bien obligé de venir me voir, dit-il d'un ton décisif.

— Comment cela ?

— Lorsqu'il me donnera sa moelle osseuse.

Cette fois encore, Sarah garda le silence. Il était fort possible que tout ce que Josh verrait de Rick ce serait la moelle qu'il recevrait. Comme elle aurait voulu lui éviter la souffrance de se sentir rejeté ! Mais le rejet était déjà là, puisqu'il connaissait l'identité de son père et qu'il attendait une visite qui ne viendrait sans doute jamais.

— Tu peux lui dire que ce n'est pas si effrayant que cela, dit le petit garçon.

— Oh, Josh !

Elle eut un petit rire. Si seulement ce pouvait être aussi facile !

— Je le ferai, promit-elle, mais ne compte pas trop là-dessus. Rick est peut-être plus craintif encore que je ne l'étais. Et puis je n'avais pas trop le choix, pas vrai ? Un beau jour, tu es apparu sur le pas de ma porte et...

Elle lui adressa un sourire qui exprimait tout l'amour qu'elle lui portait.

— Et tu es le plus beau cadeau que j'ai reçu de toute ma vie.

Josh hocha la tête, l'air pensif.

— Alors, tu pourrais peut-être m'offrir à mon papa.

— Quoi ?

— Pas pour toujours. S'il me trouvait sur le pas de sa porte, peut-être qu'il cesserait d'avoir peur. Peut-être qu'il trouverait, lui aussi, que je suis un beau cadeau.

Sarah ferma les yeux. L'idée de Josh était audacieuse et géniale, mais impossible à réaliser.

Elle secoua la tête.

— Il... heu... n'appréciera peut-être pas beaucoup, mon chéri.

Sauf qu'il lui revenait maintenant à la mémoire ce qu'Ellie lui avait dit, juste avant de partir en lune de miel. La jeune femme lui avait donné l'adresse de Rick, au cas où elle aurait besoin d'aide pendant l'absence de ses amis.

« Il fera tout son possible pour t'aider, avait-elle dit d'un ton convaincu. C'est un type bien. Tous les trois sont des types bien. Je leur fais pleinement confiance et je serais prête à leur confier ma vie. Et celle de Mattie. »

— Cela se passera bien, dit Josh. Il verra que je ne suis pas si effrayant que ça. Et puis j'aimerais beaucoup faire un tour sur sa moto. Il a dit qu'il m'emmènerait.

— Pas question ! s'écria Sarah.

Josh prit un air espiègle.

— Tu as dit que je pourrai faire tout ce que je voudrais ! Eh bien, je veux faire un tour en moto !

— Pourquoi ? Ces machines sont affreusement dangereuses.

— Maman m'a dit que mon papa avait une moto. Et un blouson de cuir. Elle a dit aussi qu'il était le plus gentil et le plus bel homme qu'il y ait au monde.

Mon Dieu... Lucy savait-elle depuis toujours qui était le père de Josh ? Ou bien l'avait-elle deviné en voyant grandir son enfant et en retrouvant chez lui quelque chose de l'homme qu'elle avait aimé en secret ? Ou peut-être avait-elle simplement voulu donner à son fils l'image d'un père idéal dont il pourrait être fier.

— Je peux mourir, dit Josh avec calme. Et si cela arrivait avant que je sache quel effet cela fait d'être sur une moto ?

Il savait la prendre par les sentiments, se dit Sarah, le cœur déchiré. Comment résister à ce genre de chantage ?

Josh arborait à présent un grand sourire. Il avait pris l'avantage sur elle, et tous deux le savaient.

Rick était en train de penser à Simon lorsqu'on sonna à sa porte.

Son jeune patient hospitalisé dans le service de réanimation commençait à pouvoir respirer tout seul, et bientôt on pourrait le débarrasser de l'appareil qui le ventilait. Il paraissait maintenant sorti d'affaires. Il était sauvé, mais à quel prix ? Quelles séquelles garderait-il ? Ses parents se réjouissaient de le voir faire des progrès de jour en jour, mais comment réagiraient-ils si leur fils ne pouvait plus parler ? Ou bien ne pouvait plus marcher ? Ou s'il ne les reconnaissait plus ?

Lorsqu'il ouvrit la porte, sa surprise fut totale.

— Josh ? Mais qu'est-ce que fais-tu ici ?

— C'est Sarah qui m'a amené.

— Comment cela ?

Rick regarda par-dessus la tête du petit garçon. Une voiture rouge était arrêtée au bout de l'allée. A cette heure-ci, reprendre sa place dans le flot de voitures qui circulaient sur cette grande artère était une manœuvre délicate. Cela prendrait bien une minute ou deux à Sarah.

— Je suis venu vous voir, dit Josh.

Il affichait un air confiant, presque triomphant. Un air qui semblait dire « Tu ne peux pas me chasser parce que je suis ton fils ». Il avait un sac de voyage posé par terre près de lui.

— Attends-moi une minute, bonhomme, dit Rick en s'efforçant de sourire. Je reviens tout de suite.

Jamais il n'avait dévalé l'allée aussi vite. La colère lui donnait des ailes. A quel jeu pervers Sarah se livrait-elle ?

Il arriva à sa hauteur au moment où elle démarrait. Sans réfléchir, il se jeta devant sa voiture et asséna un coup de poing sur le capot, comme s'il espérait l'arrêter ainsi.

En tout cas, cela réussit. Sarah écrasa la pédale du frein, et la voiture s'immobilisa en faisant une embardée. Rick s'approcha de la portière du côté conducteur. La vitre était baissée. Sarah regardait droit devant elle, les mains encore crispées sur le volant.

— Que se passe-t-il ? demanda-t-il d'une voix glaciale.

Sarah tressaillit et évita de le regarder.

— Josh voulait vous voir. Il m'a dit que vous lui aviez promis de l'emmener faire un tour en moto et il veut en parler avec vous.

Rick déglutit avec difficulté. Cela n'avait aucun sens. Lorsqu'il avait fait cette proposition, le jour du mariage, Sarah avait réagi comme s'il avait eu l'intention de tuer Josh. Mais ce n'était pas le moment de se demander pourquoi la jeune femme avait changé d'avis. Il y avait des choses plus importantes à régler.

— Et alors, vous l'avez simplement laissé devant ma porte ? Quelle sorte de tante êtes-vous ? Et si vous vous étiez trompée d'adresse ? Ou si je n'avais pas été chez moi ?

— J'ai demandé à Mike de vérifier votre emploi du temps. Je connaissais déjà votre adresse. Et… et j'ai attendu jusqu'au moment où je vous ai vu ouvrir la porte.

Elle lui jeta un regard en coin où se lisait un mélange de défi et de culpabilité. Une expression qui lui rappela le temps de l'adolescence. Lorsqu'on fait quelque chose qu'on croit devoir faire, tout en sachant qu'on aura de gros ennuis si l'on est pris sur le fait.

Mais il n'avait pas l'intention de se laisser distraire ni attendrir par les raisons qui avaient pu pousser Sarah à se conduire de cette façon.

— Est-ce un jeu pour vous ? Vous croyez que je vais changer d'avis et lui dire que je suis son père simplement parce que nous nous trouverons face à face ?

Cette fois, Sarah le regarda dans les yeux.

— Ce ne sera pas nécessaire. Josh le sait déjà.

— Vous lui avez dit ? s'écria Rick d'un ton incrédule. Après que j'ai bien spécifié ne pas vouloir qu'il...

Sarah ne lui laissa pas le temps de terminer sa phrase.

— Non, je ne lui ai rien dit. Je pensais qu'il avait le droit de savoir, mais je me suis tue, car je ne voulais pas qu'il apprenne que vous refusiez de le reconnaître. C'est Josh qui m'a dit que vous étiez son père, et je n'ai pas pu lui mentir.

Rick sentit un grand froid l'envahir. Etait-ce la peur ? Mais quelque chose brûlait aussi en lui. Comme de la colère.

— Je ne vous crois pas.

— C'est votre droit, riposta Sarah d'un ton sec. Mais, si vous voulez savoir la vérité, Josh avait envie de vous voir. Et c'est lui qui a eu l'idée de se présenter chez vous.

— Très mauvaise idée. Je déteste qu'on me force la main.

— J'en suis convaincue.

— Avez-vous réfléchi au risque que vous preniez ? Tout cela me déplaît profondément, Sarah. Et si je refusais finalement de donner ma moelle ?

— Jamais vous ne feriez cela.

Elle semblait si affirmative qu'il s'énerva.

— Comment pouvez-vous en être si sûre ?

Il vit la peur apparaître sur le visage de la jeune femme. Curieusement, se trouver en position de force ne lui procura aucun sentiment de satisfaction.

— Je me fie à mon instinct, admit Sarah. Je ne crois pas que vous soyez homme à ne pas tenir vos promesses.

Ils savaient tous les deux qu'elle ne parlait pas du tour en moto qu'il avait proposé à Josh. Il était évident qu'il ne refuserait pas d'être donneur alors qu'une vie était en jeu — la vie de son fils. Mais, maintenant, tout devenait plus compliqué.

Et cela le mettait en colère. De voir sa vie ainsi bousculée. D'être manipulé par une femme et un gamin qui se permettaient d'échafauder des plans alors qu'ils ne le connaissaient même pas. Et il n'avait d'ailleurs aucune envie qu'ils le connaissent. En fait, c'était bien cela le problème. S'il les laissait entrer dans sa vie, plus rien ne serait jamais pareil.

C'était sa vie qui était en jeu. La vie qu'il avait toujours menée. Et il avait l'horrible sentiment qu'il ne sortirait pas vainqueur de cette bataille.

Il croisa les bras et fixa Sarah d'un regard furibond.

— Cela ressemble tout de même à une sorte de pari, non ?

— Oui. Je fais le pari que vous êtes un être humain digne de ce nom.

Elle reprenait ses mots, les mots exacts qu'il avait employés quelque temps auparavant lorsqu'il avait affirmé que le père de Josh, s'il était retrouvé, n'aurait pas le cœur de refuser de faire ce qu'on attendait de lui.

— Si vous revenez sur votre promesse, dit Sarah, Josh mourra. Je vais travailler au Queen Mary Hospital et, chaque fois que vous me verrez, vous vous souviendrez de lui et de ce que vous avez refusé de faire pour le sauver.

— Je pourrais très bien partir ailleurs.

Rick serra le poing. Certes, sa réponse était puérile, mais il était désespéré. Il y avait sur le pas de sa porte un petit garçon qui attendait son père biologique. Lorsqu'il regagnerait son appartement, il serait père, qu'il le veuille ou non.

Le regard de Sarah s'était adouci.

— Vous vous souviendrez quand même de lui, dit-elle. Chaque fois que vous verrez un petit garçon.

— Mais à quoi pensiez-vous en le laissant ici? Combien de temps exactement aviez-vous l'intention de l'abandonner ?

— Josh devait m'envoyer un texto pour que je revienne le chercher s'il ne se sentait pas bien avec vous. Et, si je l'ai laissé chez vous, c'est parce que Josh a le droit de savoir quel genre d'homme est son père. Et vous, vous devez savoir qui est votre fils et vous rendre compte ainsi de ce à quoi vous renoncez.

Elle poussa un long soupir.

— Vous êtes déjà impliqué dans cette histoire, Rick. Je pense qu'il faut maintenant vous y investir.

— Pourquoi ? Josh vous a. Jusqu'à présent, cela lui a suffi. Et, aujourd'hui encore, cela reste suffisant.

— Non ! s'écria Sarah en élevant le ton. Ce n'est suffisant ni pour Josh ni pour moi. Avez-vous seulement idée de ce que j'ai vécu à cause de tout cela ? Non, bien sûr. Vous ne voulez même pas y penser. Vous préférez vous tenir à distance. Eh bien, laissez-moi vous dire une chose... J'ai dû tout sacrifier. Vous avez dit que vous n'aimiez pas qu'on vous force la main, mais personne n'aime cela, Rick ! Et, moi, j'ai dû non seulement assumer le rôle de parent, mais aussi faire face à des problèmes auxquels personne n'a envie d'être confronté. Non pas que je n'aime pas Josh. C'est un enfant délicieux et je l'adore, mais cela fait tellement mal de le voir subir toutes ces épreuves. De savoir qu'il peut mourir, finalement, malgré tout ce qu'on essaye de faire.

Des larmes roulaient sur ses joues. Elle les balaya d'un geste rageur.

— Je ne suis que sa tante, dit-elle, la voix enrouée. Vous, vous êtes son père. Grandissez un peu et prenez vos responsabilités.

Elle tourna la clé de contact, mettant le moteur en marche.

— Vous devez bien cela à Josh. Et... peut-être aussi à moi, pour avoir accompli si longtemps votre devoir à votre place.

Elle démarra aussitôt. Rick eut juste le temps de s'écarter.

Il ne lui restait plus qu'à rentrer chez lui où un petit garçon l'attendait, assis sur le pas de sa porte.

Sarah continua de rouler, attendant d'être hors de vue pour s'arrêter. Les larmes l'aveuglaient, et ses mains tremblaient tellement qu'elle avait du mal à tenir le volant.

Arrivée près d'un parking, elle ralentit, gara sa voiture et coupa le moteur. Se penchant en avant, elle appuya son front sur ses mains qui restaient crispées sur le volant.

Ce qu'elle venait de faire — laisser Josh seul avec Rick — avait été l'acte le plus difficile à accomplir de toute sa vie, et elle n'était même pas sûre d'avoir eu raison de le faire.

L'idée que Rick emmène Josh sur sa moto était déjà terrifiante. L'enfant était si fragile si vulnérable. Mais le laisser avec un homme qui pouvait lui briser le cœur était encore bien pire.

Elle ne pouvait même pas rester près de lui et observer ce qui se passait parce que, dans ce cas, la démarche elle-même aurait perdu tout son sens. Il lui était impossible de savoir comment se déroulait la rencontre. Tout ce qu'elle pouvait faire, c'était attendre.

Elle devait avoir confiance.

Et c'était le cas. Elle faisait complètement confiance à Josh. Elle croyait dans son intelligence, son courage et sa maturité.

Alors qu'elle commençait à se calmer et à sécher ses larmes, elle prit conscience d'autre chose.

Sans pouvoir se l'expliquer, elle faisait aussi confiance à Rick.

4

Toute trace de confiance avait disparu du visage de Josh, quand Rick le rejoignit.

Le petit garçon n'avait pas pu entendre la conversation que Rick avait eue avec Sarah au bout de l'allée, mais il avait dû sentir la tension qui régnait entre eux et voir la voiture s'éloigner rapidement. Avait-il remarqué que Sarah ne s'était même pas retournée pour lui jeter un dernier regard avant de partir ?

Cela pouvait expliquer pourquoi il avait l'air si misérable.

Rick fut frappé par sa pâleur. Il avait encore perdu des cheveux. Cet enfant était malade. Non seulement c'était un orphelin, mais il risquait vraiment de mourir dans peu de temps. Il aurait fallu avoir un cœur de pierre pour ne pas être ému par sa situation. Toutefois, malgré son air perdu et vulnérable, Josh donnait aussi l'impression d'être très déterminé.

Rick esquissa un sourire. Il ne pouvait s'empêcher d'admirer le courage de cet enfant. Et sa démarche. Si Josh pouvait lutter contre la maladie avec la même énergie qu'il déployait pour obtenir ce qu'il voulait — comme la promenade en moto —, il avait de grandes chances de guérir.

Sarah n'était plus là, et il ne devait plus penser à elle. A présent, c'était une affaire entre Josh et lui. Il n'était pas question qu'il fasse payer à l'enfant le ressentiment qu'il avait contre la jeune femme.

De toute façon, cette rencontre serait vite expédiée. Il allait emmener Josh faire le tour en moto dont il rêvait et, ensuite, le petit garçon enverrait un texto à sa tante pour qu'elle vienne le chercher.

— Alors, on la prend, cette moto ? proposa-t-il.

D'accord, il évitait ainsi d'entrer dans le cœur du sujet, mais comment faire autrement ? Il pouvait difficilement parler d'emblée de leur relation biologique alors que Josh ignorait que son père savait que lui, son fils, connaissait la vérité.

Le visage du petit garçon s'illumina.

— Oui, ce serait génial.

— Rentrons chez moi, alors, tu pourras poser ton sac.

Rick aimait son appartement. C'était un loft aménagé dans un ancien entrepôt. Ils entrèrent dans la vaste salle de séjour dont la baie vitrée donnait sur un quai où régnait une grande animation. Des ouvriers portant des casques et des gilets de sécurité actionnaient des grues qui chargeaient et déchargeaient des containers voyageant par bateau.

Josh se dirigea vers les grandes fenêtres et, l'air fasciné, contempla le port dont l'activité rappelait celle d'une ruche. Rick le rejoignit et, côte à côte, ils admirèrent le spectacle.

— Pas mal, non ? dit Rick.

— Que fait ce petit bateau, là ?

— C'est un remorqueur. Il va au-devant des gros bateaux pour les guider dans le port. Celui-là appartient aux gardes-côtes. Il fait du sauvetage en mer, parfois dans des conditions très difficiles.

A présent, Josh avait les yeux fixés sur de gros troncs d'arbres qu'une équipe d'ouvriers déchargeait d'un camion à l'aide d'une grue.

— Qu'est-ce qui se passerait s'ils les laissaient tomber ?

— Cela pourrait causer un terrible accident, j'imagine. Mais ils savent ce qu'ils font. Je ne les ai jamais vus faire tomber quoi que ce soit. Bon, si nous allions faire ce tour en moto ?

— D'accord. Mais je peux attendre, vous savez, si vous êtes occupé.

— Non. Nous n'irons pas très loin, de toute façon. Il va bientôt faire nuit, et je ne veux pas que tu prennes froid.

— Où est votre moto ?

— Il y a un garage au sous-sol. L'escalier est à côté de la cuisine.

— Vous vivez tout seul ?

— En ce moment, oui. Mais Max a habité ici avec moi, et Jet aussi.

— Qui est Jet ?

— Tu étais assis près de lui au mariage de Max et d'Ellie. Il tenait le bébé.

— Où est-il, maintenant ?

— Il a dû retourner à l'armée. Il est médecin et s'occupe des soldats qu'il va parfois secourir en hélicoptère.

— Ouah ! Génial.

— Les motos aussi, c'est génial, non ? Viens voir la mienne.

Ils descendirent au garage qui abritait non seulement la moto de Rick, mais aussi son 4x4 et la moto de Jet.

— Elle te plaît ? dit-il en montrant la grosse machine noire qui brillait de tous ses chromes. C'est une Ducati. Sous la bâche, là-bas, c'est celle de Jet. Une Superbike. Elle est plus puissante que la mienne mais, celle-ci, c'est mon bébé.

Il caressa avec tendresse la Ducati et surprit le regard curieux de Josh. L'enfant semblait intrigué par son comportement. Sarah lui aurait-elle dit qu'elle le trouvait immature ?

— Bon, il va falloir te trouver un blouson et un casque, dit-il précipitamment. Nous allons prendre ceux de Jet, il n'y verrait sûrement aucun inconvénient. Ils seront bien trop grands pour toi, mais en rembourrant le casque, cela ira. C'est la protection la plus importante.

Les mains de Josh flottaient dans les gants de cuir de Jet et, sous le casque, on ne voyait plus qu'une paire d'yeux noirs qui brillaient d'excitation.

— Sarah dit que les motos sont terriblement dangereuses, déclara-t-il.

— Sarah n'est pas un garçon, rétorqua Rick comme pour excuser la jeune femme.

Ce n'était pas non plus une fille, pensa-t-il tandis qu'ils sortaient du garage et qu'il aidait Josh à grimper sur le siège arrière. C'était une vraie femme. Il s'étonnait encore qu'elle ait autorisé cette sortie à moto alors que ces engins la terrorisaient. Le fait qu'elle ait pu dominer ses peurs pour laisser Josh faire ce qu'il voulait prouvait sa grande force de caractère.

Et qu'elle ait autorisé Rick à emmener l'enfant prouvait surtout qu'elle lui faisait totalement confiance. Il saurait s'en montrer digne.

— Mets tes bras autour de ma taille et accroche-toi bien, ordonna-t-il. Surtout, tu ne me lâches pas, d'accord ?

— D'accord.

— Nous allons rouler vers le quai pour que tu puisses voir les bateaux et, ensuite, nous monterons sur la colline, et ce sera tout. Et nous irons doucement. Compris ?

— Compris, dit Josh en le tenant solidement par la taille. Allons-y.

Et ils démarrèrent.

Sarah n'était pas pressée de rentrer chez elle.

Assise dans sa voiture, elle avait à présent séché ses larmes et contemplait les eaux grises du port en réfléchissant à tout ce qu'elle aurait à faire dans les jours à venir. Préparer le linge dont Josh aurait besoin à l'hôpital. Choisir les jeux, les livres et les DVD qui le distrairaient durant les semaines qu'il passerait là-bas. Et peut-être aussi prévoir du travail scolaire.

D'autres tâches l'attendaient, qui ne concernaient pas directement Josh, mais qui pourtant étaient d'une importance vitale. Comme, par exemple, aller à la banque pour essayer de négocier un nouveau prêt. Ou payer les factures qui ne cessaient de s'accumuler.

Il lui faudrait bientôt recommencer à travailler. Bien plus tôt qu'elle ne l'aurait voulu, mais elle n'avait pas le choix. Le voyage aux Etats-Unis et le séjour à Auckland avaient presque épuisé toutes ses économies. Si Josh supportait bien sa nouvelle hospitalisation, elle pourrait commencer à faire quelques gardes de nuit pendant qu'il dormirait.

Mais lorsqu'il rentrerait à la maison, ce serait différent. Même si la greffe de moelle osseuse réussissait, il ne pourrait pas retourner à l'école avant des mois. Payer quelqu'un pour le garder pendant qu'elle travaillerait coûterait si cher qu'une bonne partie de son salaire y passerait. Ce ne serait pas une solution.

Chaque chose en son temps.

Cette phrase lui revenait souvent en tête, ces jours-ci, lorsqu'elle risquait de se laisser submerger par les soucis. L'important, c'était de franchir l'obstacle au moment où il se présentait, sans s'inquiéter du suivant. Il serait toujours temps d'y faire face.

Pour le moment, Josh était avec Rick. Sans doute assis à l'arrière d'une de ces horribles motos qui la terrifiaient. Pourvu que l'enfant se tienne bien solidement à lui... A sa place, elle se cramponnerait certainement.

En fait, elle s'imaginait bien, les bras passés autour de la taille de Rick, s'appuyant contre son dos, chevauchant la puissante machine. Curieusement, cette image ne l'effrayait pas autant qu'elle l'aurait cru. Elle la trouvait même si attirante qu'elle sentit son pouls s'accélérer tandis qu'une vague de chaleur l'envahissait.

Elle eut un petit rire étouffé. Si elle continuait sur cette lancée, la prochaine fois ce serait elle qui réclamerait de faire un tour en moto. Au moins, ses folles pensées avaient eu le mérite de la détendre un peu. Elle se sentait mieux, à présent.

Ne s'était-elle pas montrée trop dure envers Rick ?

Lui avait-elle vraiment dit qu'il ferait bien de grandir un peu ? Qu'il lui était redevable d'avoir assumé à sa place le rôle de parent auprès de Josh ?

C'était injuste puisqu'il ignorait jusqu'à l'existence de cet enfant.

Il était célibataire. Il avait un travail très prenant et probablement peu de temps libre pour profiter d'autre chose, comme de sa moto. Ou de son appartement.

Pourquoi avait-il choisi de vivre dans ce quartier ? Et dans ce qui, vu de l'extérieur, ressemblait à un ancien entrepôt ? Cela ne correspondait guère à l'image qu'elle se faisait de Rick. Un play-boy aimant le luxe et la vie facile.

Soudain, elle eut envie de retourner là-bas. Elle pourrait aller s'asseoir dans un café et, si dans une heure, elle n'avait toujours pas reçu de texto de Josh lui réclamant de venir le chercher, c'est que tout se passait bien entre Rick et lui. Elle rentrerait alors chez elle et se jetterait dans une tâche ménagère quelconque pour s'occuper l'esprit.

Après avoir vérifié que la voie était libre dans les deux sens, elle fit demi-tour.

Pour la première fois de sa vie, Rick se sentait nerveux en conduisant sa moto bien-aimée.

Même lorsqu'il avait fait sa première sortie, seul sur sa machine, à l'âge de quinze ans, il n'avait pas éprouvé cette appréhension. Aujourd'hui, il était conscient du danger, de la faible protection qu'offraient les vêtements de cuir et le casque. Durant des années, combien de traumatismes crâniens avait-il vus à l'hôpital, tous dus à des accidents de moto ?

Si Jet le voyait rouler aussi doucement, il afficherait sans doute un sourire narquois. Mais Jet n'avait jamais eu de petit garçon assis à l'arrière de sa moto...

C'était une sensation étrange. Bien différente de ce qu'il éprouvait lorsqu'il avait une fille comme passagère. Il aimait bien sentir les bras d'une jolie fille lui enserrer la taille. Mais cette fois, il s'agissait d'un enfant.

Son enfant.

Ces petits bras cramponnés à lui donnaient à Rick l'impression d'être pris au piège. Plus vite il en aurait fini avec cette promenade, mieux ce serait.

Ils avaient longé le port et ses rangées de containers, puis suivi la route de la côte pendant deux ou trois kilomètres, en direction de Carey's Bay. La circulation était fluide, et Rick commençait à se détendre un peu. Il décida de gagner le sommet d'une colline qui offrait une vue imprenable sur le port et les rues animées de Port Chalmers.

Située dans la banlieue de Dunedin, la petite ville était

imprégnée d'une atmosphère particulière qui attirait les artistes. Rick s'y plaisait beaucoup.

Il s'engagea dans Beach Street, puis George Street, et traversa le centre-ville, bordé de cafés et de galeries d'art. Alors qu'il était arrêté à un feu rouge, il sentit un petit poing le frapper dans le dos.

— Que se passe-t-il, bonhomme ?

— C'est la voiture de Sarah, s'écria l'enfant.

— Quoi ? Où cela ?

Josh pointa le doigt vers la petite voiture rouge, garée devant un café. Puis il agita la main, comme s'il faisait signe à quelqu'un.

Rick dirigea son regard vers la vitrine du café et aperçut Sarah, assise au comptoir, perchée sur un haut tabouret.

Elle les avait vus et paraissait gênée. Ses joues rouges et son air fautif donnèrent à Rick l'envie de profiter un peu de ce renversement de situation.

— On va aller lui dire bonjour, dit-il à Josh. Je boirais volontiers un café.

Mal à l'aise, Sarah déglutit avec difficulté. En la voyant là, rôdant dans le quartier où il vivait, Rick allait certainement penser qu'elle l'espionnait. Et il n'avait pas tout à fait tort.

Josh paraissait minuscule, engoncé dans ses vêtements trop grands pour lui. Rick l'avait aidé à ôter son casque qu'il tenait maintenant dans ses bras. Le père et le fils se ressemblaient décidément beaucoup. Pas seulement parce qu'ils portaient tous deux la même tenue de motard. Il y avait quelque chose dans leur façon de marcher, peut-être. D'occuper l'espace. Sarah eut soudain la sensation bizarre d'être une simple invitée dans leur café. D'être privilégiée de se trouver là. Même les sourires qu'ils lui adressaient offraient une étrange ressemblance.

« Je l'ai fait, semblait dire celui de Rick. Vous voyez ? Je ne suis pas aussi mauvais que vous le pensez. »

« Je l'ai fait, disait le sourire de Josh. Tu vois ? Ce n'est pas aussi dangereux que tu le croyais. »

Rick commanda un café noir sans sucre, et Josh choisit un

milkshake. Comme il réclamait aussi quelque chose à manger, Sarah secoua la tête.

— Nous allons dîner bientôt, dit-elle tout en regrettant de jouer les rabat-joie. Tu sais qu'il te faut une nourriture saine et tu ne dois pas te gaver de gâteaux.

— Qu'y aura-t-il au menu, alors ? s'enquit Rick.

Ils étaient à présent tous les trois assis au comptoir, Josh juché sur un grand tabouret, entre Rick et Sarah.

— Oh, Josh peut manger ce qu'il veut, à condition que ce soit sain, répondit aussitôt Sarah.

— J'aimerais un hamburger, dit Josh. Ils n'en donnent jamais, à l'hôpital.

— Ah !

Sarah renonça à avoir une discussion sur les goûts de Josh.

— Alors, comment s'est passée cette balade en moto ? lui demanda-t-elle en souriant.

— C'était génial ! On a roulé vraiment très vite.

Elle ne put s'empêcher de lancer un regard accusateur à Rick, mais il secoua lentement la tête, sans que Josh ne le voie. Son sourire était si convaincant qu'elle en fut soulagée.

— J'aime beaucoup le blouson que tu portes, dit-elle.

— C'est celui de Jet, déclara l'enfant. Il est parti secourir des soldats en hélicoptère.

— Ouah ! Cela semble très excitant.

— Tu devrais voir la maison de Rick, Sarah. De ses fenêtres, on peut observer les bateaux, les grues, et tout ça. C'est super !

— Vraiment ?

Elle évita de croiser le regard de Rick. Il pourrait croire qu'elle cherchait à se faire inviter chez lui, ce qui n'était pas du tout le cas. L'important, c'était qu'il rencontre Josh. Elle n'avait fait que jouer les intermédiaires, et cela lui suffisait amplement.

Avait-il évoqué avec son fils le lien qui les unissait ? Rick dut lire cette question dans son regard, car il parut brusquement mal à l'aise et, d'un léger mouvement de la tête, lui fit signe que non.

Sarah, déçue, détourna les yeux.

Le silence s'installa. Josh qui ne s'intéressait plus à son

milkshake avait sans doute pris conscience de ce changement d'atmosphère.

— Je dois retourner à l'hôpital lundi, annonça-t-il.

— Je sais, dit Rick.

Et pour cause ! Il allait être convoqué pour qu'on lui prélève sa moelle lorsque Josh serait admis dans le service. Il regarda l'enfant avec attention.

— Sais-tu ce qui va se passer, cette fois ?

— Oui. Je vais recevoir des rayons. Je deviendrai probablement tout vert et phosphorescent.

Rick sourit.

— Peut-être vas-tu aussi acquérir des superpouvoirs et entendre tout ce qui se passe à des kilomètres de là.

— Ou bien devenir invisible, suggéra Josh. Ou voler. J'aimerais bien.

— Et moi donc ! Sais-tu pourquoi tu vas recevoir ces rayons ?

— C'est pour détruire ma moelle osseuse. J'ai une leucémie lymphoblastique aiguë.

Il avait prononcé les mots avec soin, de toute évidence très fier d'avoir pu les mémoriser.

— Qu'est-ce que c'est ? demanda Rick.

Josh leva les yeux au ciel.

— Vous devriez le savoir. Vous êtes médecin, non ?

Rick acquiesça.

— Je le sais, en effet. Je me demandais simplement si, toi, tu le savais.

— Bien sûr ! J'ai compris.

Josh poussa un soupir exaspéré, mais se montra malgré tout coopératif.

— Cela veut dire que mes globules blancs ont des problèmes, et j'en ai trop, alors il n'y a plus assez de place pour les bonnes cellules sanguines, et cela me rend très malade.

Rick hocha la tête.

— J'aimerais qu'on présente les choses aussi clairement à la faculté de médecine.

— Cette fois, continua Josh, je pourrai guérir. Parce que si j'ai une bonne moelle osseuse, elle pourra fabriquer des globules blancs qui n'auront pas de problème.

Sarah vit Rick avaler le reste de son café, comme s'il avait besoin de se donner du courage.

— C'est ma moelle osseuse que tu vas recevoir. Elle m'a toujours donné satisfaction. Sais-tu pourquoi c'est ma moelle que tu vas recevoir, Josh ?

— Oui. Vous êtes mon papa.

Sarah frémit. Il avait prononcé cette phrase d'un ton parfaitement neutre, mais elle restait suspendue dans l'air avec toute la force d'une bombe sur le point d'exploser.

— Oui, dit Rick tranquillement. Je suis ton père.

La nuance était subtile, mais pleine de signification. Un papa s'impliquait dans la vie de son enfant. Il en faisait partie. Un père n'y était pas obligé.

— Mais je l'ignorais, ajouta Rick.

— Je sais.

— Cela a été une sacrée surprise !

— Oui, je sais.

L'enfant pencha la tête et examina avec attention le visage de Rick.

— Mais je ne pense pas que vous ayez vraiment peur.

— Qui a dit que j'avais peur ?

Josh détourna les yeux, cherchant clairement à éviter de répondre. Il regarda ce qui se passait dans la rue et, soudain, son visage s'illumina.

— Regarde le chien, Sarah !

C'était un gros chien au poil très sale. Assis sur le trottoir, il avait la truffe collée à la vitre et regardait fixement Josh.

— Il est génial, non ? s'écria l'enfant.

— Hum...

— Est-ce que je peux aller le caresser ? S'il te plaît ?

— Tu sais, Josh, que tu dois faire attention aux...

Microbes, faillit-elle préciser. *Une infection peut t'être fatale.*

— ... chiens que tu ne connais pas, continua-t-elle, la voix légèrement étranglée. Ils peuvent mordre.

— Celui-là ne me mordra pas, déclara Josh d'un ton convaincu. Regarde-le.

Sarah jeta un autre coup d'œil à l'animal. La langue pendante, il frétillait, balayant le trottoir avec sa queue. Tandis que Josh se laissait glisser de son tabouret, Sarah prit conscience du mutisme de Rick. Elle sentait son regard posé sur elle. De toute évidence, il ne s'était pas laissé distraire par l'arrivée du chien et continuait de se demander qui avait bien pu dire à Josh qu'il n'était qu'un peureux. Peut-être lui devait-elle des explications.

— D'accord, Josh, tu peux aller caresser ce chien, mais juste pour quelques minutes. Et fais attention.

Le petit garçon sortit du café. Sarah croisa le regard de Rick.

— J'ai dit à Josh que cela pouvait faire peur de trouver sur le pas de sa porte un enfant, commença-t-elle prudemment. Et de voir soudain sa vie bousculée de fond en comble.

Le visage fermé de Rick montrait qu'il n'avait pas du tout l'intention de laisser une chose pareille lui arriver.

Elle tourna les yeux vers Josh qui s'était accroupi à côté du chien et lui avait passé les bras autour du cou. L'animal frétillait de bonheur. Soudain, il passa sa grosse langue rose sur le visage du petit garçon. Sarah ne put s'empêcher de frapper contre la vitre pour attirer l'attention de Josh et lui faire signe de renoncer à ces démonstrations de tendresse. Elle le vit pousser un gros soupir et s'éloigner à regret de l'animal.

Le chien le suivit du regard tandis qu'il rentrait dans le café et, à peine la porte s'était-elle refermée qu'il s'éloigna en trottinant.

— Viens finir ton milkshake, ordonna Sarah. Nous allons devoir rentrer chez nous. Une grosse journée nous attend, demain.

— Il n'avait pas de collier, dit Josh d'un air triste. Et il ne devrait pas se promener tout seul dans la rue, pas vrai ?

— Des tas de chiens se promènent tout seuls par ici, expliqua Rick. Je ne m'inquiète pas pour lui. Alors, quel est le programme pour demain ? s'enquit-il gentiment.

— Nous allons surtout faire des achats, répondit Sarah. Les derniers épisodes de Harry Potter, par exemple. Et je dois voir

Mlle Allen, la maîtresse de Josh, pour qu'elle m'indique le travail scolaire qu'il devra faire avec son tuteur, à l'hôpital.

— Quoi ? protesta Josh. Je vais devoir travailler ?

— Tu n'as pas envie de prendre trop de retard, n'est-ce pas ? Tu veux être à niveau lorsque tu retourneras à l'école ?

— Oui, c'est vrai. Sinon, les autres enfants me traiteront d'idiot.

— Tu n'as rien d'un idiot, bonhomme, déclara Rick d'un ton ferme.

Sarah vit que Josh se redressait fièrement sur son tabouret.

— Est-ce que je pourrais avoir un hamburger pour le dîner ?

— On verra.

— Tu as dit que je pourrais avoir tout ce que je voulais !

— Oui, s'il s'agit d'une nourriture saine. Les hamburgers ne sont pas ce que l'on fait de mieux !

— Cela dépend, intervint Rick. Il y a tout près d'ici une boutique où l'on vend de délicieux hamburgers. Avec, par exemple, du poulet, de l'avocat et du bacon. Ou bien un steak. Celui que je préfère se compose d'agneau grillé, de menthe et de concombre au yaourt.

Sarah en avait l'eau à la bouche.

— J'aimerais mieux un hamburger normal ! gémit Josh.

— Ceux-là sont bien meilleurs, décréta Rick d'un ton sans appel. Beaucoup plus sains. Tu peux aussi avoir un cheeseburger.

— Vous avez l'air de connaître le menu par cœur, observa Sarah, amusée.

Il haussa les épaules.

— Jet et moi, nous n'avons pas toujours le temps ni l'envie de cuisiner. Et, croyez-moi, ils sont vraiment tous délicieux.

Sarah jeta un coup d'œil à sa montre.

— Je ne crois pas que ce sera possible. Nous devons aller chercher ton sac, Josh. Et tu as tes médicaments à prendre.

— Et si nous passions à la boutique acheter quelques hamburgers pour aller les manger chez moi ?

Sarah marqua une hésitation, mais Josh hochait la tête avec conviction.

— Oh, oui… c'est ce que je veux faire ! S'il te plaît, Sarah !

Dis oui ! Peut-être qu'on reverra le chien près de la boutique de hamburgers.

Rick s'était montré poli en les invitant chez lui, voilà tout.

Finalement, la situation s'avérait beaucoup plus simple qu'il ne l'avait imaginée.

Josh avait accepté qu'il soit son père avec autant de calme qu'il acceptait, semblait-il, sa maladie. Aucun reproche. Aucune promesse soutirée pour l'avenir.

Il était plus facile de s'entendre avec l'enfant qu'avec sa tante mais, en lançant son invitation, Rick avait aussi proposé une sorte de traité de paix. Il pouvait désormais se débarrasser de la colère qu'il avait ressentie pour elle. Oui, elle lui avait forcé la main. Et elle l'avait manipulé. Mais, de lui-même, jamais il n'aurait proposé de passer du temps avec Josh. Et maintenant qu'il l'avait fait, tout était devenu plus simple et plus facile.

Elle avait fait ce qu'il fallait, sans qu'il ne l'aide, et Rick ne pouvait qu'avoir du respect pour elle.

Et voilà qu'ils étaient là, assis près de la fenêtre dans des fauteuils confortables, en train de manger d'énormes hamburgers et de regarder les lumières du port qui connaissait toujours la même activité, de nuit comme de jour.

C'était bien différent des soirées qu'il avait passées ici avec ses copains mais, finalement, c'était assez agréable. Il se verrait bien faire cela de temps en temps.

Surtout si Sarah venait avec Josh. D'autant qu'il éprouvait un réel plaisir à la regarder. Il la revoyait encore, assise dans le café, une demi-heure plus tôt, léchant ses doigts sur lesquels s'étaient répandues quelques gouttes du breuvage brûlant. Elle lui plaisait ; comme si la situation n'était pas déjà assez compliquée comme ça. Bien sûr, l'attirance qu'il éprouvait pour l'ange gardien de son fils était plutôt déplacée, mais il lui suffisait d'y résister, et il n'y aurait probablement pas de problème.

Dès qu'ils eurent fini de dîner, Sarah et Josh s'en allèrent, car l'enfant était épuisé. Rick les accompagna jusqu'à leur voiture. A peine installé à l'intérieur, Josh ferma les yeux.

— Est-ce qu'il va bien ? demanda Rick, inquiet, avant que Sarah ne prenne place derrière le volant.

— Il est très fatigué. La journée a été pleine d'émotions pour lui.

Et pour moi aussi, songea Rick.

— Je voulais vous dire… Tous ces achats que vous comptez faire demain…

— Oui ?

— Il y a des choses dont Josh aura besoin durant son séjour à l'hôpital ?

— Oui, répondit Sarah.

Elle haussait les sourcils, l'air intriguée.

— Je voudrais… heu… j'aimerais participer financièrement.

Il y eut un silence pesant.

— Ce n'est pas nécessaire, dit enfin Sarah.

Rick, peu convaincu, s'apprêtait à insister, mais il en fut empêché par la façon dont elle le regardait. Un regard profond, intense.

— Ce que Josh attend de vous, c'est quelque chose qu'on ne peut pas se procurer avec de l'argent, dit-elle doucement. Il a besoin de quelque chose qu'il n'a jamais eu. Un papa.

Rick ressentit une tension dans chacun de ses muscles.

— Je ne peux pas me transformer en papa, Sarah. Je ne saurais même pas par où commencer.

Elle sourit.

— Il n'existe pas de manuel pour cela. Il suffit de faire de votre mieux, aussi longtemps que vous le pourrez. Cela ne durera peut-être pas très longtemps. Ne pourriez-vous pas au moins essayer ?

Rick fut saisi d'une envie folle de battre en retraite. Aussi vite et aussi loin que possible. Pourtant, quelque chose l'empêchait de s'enfuir. Il ne pouvait pas se dérober. Pas maintenant. Aujourd'hui, quelque chose avait changé, grâce à Sarah et à l'extraordinaire petit garçon qu'était son fils.

Peut-être aussi avait-il un peu mûri.

Il hocha la tête, lentement mais sûrement. Il réussit même à sourire.

— J'essayerai, dit-il. Je ne vous garantis rien, mais je ferai de mon mieux.

— C'est tout ce que vous avez à faire, répondit Sarah en souriant.

Elle se dressa sur la pointe des pieds et le serra dans ses bras.

— Merci.

L'étreinte fut brève.

Mais Rick en était encore tout ému, bien longtemps après que la voiture qui emmenait Sarah et Josh ait disparu dans la nuit.

5

Josh rentra à l'hôpital le lundi matin, de bonne heure.

Il reçut des sédatifs avant qu'on ne lui insère le cathéter Hickman juste sous la clavicule et, vers midi, commença la chimiothérapie intensive destinée à détruire sa moelle osseuse.

La chambre qu'il allait devoir occuper durant les suivantes semaines dans le service de transplantation de moelle osseuse faisait à Sarah l'effet d'une prison. Outre un lit pour Josh, elle contenait deux fauteuils inclinables dans lesquels on pouvait sans doute dormir assez confortablement. Une petite salle de bains contiguë à la chambre était équipée d'un lavabo, d'une douche et de toilettes.

La pièce était séparée du couloir par une baie vitrée. En face, il y avait une chambre identique dont les rideaux étaient déjà tirés.

Sarah détourna les yeux de cet environnement déprimant et reporta son attention sur Josh. Adossé à ses oreillers, il semblait somnoler. A côté de lui, sa peluche préférée jetait une note de couleur dans l'univers impersonnel de sa chambre. Le haut de sa veste de pyjama n'était pas boutonné, laissant voir le pansement qui recouvrait l'endroit où le cathéter avait été introduit.

L'enfant était équipé d'électrodes et de câbles qui le reliaient à un moniteur cardiaque. Un tensiomètre lui entourait le bras et se gonflait automatiquement à intervalles réguliers pour enregistrer sa tension artérielle. Un petit appareil fixé sur le majeur de son autre main permettait de mesurer la saturation en oxygène dans le sang.

Sarah essuya une larme sur sa joue. Elle était habitée par une impression de déjà-vu. Comme si elle se trouvait de nouveau plongée dans quelque chose qu'elle aurait voulu à tout prix éviter. Un océan de solitude, de déception et de tristesse.

Quelqu'un frappa doucement à la porte et entra. Le visiteur portait l'uniforme dont toute personne pénétrant dans cette chambre était tenu de s'équiper, y compris elle-même. Une grande blouse verte et un masque blanc destinés à éliminer tout risque d'infection, mais qui avaient aussi pour effet de rendre tout le monde identique et l'environnement encore plus impersonnel.

Le masque empêchant de voir les expressions du visage, les yeux prenaient toute leur importance et constituaient un mode de communication incroyablement efficace. Cette fois, pourtant, Sarah identifia le visiteur avant même d'avoir croisé son regard. Elle avait tout de suite reconnu cette haute silhouette massive qui emplissait tout l'espace.

— Rick !

— Le moment est peut-être mal choisi pour faire une petite visite ?

— Mais non, pas du tout ! C'est juste que...

Elle ne s'attendait pas à le voir ici, surtout si vite, voilà tout. Certes, il avait dit qu'il s'efforcerait de faire de son mieux pour tenir son rôle de père, mais...

Leur échange avait réveillé Josh.

— Qu'est-ce que c'est ? demanda-t-il d'une voix endormie.

— Hé, bonhomme, comment te sens-tu ? demanda Rick.

— Je n'ai pas mal au cœur, pour l'instant.

— Génial !

— Qu'est-ce que vous avez là ?

— Ceci ?

Rick attrapa l'objet volumineux appuyé contre sa jambe.

— C'est un panneau de liège.

— Vous ne pouvez pas apporter ici des choses de ce genre, dit Sarah. Il y a un risque d'infection, et c'est...

— Il a été décontaminé, coupa Rick. A fond. Tout comme ceci.

Elle n'avait pas remarqué la boîte. A présent, elle était aussi curieuse que Josh.

— Ici, cela me paraît le meilleur endroit, continua Rick.

Il posa le panneau de liège contre le mur, sous la paroi vitrée qui donnait sur le couloir.

— Tu pourras le voir même si tu es couché dans ton lit. Qu'en penses-tu, Josh ?

— Oui, là, je le verrai bien.

Sarah nota le ton peu enthousiaste de l'enfant. Un panneau de liège ? Josh était-il censé y accrocher ses dessins, comme s'il avait cinq ans ? Ou bien les cartes postales qu'il recevrait ? Mais il n'avait pas de famille, à part elle. Et son père.

— Parfait, dit Rick. Mais j'ai autre chose pour toi.

Il ouvrit la boîte. Josh dont les paupières commençaient à tomber ouvrit brusquement les yeux.

— Qu'est-ce que c'est ?

— Un appareil photo. Je sais qu'il a l'air un peu bizarre. C'est un vieil appareil, pas un numérique. On utilisait cela, autrefois. C'est un Polaroid. Il fait des photos qu'il développe en deux minutes.

Il tourna le Polaroid vers Josh et appuya sur un bouton. Presque aussitôt, une petite carte blanche commença à sortir de l'appareil.

— Voilà la photo, expliqua-t-il. Dans une minute ou deux, elle apparaîtra. Tiens, regarde !

Il était à côté de la tête du lit, à présent, et montrait la photo au petit garçon. Sarah les regardait et elle sentit l'émotion la gagner à les voir ainsi réunis. Elle n'aurait pas cru que Rick viendrait si vite rendre visite à son fils. Josh semblait fasciné par le Polaroid. Il en oubliait tout le reste. Elle aussi. Curieusement, elle n'éprouvait plus ni peur ni solitude ni l'impression d'être emprisonnée entre ces quatre murs. Mieux valait reléguer tout cela dans un coin de son cerveau et l'y laisser tant que Rick serait là.

— Hé... mais c'est moi ! s'exclama Josh, l'air ravi.

— Mais oui. C'est une photo de toi, prise le premier jour de ton séjour ici. Demain, nous en prendrons une autre. Je me suis dit que tu aimerais peut-être avoir une sorte d'album de photos sous les yeux afin de voir toutes les étapes parcourues sur le chemin de la guérison.

Josh se tourna vers Sarah.

— Tu pourrais me photographier en train de vomir.

— Génial, vraiment ! Mais non, voyons.

— Vous pourriez peut-être apporter quelques photos que vous auriez chez vous, suggéra Rick. Pour rappeler à Josh les choses agréables qui l'attendent lorsqu'il sortira de l'hôpital. Peut-être même la photo de quelque chose de très spécial, une sorte de récompense.

— Un chien ! s'écria aussitôt l'enfant. C'est ce que je veux. Un chien à moi.

— Oh, Josh... tu sais que nous n'avons pas le droit d'avoir des animaux dans notre appartement.

Elle avait le cœur serré et l'impression de jouer les rabat-joie. L'enfant avait toujours rêvé d'avoir un chien. « Ce serait mon ami, avait-il dit une fois. Alors, cela n'aurait plus d'importance si j'étais trop malade pour pouvoir aller à l'école. »

— Vous ne vivrez peut-être pas toute votre vie dans ce logement, dit Rick.

Il avait les yeux fixés sur Sarah qui lut clairement dans son regard la question qu'il lui posait. Quel mal y avait-il à laisser Josh nourrir un rêve qui pouvait l'aider à surmonter l'épreuve qu'il traversait ? Même si ce rêve ne devait jamais se réaliser ?

Sarah était partagée. Elle s'était toujours montrée honnête envers Josh. De faux espoirs n'étaient pas forcément meilleurs que pas d'espoir du tout. Sauf... sauf qu'elle n'avait jamais vu l'enfant aussi heureux depuis des mois. Et puis il était probable, en effet, qu'ils ne passeraient pas toute leur vie dans cet appartement, surtout si elle recommençait bientôt à travailler.

— Nous pourrions avoir une maison, dit Josh avec entrain. Une maison avec un jardin. Pas vrai, Sarah ? Un jour ?

— Absolument. Nous pourrions trouver la photo d'une maison qui nous plairait et l'accrocher sur le panneau. Qu'en dis-tu ?

— Oui, acquiesça Josh d'une voix somnolente.

Il semblait prêt à se rendormir, mais il avait encore le sourire aux lèvres.

Rick épingla sur le panneau la photo qu'il avait prise.

— Je vais vous montrer comment on se sert de ce Polaroid, dit-il à Sarah. Ainsi, vous pourrez prendre des photos lorsque je ne serai pas là. Demain, je montrerai à Josh comment cela marche.

— Vous avez eu une merveilleuse idée, Rick. Merci.

Il lui expliqua en quelques minutes le fonctionnement de l'appareil.

— Il me reste des tonnes de cartes blanches, dit-il. J'avais cela dans mon bureau depuis des siècles. Je suis heureux que cela puisse servir aujourd'hui. Et, maintenant, je dois me sauver. Il me reste deux jours pour boucler tout un tas de choses afin d'avoir un peu de temps libre ensuite.

— Oh, bien sûr ! Quand doit-on effectuer le prélèvement de votre moelle ?

— Mercredi, en principe. Cela dépendra de la façon dont Josh réagira à la phase de préparation.

— Serez-vous endormi ?

— Non, je ne veux pas d'anesthésie générale.

Sarah hocha la tête. Cette réponse ne l'étonnait pas.

— Et des sédatifs par voie intraveineuse ?

— On me l'a proposé, mais j'ai refusé.

Il semblait quelque peu embarrassé. Visiblement, il avait envisagé cette solution.

— Cela aurait voulu dire que je ne devais pas prendre le volant pendant les vingt-quatre heures suivantes. Et je n'ai aucune envie de passer la nuit à l'hôpital.

— Je pourrais très bien vous reconduire chez vous. Et aller vous chercher le lendemain.

Rick évitait son regard.

— Une anesthésie locale me suffira.

— Mais pourquoi rendre les choses encore plus pénibles pour vous ? demanda-t-elle doucement. Dieu sait que vous en faites déjà assez comme cela. Vraiment, ce n'est pas un problème pour moi de vous ramener et de passer vous chercher le lendemain matin.

— Vous ne voudrez pas quitter Josh.

— Ce ne sera pas pour très longtemps. Il le comprendra parfaitement. J'aimerais vraiment...

Elle soutint son regard.

— Ce que vous avez fait... ce que vous faites pour Josh. C'est vraiment...

Le bonheur qu'il avait apporté à son fils. Le droit de rêver. De nourrir de nouveaux espoirs pour l'avenir. Tout cela n'avait pas de prix. Sarah ne trouverait jamais assez de mots pour le remercier.

Il eut un léger haussement d'épaule et se dirigea vers la porte.

— J'ai dit que je ferai de mon mieux, murmura-t-il. Je vous tiendrai au courant... pour mercredi.

Rick se rendit dans le service de réanimation. Il avait le temps de faire une visite au jeune Simon avant d'aller au bloc opératoire où l'attendait une longue et sans doute difficile intervention chirurgicale sur une petite fille de deux ans, atteinte d'une tumeur au cerveau.

Il sourit en repensant à Josh. Il avait bien fait de lui apporter le Polaroid. De toute évidence, ce cadeau avait distrait l'enfant, lui permettant d'oublier, du moins pendant un moment, ce qui se passait autour de lui. Et sa visite avait eu aussi un effet positif sur Sarah. Elle avait paru surprise de le voir. Et plus encore de constater qu'il avait apporté un cadeau à Josh.

Peut-être pensait-elle qu'il était prêt maintenant à tenter de jouer son rôle de père et qu'elle avait enfin quelqu'un avec qui partager le travail et les responsabilités. Un partenaire.

Oui. Cette idée plaisait à Rick. Il avait proposé à Sarah un partage des tâches et, jusqu'à présent, cela fonctionnait plutôt bien. Bien mieux qu'il ne l'aurait cru, en fait. Après tout, être père, ce n'était peut-être pas si mal.

Josh était vraiment un bon petit. Il avait subi un lourd

traitement, ce matin, et il avait l'air si pâle et mal en point, confiné dans sa petite chambre où tous les visiteurs devaient entrer vêtus d'une tenue qui les faisait ressembler à d'étranges créatures. Il allait rester là pendant des jours et des jours... Une éternité pour un petit garçon de neuf ans. Et pourtant à aucun moment Josh ne s'était plaint. Un vrai petit dur. Il avait même demandé à Sarah de le photographier en train de vomir ! Rick ne put retenir un sourire tandis qu'il entrait dans le service de réanimation.

Les parents de Simon étaient là, assis à côté de son lit. Ils étaient livides et immobiles. Tout leur univers se résumait à leur fils, à présent. Ils s'étaient accoutumés aux appareils et aux nouveaux traitements dont avait besoin leur enfant, désormais. Les plus petits détails avaient pris pour eux une importance incroyable. Leur attention était tout entière focalisée sur ce qui se passait dans cette pièce. La troisième guerre mondiale aurait pu éclater sans qu'ils s'en aperçoivent. Ils guettaient le moindre signe indiquant que leur fils chéri allait survivre et se rétablir.

Simon avait une mine terrible. Si maintenant il n'avait plus besoin d'assistance respiratoire, il était toujours dans le coma. Josh était aussi pâle que lui, mais il avait le regard vif et parvenait même à sourire. Et cela faisait toute la différence.

Rick déglutit avec difficulté. Il s'était toujours montré sensible à la souffrance des proches de ses jeunes patients. Il les admirait pour leur courage et compatissait à leur douleur lorsque l'issue était fatale. Mais jamais il n'avait ressenti ce qu'il éprouvait aujourd'hui. Comme s'il prenait soudain conscience du drame que vivaient tous ces parents. Comment réagirait-il si c'était Josh qui était couché là, dans le service de réanimation, privé d'une partie de son fonctionnement cérébral ?

Il connaissait à peine son enfant, mais il savait déjà que Josh avait des rêves. Il voulait retourner à l'école. Vivre dans une maison avec un jardin et avoir un chien à lui qui serait son compagnon de jeu. Et Rick voulait qu'il ait tout cela. De tout son cœur.

Après avoir consulté la fiche médicale de Simon, il se tourna vers ses parents.

— La pression intracrânienne est en train de diminuer, annonça-t-il.

— C'est bon signe, non ? s'écria la mère.

— Mais bien sûr, ma chérie, répondit son mari.

— Très bon signe, confirma Rick. Tout le reste s'améliore aussi, ce qui signifie que l'état de Simon se stabilise. Nous allons pouvoir l'envoyer au bloc opératoire pour qu'on arrange enfin sa jambe.

— Et après ? Il se réveillera ?

— Je ne sais pas, admit Rick. Je suis désolé, mais je ne peux pas vous dire quand il sortira du coma. Il faut attendre de voir comment cela évolue à mesure que l'œdème régresse.

— Mais il y a déjà du progrès, n'est-ce pas ?

Le père de Simon avait baissé la tête. L'entendant renifler, sa femme lui prit la main, et ils se sourirent. Rick sentit la force qui passait de l'un à l'autre.

Ils formaient une équipe. Ils s'aidaient mutuellement dans cette épreuve et, parce qu'ils étaient ensemble, ils pouvaient mieux faire face. Quoi qu'il arrive.

Peut-être vivrait-il la même chose avec Sarah. Un partenariat qui signifiait quelque chose. Une aide qui permettrait à la jeune femme de surmonter les épreuves. Oui, il pourrait jouer ce rôle de soutien. Etre pour elle un pilier. Et même un héros. Qui sait ? Ce serait finalement l'une des choses les plus importantes qu'il aurait réalisée dans sa vie.

En tout cas, il allait faire de son mieux. A la fois pour Josh et pour Sarah.

La combinaison des médicaments et de la radiothérapie avait eu raison des forces de Josh.

Le mercredi, il eut de la fièvre et son taux de plaquettes était si bas qu'il eut besoin d'une transfusion de sang. Ses articulations étant très douloureuses, il dut prendre un puissant analgésique. Pris de nausées, il luttait contre l'envie de vomir.

Il n'avait pas le moral.

— Katie est de service, aujourd'hui, dit Sarah, s'efforçant de sourire. C'est ton infirmière préférée, n'est-ce pas ?

Josh acquiesça comme à regret.

— Veux-tu qu'on regarde le livre que Rick t'a apporté hier ? Celui sur les chiens ?

L'enfant ne dit rien. Il avait le regard vide, comme si rien ne l'intéressait. Le cœur serré, Sarah prit l'*Encyclopédie des chiens* que Rick avait dénichée à la librairie bien achalandée de l'hôpital. Elle rapprocha encore sa chaise du lit de Josh et posa le livre de telle sorte que l'enfant pouvait en voir les pages au fur et à mesure qu'elle les tournait.

— Regarde ! Celui-ci est un lévrier irlandais. Il est deux fois plus grand que toi ! Imagine un peu ce qu'il doit manger tous les jours... Je pense qu'il faudrait prendre un chien plus petit, non ?

Josh eut un haussement d'épaule. Le même que celui de Rick, quelques jours plus tôt, lorsqu'elle l'avait félicité de son attitude.

— On est mercredi, aujourd'hui, dit-elle au bout d'un moment. Cet après-midi, on va prélever la moelle osseuse de Rick. Crois-tu qu'il sera aussi courageux que tu l'es dans ce genre de situation ?

Cette fois, Josh réagit.

— Bien sûr ! lança-t-il d'un ton presque indigné.

Considérait-il déjà son père comme un héros ? Cela n'aurait rien de surprenant. Rick avait surgi dans sa vie comme un coup de tonnerre. Il était grand, beau et intelligent. Il vivait dans un appartement d'où l'on pouvait voir en permanence manœuvrer des bateaux, des camions, des grues — un vrai paradis aux yeux d'un petit garçon. Il avait emmené Josh faire un tour en moto. Il venait le voir régulièrement à l'hôpital et, souvent, il lui apportait une surprise, comme le Polaroid ou le livre sur les chiens.

Fallait-il regretter de voir Josh considérer son père comme le nouveau centre de son univers ? Cela ajoutait certainement une nouvelle dimension à sa vie. Attendre les visites de Rick donnait un sens à ses journées si monotones et les attentions dont son père le gratifiait avaient quelque chose de... magique.

Du moins, tant que Rick tiendrait sa promesse de faire tout son possible... Car que se passerait-il s'il changeait d'avis et disparaissait soudain de la vie de son fils ? Non qu'il ait donné le moindre signe permettant de penser qu'il regrettait sa décision. Il allait même prouver le contraire, dans quelques heures à peine, en se soumettant à une procédure médicale désagréable et douloureuse.

— Tu te rappelles que, tout à l'heure, je vais sortir un moment pour ramener Rick chez lui ?

Josh la regarda. Son visage était d'une pâleur effrayante.

— Je n'en aurai pas pour longtemps, poursuivit-elle. Et Katie te tiendra compagnie. Tu es d'accord, n'est-ce pas ?

En voyant trembler les lèvres du petit garçon, Sarah eut le cœur broyé. Elle ne pouvait pas l'abandonner si cela devait le plonger dans une telle détresse, mais elle avait fait une promesse à Rick et elle ne voulait pas l'abandonner, lui non plus. Comment faire ?

Elle recommença à feuilleter le livre sur les chiens.

— Oh, regarde celui-ci ! On dirait un rat avec une perruque, non ?

Josh lança à peine un regard à la photographie du chien nu chinois. Sarah se sentit encore plus désespérée.

— Il se peut que je revoie le chien de l'autre jour lorsque je reconduirai Rick chez lui, dit-elle. Tu sais, celui qui était assis devant le café ?

Gagné. Une lueur d'intérêt brilla enfin dans les yeux de Josh.

— Que feras-tu si tu le vois ?

Aïe ! Elle s'était engagée sur un terrain dangereux.

— S'il est tout seul, c'est peut-être un chien qui s'est perdu. Ou bien qu'on a abandonné.

— Il faudrait alors que quelqu'un le prenne chez lui, non ?

— Oui, j'imagine.

Sarah croisa mentalement les doigts, espérant de tout son

cœur voir le chien porter un collier. Ou se promener tenu en laisse par son propriétaire.

— Alors, tu vas le guetter ?

— Oui.

— Quand vas-tu partir ?

A présent, il était pressé de la voir s'en aller ! Cela résolvait son problème.

— Dans l'après-midi. Je pense que tu dormiras.

— Mais tu me réveilleras lorsque tu reviendras ? Et tu me raconteras ?

— Promis.

Josh poussa un gros soupir et ferma les yeux.

— C'est bien, murmura-t-il.

— Je ne l'ai pas vu.

— Quoi donc ?

— Le chien.

— Quel chien ?

Rick fronça les sourcils. Il ne voyait pas du tout de quoi Sarah voulait parler. Sans doute parce qu'il souffrait de plus en plus, coincé dans la petite voiture de la jeune femme tandis qu'elle le ramenait chez lui. Il avait l'impression que le trajet durait depuis des heures. Ou peut-être avait-il le cerveau embrumé à cause des effets secondaires des sédatifs qu'il avait reçus par voie intraveineuse.

— Ce gros chien très sale que nous avons vu, l'autre jour, devant le café. Josh s'inquiète pour lui. Il m'a demandé d'essayer de le retrouver et de le secourir.

— En l'emmenant à la fourrière ?

Sarah eut un petit rire sans joie.

— Je crois qu'il préférerait que je le ramène à la maison.

— Dans ce cas, mieux vaut peut-être que vous ne voyiez pas ce chien, observa Rick.

— Oui... sans doute.

— Voyons, comment pourriez-vous vous occuper d'un animal,

par ailleurs interdit de séjour dans votre appartement, alors que Josh se trouve à l'hôpital et a besoin de vous ?

— Non, bien sûr. C'est juste que...

— Quoi donc ?

— Eh bien, il était si malheureux, aujourd'hui. Triste, malade, dégoûté de tout. Jamais je ne l'avais vu ainsi, le regard vide. Comme si plus rien ne l'intéressait. Mais lorsque j'ai parlé de ce chien, il... il a repris vie. C'était... c'était...

Elle ferma les yeux.

— Je comprends, dit Rick en lui posant la main sur le bras. Je tâcherai de repérer cet animal, moi aussi. Je passe souvent par là, lorsque je vais acheter mes hamburgers.

— Oh, cela me fait penser... avez-vous quelque chose pour votre dîner ?

— Je n'ai pas vraiment faim. Je prendrai seulement quelques-uns des analgésiques qu'ils ont bien voulu me donner et je les avalerai avec quelque chose d'un peu plus corsé qu'un verre d'eau.

Sarah l'enveloppa d'un regard plein de sympathie.

— Oh, je vous plains ! Et... heu... avez-vous besoin d'un coup de main pour monter vos marches ?

Non, bien sûr. D'accord, il souffrait beaucoup, mais pas au point d'être handicapé. Cependant il aimait la façon dont elle le regardait, à présent. Comme si elle s'inquiétait vraiment pour lui et voulait soulager sa douleur.

— Volontiers, dit-il d'une petite voix. Si vous avez le temps, bien sûr. Vous devez être impatiente de retourner auprès de Josh.

— Je ne me fais pas de souci pour lui. Il a reçu une bonne dose d'analgésiques juste avant que je ne le quitte et il s'est endormi aussitôt. Son infirmière pense qu'il ne se réveillera pas avant plusieurs heures.

Alors qu'il commençait à grimper les quelques marches menant à sa porte d'entrée, Rick sentit le bras de Sarah autour de sa taille. Il trouva ce contact si agréable qu'il ralentit le pas.

Une fois à l'intérieur, Sarah n'avait plus aucune raison de s'attarder. Mais Rick n'avait pas envie de la voir s'en aller.

— Puis-je vous offrir une tasse de thé ou autre chose ?

Sarah sembla hésiter, puis elle lança à Rick un long regard.

— Pourquoi pas ? Je me charge de le préparer. Ainsi, je pourrai partir rassurée, après que vous aurez pris vos médicaments. Je ne voudrais pas me sauver maintenant et apprendre ensuite que vous avez fait une chute et que vous vous êtes blessé.

Ils se rendirent dans la cuisine. Pendant que Sarah faisait chauffer de l'eau et cherchait des tasses, Rick prit deux cachets qu'il avala avec une gorgée de whisky. Il surprit le regard désapprobateur que lui jetait Sarah.

— Ne vous inquiétez pas, dit-il, je ne vais pas vider toute la bouteille ! Plus vite ces cachets feront effet, plus vite j'irai dormir. Une bonne nuit de sommeil et, demain matin, je serai frais comme un gardon !

— Si vous le dites...

Elle porta les tasses fumantes jusqu'à la table basse, près des fauteuils. Rick s'assit avec précaution.

— Est-ce très douloureux ? s'enquit Sarah.

Il haussa les épaules.

— J'ai l'impression d'être tombé de ma moto et d'avoir atterri sur les fesses.

— Si vous deviez donner une note entre 0 et 10 ? Le zéro étant...

Rick éclata de rire.

— Je reconnais bien là l'infirmière ! Tout va bien. Laissons cela. Parlez-moi plutôt de vous.

— Que voulez-vous que je vous dise ?

Il voulait la connaître. Savoir qui elle était vraiment. Oui... voilà ce qui l'intéressait.

— Quel âge avez-vous ?

— Vingt-sept ans.

— Et depuis combien de temps vous... vous occupez-vous de Josh ?

— Cela va bientôt faire trois ans. Il avait six ans lorsque sa mère est morte dans un accident.

Oups ! Il n'avait aucune envie de parler de la sœur de Sarah.

— Ah ! L'accident de moto... avec son petit ami. Et vous, avez-vous un petit ami ? demanda-t-il en souriant.

— Non ! lança-t-elle d'un ton sec.

Ravi de cette réponse, Rick détourna le regard vers sa tasse de thé. Il aurait bien bu une autre rasade de whisky. Mais sans doute n'était-ce pas une bonne idée. Il avait déjà l'esprit engourdi. Et la douleur commençait à se dissiper.

Sarah rompit le silence.

— J'en avais un. Il est parti lorsque je suis devenue la tutrice de Josh. Il n'avait pas envie de s'occuper d'un enfant qui n'était pas le sien.

— Le salaud !

— Mais non. C'est une vraie question qui demande réflexion.

Pas pour lui. Il aimait Josh. Beaucoup. Ce qui était préférable puisque, après tout, c'était son fils. Curieux comme cela le rendait fier, à présent. Il ne put s'empêcher d'afficher un large sourire.

— Qu'y a-t-il de si drôle ? demanda Sarah.

Elle parlait d'une voix bizarre qui semblait venir de très loin.

— Rick... Est-ce que vous vous sentez bien ?

— Non, pas très.

— Peut-être devriez-vous aller au lit.

Voilà qui était une excellente idée. Il lui sourit.

— Avec vous ?

— Oh... Seigneur ! murmura Sarah.

Elle se leva, aida Rick à se redresser, puis elle le tint solidement par la taille.

— Venez. Vous avez besoin de dormir.

Rick avait l'impression que ses jambes pesaient des tonnes, mais il réussit malgré tout à marcher jusqu'à l'escalier conduisant à la mezzanine où se trouvait son lit. Mais dès qu'il mit un pied sur la première marche, il faillit tomber, déséquilibrant aussi Sarah.

— Vous allez dormir sur le canapé, dit-elle. Je vais monter vous chercher un oreiller et des couvertures. L'escalier est trop dangereux pour vous.

Il lui sourit. Bien sûr, elle avait raison. Lorsqu'elle revint, il avait déjà ôté ses chaussures et s'était allongé sur le canapé.

Sarah posa à côté de lui un verre d'eau et son téléphone

mobile, puis elle le couvrit d'une couette et lui glissa un oreiller sous la tête.

— Vous êtes une femme merveilleuse, Sarah.

— Croyez-vous pouvoir rester tout seul ?

— Je vais dormir. Tout va bien. Vous pouvez partir.

Elle marqua une hésitation.

— Mon téléphone est là, continua-t-il. Je vous appellerai si j'ai besoin d'aide, d'accord ? Je n'ai pas l'esprit complètement embrumé. Je me sens juste... heureux.

— Hum... je vois, dit-elle en souriant. Je crois que les cachets que vous avez pris font maintenant tout leur effet. Cela va se dissiper pendant votre sommeil.

— Bonne... bonne nuit.

— Dormez bien, Rick. Vous êtes un héros.

Il ouvrit un œil.

— Cela mérite un baiser, alors ? Un baiser pour me dire bonsoir ?

Elle secoua la tête et eut un petit rire.

— Vous êtes incorrigible !

Mais elle se pencha vers lui et lui donna un petit baiser sur les lèvres. Elle se redressa aussitôt, sans lui laisser le temps de la prendre dans ses bras.

— A demain, dit-elle. Dormez bien !

Peu importe qu'il n'ait pu l'enlacer, se dit-il. Il imaginait parfaitement ce qu'il aurait alors ressenti. Et ce qui aurait pu arriver si les lèvres de Sarah étaient restées un peu plus longtemps en contact avec les siennes.

L'agréable torpeur provoquée par les analgésiques se transformait en une sensation si délicieuse que Rick poussa un soupir de pure satisfaction et se laissa aller. Au paradis.

Il aurait été incapable de dire combien de temps Sarah était restée là à le regarder. Et il n'entendit rien lorsqu'elle finit par partir sur la pointe des pieds, refermant soigneusement la porte derrière elle.

6

Le texto que Sarah reçut de Rick le lendemain semblait quelque peu embarrassé.

Max est de retour en ville. Pas la peine de venir me chercher.

Aussi s'attendait-elle à ce que Rick trouve une raison pour ne pas venir rendre visite à Josh. Mais il se présenta en fin d'après-midi.

Evitant de croiser son regard, il murmura quelques vagues excuses concernant son comportement de la veille, en prenant soin de n'être pas entendu de Josh.

— Pas de problème, répondit Sarah d'un ton calme. Vous étiez... heu... heureux.

— Complètement défoncé, oui ! J'aurais mieux fait de demander une anesthésie locale.

Sarah se tourna vers la fenêtre. Elle pouvait comprendre l'embarras de Rick de s'être montré si familier la veille, mais il n'était pas obligé pour autant d'afficher un air aussi repentant. Sauf, bien sûr, s'il voulait lui faire bien comprendre qu'il ne voyait en elle que la tante et l'éducatrice de Josh, et rien d'autre.

Bon, très bien. Après tout, elle ne voyait en lui que le père de Josh.

Elle était tout à fait capable de lui pardonner les gestes et les mots qu'il avait eus la veille à son égard. Il fallait mettre son attitude sur le compte des médicaments qui avaient levé toute inhibition chez lui. Elle oublierait aussi son besoin de le protéger et de veiller sur lui, qui l'avait amenée à rester près de lui une bonne partie de la soirée.

Heureusement, Josh ne parut rien remarquer de la tension qui régnait entre son père et Sarah.

— Est-ce que vous avez mal dans le bas du dos ? demanda-t-il à Rick.

— Un peu... tu connais cela.

Emue, Sarah serra les dents. Josh savait ce que c'était, en effet. Il lança à Rick un regard plein de considération, tandis que, au prix d'un effort évident, il se redressait et s'appuyait sur ses oreillers. Pour tenter d'imiter la fière allure de son père ?

Ils se regardaient tous les deux. L'homme et l'enfant. Ils devaient songer à la douleur provoquée par l'intervention qu'ils avaient subie récemment l'un et l'autre. Sarah pouvait presque voir grandir sous ses yeux le respect mutuel qu'ils se portaient. Le lien était là, bien réel. Et elle ne put s'empêcher de sourire sous son masque.

— As-tu de nouvelles photos aujourd'hui ? demanda Rick.

Josh eut un petit sourire.

— Oui. Moi en train de vomir. Regardez !

Rick se tourna vers le panneau de liège, où était accrochée une photo montrant Josh penché au-dessus d'une bassine. Sarah avait d'abord refusé de la prendre, mais Josh avait insisté, et elle avait fini par céder. Plus tard, peut-être, ce cliché aurait le mérite de montrer tout le chemin parcouru pour arriver à la guérison.

Sarah eut un léger vertige. Elle ne se sentait pas très en forme, ces temps-ci. La veille, en revenant de chez Rick, elle avait trouvé Josh qui dormait à poings fermés, mais elle, en revanche, n'avait pu fermer l'œil de la nuit.

Elle se sentait si lasse, à présent, qu'au moment de prendre une chaise pour s'asseoir, elle dut se retenir au montant du lit pour ne pas tomber.

Ce moment de faiblesse n'échappa pas à Rick, car il vola à son secours et la soutint en la prenant par le bras.

— Est-ce que ça va ?

Oh, Seigneur ! En voyant ces yeux noirs l'envelopper d'un

regard inquiet, elle crut défaillir. Jamais on ne lui avait manifesté une telle sollicitude. Jamais on ne l'avait regardée ainsi. Elle sentit les larmes monter.

— Est-ce que tu vas vomir ? demanda Josh avec intérêt.

— Non.

Comme Rick avait les yeux rivés sur elle, elle lui sourit.

— Je vais bien. C'est juste… un peu de fatigue, je crois.

— Avez-vous mangé, aujourd'hui ?

— J'ai pris quelque chose à midi.

— Non, tu n'as pas déjeuné, intervint Josh. Ton plateau est arrivé au moment où j'ai commencé à vomir, tu te rappelles ? Tu as dit que cela n'avait pas l'air très bon, en fait.

Rick fronça les sourcils.

— Et vous n'avez pas pris de petit déjeuner ?

— J'ai bu un café.

— Et hier soir ? Après que vous m'avez quitté ? Avez-vous dîné ?

Comment pouvait-elle lui dire qu'elle était restée si longtemps auprès de lui qu'à son retour, la cafétéria de l'hôpital était fermée ? Il se sentirait gêné. Elle ne voulait pas le mettre mal à l'aise.

Rick secoua la tête.

— Ellie va bientôt passer vous dire bonjour, annonça-t-il. Vous devriez aller manger quelque chose toutes les deux. Il y a un charmant bistrot à deux pas d'ici. On y sert des pâtes excellentes.

Josh avait fermé les yeux, mais il ne perdait rien de la conversation.

— Ellie va passer me voir ? demanda-t-il.

— Elle n'a pas le droit d'entrer dans ta chambre, expliqua Sarah. Désolée, Josh, mais, pour l'instant, en dehors des médecins et des infirmières, seuls Rick et moi avons le droit de te rendre visite.

— Parce que tu es ma maman, maintenant, murmura l'enfant.

— C'est vrai, mon chéri.

— Et Rick, mon papa.

Sarah n'osa pas regarder Rick. Elle se pencha vers le petit garçon et l'embrassa sur le front.

— Oui, dit-elle.

Josh, à demi endormi, lâcha un soupir de satisfaction. Lorsque Sarah se redressa, la porte s'ouvrit devant une infirmière qui venait vérifier les constantes vitales de l'enfant. Rick s'éclipsa alors dans le couloir où attendait Ellie, le visage anxieux.

Chaque fois que Rick croisait le regard de Sarah, il éprouvait la désagréable impression d'être percé à jour. Comme si elle pouvait lire sur son visage les traces laissées par les rêves torrides qu'il avait faits toute la nuit, alors qu'il était encore sous l'effet des médicaments. Des rêves dont elle était l'héroïne.

Ce matin, au réveil, il s'était senti sûr de lui, convaincu de pouvoir distinguer ce qui s'était réellement passé entre Sarah et lui, et ce qu'il fallait mettre sur le compte de son imagination. Mais s'il se trompait ? S'il ne s'était pas contenté d'un chaste baiser ? S'il était allé plus loin ? S'il avait vraiment goûté le parfum suave de sa bouche ? Senti sa langue contre la sienne, éveillant chez lui une excitation presque incontrôlable ?

Si c'était le cas, ou bien l'expérience avait laissé Sarah de marbre ou bien la jeune femme était une excellente comédienne.

En ce moment même, alors qu'il la regardait accueillir chaleureusement Ellie, il ne percevait chez elle aucune tension. Ni aucun de ces signes discrets que les femmes échangent entre elles lorsqu'elles ont envie de se faire des confidences.

Comme Ellie se confondait de nouveau en excuses pour ne pas avoir été là alors que son amie avait besoin d'aide, Sarah la rassura.

— Tout s'est bien passé. Rick a été merveilleux.

Ellie ouvrit de grands yeux. Rick aussi.

— Je n'ai pas fait grand-chose, murmura-t-il en haussant les épaules. C'est mon gamin, après tout.

Mais Ellie se mordilla la lèvre et sourit. Elle serra Sarah dans ses bras, puis, se dressant sur la pointe des pieds, elle se pendit au cou de Rick.

— Je savais que tu te conduirais en héros, chuchota-t-elle. Merci.

La gratitude que lui manifestaient soudain les deux femmes le mettait mal à l'aise. Elles semblaient presque sur le point de fondre en larmes. Il ne voulait plus qu'on lui parle de reconnaissance ni d'héroïsme. Il n'était pas un héros. Si, autrefois, il ne s'était pas montré aussi irresponsable, aussi imprudent, rien de tout cela ne serait arrivé. A commencer par l'enfant innocent hospitalisé dans cette chambre et qui, parmi eux, était sûrement celui qui souffrait le plus.

Tout était de sa faute.

Il se tourna vers Ellie.

— Sarah meurt de faim. Elle n'a rien mangé de la journée et elle est si faible qu'elle a failli s'évanouir. Je me disais que tu pourrais l'emmener dans ce petit bistrot qui se trouve au bout de la rue et où l'on sert de délicieuses pâtes.

Ellie afficha un air contrit.

— C'est que... Max garde Mattie, mais il doit remplacer quelqu'un aux urgences.

Soudain, son visage s'éclaira.

— Mais toi, tu pourrais l'emmener dîner.

— Tout va bien, intervint Sarah. Je vais aller prendre quelque chose à la cafétéria de l'hôpital. Comme cela, je reviendrai plus vite auprès de Josh.

A cet instant, la porte de la chambre s'ouvrit. Katie, l'infirmière, passa la tête dans le couloir.

— Josh a envie de revoir le DVD de *Harry Potter*. Je vais le regarder avec lui. Pourquoi ne pas vous accorder une pause, Sarah ? Le temps de bien dîner, de prendre une douche, etc. Cela vous ferait du bien.

— Mais...

— J'ai votre numéro de portable. Je vous appellerai si Josh vous réclame.

Katie rentra dans la chambre. Ils virent l'écran de la télévision s'éclairer. Josh, les paupières mi-closes, se laissait déjà absorber par les images de son film préféré.

Le silence s'installa dans le couloir.

Soudain, Rick décida de se jeter à l'eau.

— Les raviolis sont un vrai régal dans ce bistrot, dit-il en souriant. Qu'en dites-vous ? Je vous invite. Je vous dois bien cela pour vous remercier d'avoir joué les taxis, hier.

Sarah se tourna vers Ellie qui hochait vigoureusement la tête en signe d'encouragement.

— Allez, vas-y. Tu as vraiment besoin de prendre un peu l'air. Je sais que je suis une meilleure mère lorsque je m'accorde une pause et que, pendant un moment, je laisse Mattie à quelqu'un d'autre. En parlant de cela, d'ailleurs…

— Vas-y, dit Sarah. Je te téléphonerai demain et…

Elle lança un coup d'œil à Rick.

— … je te dirai si j'ai trouvé les raviolis à la hauteur de leur réputation.

Pour se donner de l'assurance, Sarah inspira profondément. Elle devait à tout prix éviter que la situation ne devienne embarrassante. Qu'un malaise s'installe entre Rick et elle.

S'ils n'arrivaient pas à régler rapidement ce problème, les choses risquaient d'empirer, entraînant des conséquences tragiques. Si Rick commençait à vouloir l'éviter, cela signifiait qu'il éviterait aussi Josh. Et cela, elle ne pouvait pas le permettre.

Pas maintenant, alors qu'un lien nouveau se développait entre Rick et son fils. Avoir un père dont il pouvait être fier — et qui était fier de lui — était pour Josh le plus beau des cadeaux. Quel que soit le prix à payer, elle devait tout faire pour que l'enfant conserve ce cadeau et que celui-ci ne perde rien de sa valeur. Ce qu'elle pouvait ressentir pour Rick n'avait aucune importance. Ses réactions personnelles ne devaient en aucun cas entrer en ligne de compte.

Aussi s'efforça-t-elle de bavarder avec entrain durant le court trajet jusqu'au bistrot. Tout naturellement, elle parla de Josh et de ce qui s'était passé dans la journée.

— Il va vraiment bien, compte tenu des circonstances, dit-elle alors qu'ils arrivaient à destination. Il est complètement épuisé, mais Mike dit que c'est normal. Selon lui, la transplantation pourrait avoir lieu demain. Ou après-demain.

En apportant cette dernière précision, elle ne parvint pas à empêcher sa voix de trembler.

— Cela vous rend nerveuse ? interrogea Rick.

Il la prit par le bras pour lui faire franchir le seuil de l'établissement. Les lumières tamisées et les odeurs appétissantes qui se dégageaient des assiettes rendaient le lieu chaleureux et accueillant.

— Oui, avoua Sarah. Je sais tout ce que les médecins vont surveiller pendant la greffe. La fièvre, les frissons, les douleurs dans la poitrine... C'est une procédure délicate. Je ne suis pas sûre de tenir le coup !

Elle se tut tandis qu'un serveur leur indiquait, dans un coin de la salle, une table flanquée de deux vieilles chaises de bois. Elle était recouverte d'une nappe à carreaux et s'ornait d'une bougie plantée dans le goulot d'une bouteille de vin dont la forme initiale disparaissait sous une épaisse couche de cire.

Sarah ne put retenir un sourire.

— Cela me rappelle l'époque où j'étais étudiante. Je ne croyais pas qu'il existait encore des endroits de ce genre.

Autour d'eux, les tables furent rapidement prises d'assaut par les clients.

— Nous ferions bien de commander maintenant si nous ne voulons pas rester des heures ici, dit Rick en faisant signe à une jeune serveuse.

Sarah choisit des raviolis aux champignons tandis que Rick optait pour des lasagnes.

— Et que désirez-vous boire ? demanda la serveuse. Voulez-vous la carte des vins ?

— Pourquoi pas ? dit Sarah. Je prendrai volontiers un verre de vin.

— Je crois que je ferais mieux de boire de l'eau, déclara Rick après que Sarah eut fait son choix.

Il afficha un sourire penaud.

— Enfin... Après ce qui s'est passé hier soir, je veux dire.

Sarah soupira et sourit en même temps.

— N'en faites pas toute une histoire, Rick. C'était plutôt mignon de réclamer un baiser pour dire bonsoir.

Elle leva la tête et le regretta aussitôt. A la lueur vacillante de la bougie, les yeux de Rick, fixés sur elle, paraissaient encore plus noirs. Le mot qu'elle venait de prononcer semblait danser dans l'espace qui les séparait et, durant quelques instants, elle ne put penser qu'à cela. Au baiser qu'elle avait donné à Rick.

— Ce n'est pas une chose à faire quand on prétend être grand, dit-il doucement.

Seigneur ! Les paroles dures qu'elle lui avait lancées le jour où elle avait laissé Josh sur le pas de sa porte avaient visiblement fait mouche.

— Alors, sans doute est-ce parce que je suis habituée aux exigences des petits garçons, rétorqua-t-elle d'un ton badin. Oublions cela.

— D'accord.

Mais Rick semblait encore tendu.

— J'imagine que cela s'ajoute à la liste des choses que j'ai faites et dont je ne suis pas tellement fier.

— Une liste ?

Elle but une gorgée du vin qu'on venait de lui servir et sentit aussitôt l'effet relaxant de l'alcool, d'autant plus rapide qu'elle avait l'estomac vide.

— Allons, voyons... vous faites quelque chose dont vous pouvez, à juste titre, vous sentir très fier.

— Vous voulez parler du don de moelle ? Mais vous rendez-vous compte que si Josh subit toutes ces épreuves, c'est par ma faute ?

— Quoi ? Ne soyez pas stupide ! Vous ne pouvez pas vous reprocher la maladie de Josh.

— Mais le fait qu'il soit sur terre, oui. Et aussi la façon dont je me suis comporté avec votre sœur.

Il détourna le regard.

— Tout ce que je peux dire à ma décharge, c'est qu'à cette époque-là, j'allais très mal. L'autodestruction semblait pour moi la seule issue possible.

— Je sais.

D'un geste instinctif, elle lui toucha la main. Il avait la peau si brûlante qu'elle retira aussitôt ses doigts.

— Ellie m'a raconté ce qui était arrivé à votre ami Matt. Je suis désolée. Cela a dû être terrible pour vous tous.

Rick hocha la tête en silence et but un peu d'eau. L'imitant, Sarah leva son verre et prit une gorgée de vin.

Elle ne voulait pas que Rick se sente coupable. Ni qu'il ait l'impression de devoir quelque chose à Josh simplement parce que l'enfant était malade. Elle voulait que Josh ait un père qu'il puisse respecter et aimer. Un père qui l'aime d'un amour inconditionnel, sans culpabilité ni pitié.

Elle reposa son verre sur la table.

— Lucy était une grande fille qui savait ce qu'elle faisait en acceptant de coucher avec vous, dit-elle lentement. Après tout, elle n'a pas eu un comportement tellement exemplaire puisqu'elle s'est hâtée de prendre un autre amant, si vite qu'elle a pu croire qu'il était le père du bébé qu'elle attendait.

— Elle ne savait vraiment pas que c'était moi ?

— Apparemment non.

Devait-elle répéter à Rick ce que Lucy avait dit à Josh ? Que son père faisait de la moto et qu'il était très beau ?

— Elle ne m'a jamais parlé de vous, poursuivit-elle. Je ne connaissais même pas votre existence. Cela me semble étrange, maintenant, ajouta-t-elle en souriant.

Pourquoi ? Parce qu'il avait déjà tellement bouleversé sa vie qu'elle ne pourrait jamais l'oublier.

Rick poussa un grognement. Grâce au ciel, il ne paraissait pas avoir compris la vraie portée de la phrase qu'elle avait prononcée.

— Pensez-vous que cela a gâché sa vie ? demanda-t-il brusquement. Je veux dire… d'être tombée enceinte ?

L'arrivée des plats dispensa Sarah de répondre immédiatement. Cela lui parut si appétissant qu'elle ne put s'empêcher d'avaler plusieurs bouchées, mettant ainsi à rude épreuve la patience de Rick qui attendait visiblement qu'elle dise quelque chose.

— Désolée, dit-elle, je mourais de faim.

— Ne vous excusez pas. De toute façon, je n'aurais pas dû vous poser cette question. C'est simplement que... cela m'a traversé l'esprit, voilà tout.

— Je comprends, dit-elle en reposant sa fourchette sur son assiette. Tomber enceinte n'a pas ruiné la vie de Lucy. Cela a été un gros changement pour elle, mais je crois qu'elle en était très heureuse.

— Pourquoi ?

— C'était une vraie fille de la campagne. Nous avons grandi dans une petite bourgade, et les grandes villes l'intimidaient. Je crois qu'elle s'y sentait perdue.

— Elle a dû avoir très peur, alors, lorsqu'elle a découvert sa grossesse. Elle s'est certainement demandé ce qu'elle allait faire.

— C'était une fille solide, affirma Sarah en souriant. Elle a su faire face. Elle ne m'a rien dit pendant longtemps. Et aucune de nous n'en a parlé à notre mère.

— Pourquoi ?

— C'était une femme qui avait une morale très stricte. Elle nous a élevées toute seule après la mort de notre père, et je ne crois pas qu'elle ait été très heureuse. Sa foi et ses activités religieuses étaient ce qui comptait le plus pour elle. Lorsqu'elle a découvert par hasard que Lucy avait un enfant, elle ne lui a plus jamais adressé la parole.

— Mon Dieu... les familles...

Sarah ignora son interruption.

— Quand Josh est né, Lucy l'a aussitôt adoré. Il est devenu le centre de son existence. Elle ne voulait pas que quelqu'un le lui prenne et, pour elle, il n'était pas question de faire intervenir le père. Josh était sa famille. Son avenir. Lorsque maman est morte, elle m'a laissé sa maison. J'ai voulu la vendre et donner l'argent à Lucy, mais elle a décidé de s'y installer, disant qu'elle préférait élever Josh à la campagne. Cette idée l'excitait beaucoup.

Elle marqua une pause.

— Vous n'avez pas gâché sa vie, Rick. Vous lui avez permis de rêver. Comme... comme lorsque vous avez dit à Josh qu'un jour, il pourrait avoir un chien, vous vous rappelez ? C'est une façon d'espérer qu'il existe un type de vie idéale, à portée de main. Et peut-être...

Elle se tut, horrifiée à l'idée de ce qu'elle avait failli dire. Que Lucy avait peut-être rêvé de trouver pour Josh un père comme Rick. Elle refoula ces mots. Sentant qu'elle était au bord des larmes, elle essaya d'attraper sa fourchette, mais ses doigts tremblaient tellement qu'elle la laissa tomber bruyamment.

Elle devait dire quelque chose. Mais comment le faire sans risquer de dévoiler ce qu'elle ressentait pour Rick ? Et puis elle n'avait plus envie de parler de Lucy.

Pourquoi ? Parce qu'elle ne voulait pas que le fantôme de sa sœur s'interpose entre Rick et elle ?

Bouleversée à cette pensée, elle vida son verre et recommença à manger. Rick la regardait attentivement, sans rien dire. Lorsqu'il lui proposa un autre verre de vin, elle refusa.

En fait, ni l'un ni l'autre ne se montrèrent très bavards jusqu'à la fin du repas. Ils ne parlèrent pas davantage sur le chemin du retour, et Sarah se demanda si elle avait vraiment réussi à chasser le sentiment de culpabilité qui rongeait Rick.

Elle-même se posait bien des questions. Comment pouvait-elle se sentir attirée par un homme qui avait été l'amant de sa sœur ? Cette seule pensée était inacceptable.

Cela devait cesser.

Alors qu'ils approchaient de l'hôpital, Rick se tourna vers elle.

— Faites-moi savoir quand ils programmeront la transplantation. J'aimerais y assister.

Sarah hocha la tête.

— Promis. Je vous remercie.

— De quoi ?

— Oh !... Du dîner. D'être là...

D'être vous, ajouta-t-elle en silence.

Rick la regardait de nouveau avec attention.

— Peut-être est-ce à moi de vous remercier, dit-il.

Elle cligna les yeux.

— De quoi ?

— Oh, je ne sais pas. De me faire grandir, peut-être ? D'être...

Il marqua une hésitation.

— Sommes-nous toujours amis, Sarah ?

— Je le crois, dit-elle d'un ton grave.

Puis elle sourit.

— Ne grandissez pas complètement. Gardez un peu de votre âme d'enfant.

— Comment ? En réclamant un baiser avant de dormir, par exemple ?

Il avait dit cela d'un ton badin. A présent, ils se tenaient devant l'entrée de l'hôpital. D'un instant à l'autre, elle allait retourner au chevet de Josh tandis que Rick rentrerait chez lui. Ils n'avaient plus qu'une chose à faire, échanger un sourire avant de se séparer. La gêne créée par le baiser de la veille disparaîtrait définitivement. Leur amitié repartirait alors sur de nouvelles bases.

Le sourire était déjà là. Et chacun allait reprendre sa route. Mais, curieusement, Sarah ne parvenait pas à bouger.

— C'est moi qui ai bu du vin, ce soir, s'entendit-elle dire soudain. Je crois que, cette fois, c'est à mon tour de demander.

— C'est assez juste, en effet, commenta Rick en souriant.

Il se pencha vers elle et lui effleura les lèvres d'un baiser rapide. Le genre de baiser que pouvaient échanger deux amis. Il n'était ni plus long ni plus appuyé que celui qu'elle lui avait donné la veille et, pourtant, il était très différent. Très, très différent.

Dangereux.

Elle ressentit comme une décharge électrique au contact de sa bouche, une sensation bien plus forte encore que celle qu'elle avait éprouvée lorsque sa main avait touché celle de Rick.

Que lui arrivait-il ? Elle jouait avec le feu. Elle aurait beau essayer de mettre cela sur le compte de la fatigue, du vin, du stress ou de ses hormones, rien ne pourrait excuser son comportement.

Rassemblant le peu de force qui lui restait, elle rompit le contact presque aussitôt et s'écarta.

— Vous voyez ? dit-elle en prenant un ton désinvolte. Ce n'est pas bien grave. Bonne nuit, Rick.

Et elle s'engouffra à l'intérieur de l'hôpital sans se retourner.

Cela n’arriverait pas, se promit-elle en accélérant le pas.

Elle ne le permettrait pas.

Elle ne pouvait pas, elle ne voulait pas, tomber amoureuse de Rick Wilson.

Il était le père de Josh.

Et très certainement la personne qui comptait le plus actuellement dans la vie du petit garçon.

Un petit garçon qu’elle aimait de tout son cœur.

Et dont la vie ne tenait plus qu’à un fil.

7

Il régnait dans la petite pièce une tension presque palpable. Rick observait son fils, si petit dans son lit d'hôpital.

Josh avait les yeux fixés sur la poche rouge foncé suspendue au-dessus de sa tête.

— On dirait du sang, commenta l'enfant.

— C'est bien mieux que du sang, expliqua Mike à son jeune patient. C'est ce qui le fabrique.

— Comment cela peut-il rentrer dans mes os?

— Par les vaisseaux sanguins. Et c'est de la même manière que sort le nouveau sang.

— Comment ce truc sait-il qu'il doit rester là? Pourquoi ne continue-t-il pas à circuler partout, tout simplement?

— Il est très malin.

Mike, malgré son calme apparent, surveillait Josh de près, guettant le moindre signe d'une mauvaise réaction à la transplantation. Le petit garçon ne portait sur lui qu'un pantalon de pyjama. Il avait la poitrine nue, ce qui permettait de voir immédiatement s'il se produisait une éruption cutanée. Son torse était bardé d'électrodes, son rythme cardiaque contrôlé en continu et sa tension artérielle enregistrée automatiquement à intervalles réguliers. L'infirmière préférée de Josh, Katie, se tenait à côté de lui, notant sur un bloc-notes toutes ses observations.

Sarah était là aussi, bien sûr, assise près du lit, mais Josh avait refusé qu'elle lui tienne la main.

— Je ne suis pas un bébé, avait-il dit. Et cela ne fait même pas mal.

Rick se sentait terriblement impuissant, posté là, près de la fenêtre. Il ne pouvait rien faire d'autre qu'observer. Il était tendu. Et pas seulement à cause de ce qui était en train de se passer dans la pièce.

Il était préoccupé depuis le moment où, la veille, Sarah l'avait quitté devant la porte de l'hôpital. Il avait beau réfléchir à la façon dont s'était déroulée la soirée, il n'y comprenait rien.

Tout s'était si bien passé, pourtant. Le bistrot où ils avaient dîné était l'un de ses lieux préférés, à la fois simple et chaleureux. Le repas avait été excellent, comme d'habitude, et il avait apprécié la soirée, surtout lorsqu'il avait vu que Sarah tentait de le rassurer. Non, avait-elle affirmé, il ne devait pas se reprocher d'avoir mis Lucy enceinte.

Elle était même allée jusqu'à suggérer qu'il avait fait un beau cadeau à sa sœur en l'amenant à changer de vie. En la faisant rêver... Puis, soudain, Sarah s'était tue, comme si elle avait eu peur d'en dire trop.

Il lui avait déjà vu cet air-là, s'était-il rappelé la nuit dernière, alors que, assis près de sa fenêtre, il regardait les ouvriers travaillant sur les quais. Il se souvenait de la première fois où il l'avait rencontrée, le jour du mariage. Il l'avait interrogée sur son voyage aux Etats-Unis. Sur sa quête d'un donneur de moelle pour Josh. Elle savait, à ce moment-là, qu'elle était en train de parler à ce donneur potentiel, mais elle avait promis de ne rien dire avant la fin de la cérémonie et elle avait tenu parole. Elle avait gardé le silence.

Rick fronça les sourcils. Quel rapport cela avait-il avec ce qu'elle avait dit de sa sœur ? Lucy avait rêvé de fonder une famille. D'élever son enfant à la campagne et d'avoir un chien. La vie idéale. Sauf que cela ne s'était pas passé ainsi. Son fils chéri avait été privé de quelque chose de très important. D'un père.

De lui.

Sarah avait cherché à le rassurer mais, en fait, le reproche était toujours là. Oui, il avait amené Lucy à changer de vie. Seulement, ensuite, il l'avait abandonnée. Il l'avait laissée avec un enfant et un rêve inassouvi. Sarah lui en voulait certainement pour cela, et c'était bien normal.

Il pouvait le comprendre, même s'il avait cru qu'ils avaient dépassé cela et jeté les bases d'une véritable amitié. Visiblement, elle lui avait pardonné le comportement stupide qu'il avait eu, l'autre soir, sous l'effet des médicaments.

« Ce n'est pas bien grave », avait-elle dit.

Et, pour le lui prouver, elle lui avait même donné un baiser.

Sauf que pour lui, cela avait été très important, au contraire. Le contact de ses lèvres... Sentir son parfum et la chaleur de son souffle... Oh, rien que d'y penser...

Ce baiser était toujours là, dans cette pièce même, occupant tout l'espace. Sans doute Sarah ne le voyait-elle même pas. Parce que toute son attention était fixée sur Josh, mais aussi parce que ce baiser ne signifiait rien pour elle.

Peut-être était-ce le destin, après tout. Il avait couché avec la sœur de Sarah et, aujourd'hui, cet acte et ses conséquences bouleversaient sa vie. Cela pouvait expliquer aussi son attirance pour Sarah. Tout était si étroitement mêlé. Josh et lui. Sarah et lui. C'était...

Déroutant. Voilà ce que c'était.

— Pourquoi mon papa ne vient-il plus me voir ?

— Mais, si, il vient. Tous les jours.

— Pas autant qu'avant, remarqua Josh d'une voix plaintive.

Il avait raison, se dit Sarah tandis qu'elle cherchait dans la pile des DVD quelque chose qui pourrait intéresser le petit garçon.

Depuis que la transplantation avait eu lieu, Rick passait beaucoup moins de temps avec son fils. Pensait-il que sa tâche était maintenant terminée ? Pour l'instant, l'organisme de Josh ne montrait aucun signe de rejet, mais il était encore trop tôt pour crier victoire.

En fait, les visites de Rick étaient de plus en plus tardives et de plus en plus brèves. Et aussi moins... personnelles.

Mais peut-être n'était-ce qu'une fausse impression de sa part, due au fait que Rick, lorsqu'il venait, ne s'intéressait qu'à son fils. Tous deux semblaient chaque jour plus proches l'un de l'autre, et beaucoup plus à l'aise.

Par moments, Sarah se sentait presque mise à l'écart. Certes, Rick se montrait parfaitement poli et amical avec elle, mais il gardait ses distances, dressant entre eux une barrière infranchissable.

Etait-ce parce qu'elle l'avait embrassé en sortant du bistrot, l'autre soir ? Elle avait voulu lui montrer qu'il n'avait pas à se sentir gêné du baiser qu'il lui avait réclamé. Qu'ils pouvaient être amis, tout simplement. Peut-être avait-il pensé qu'elle se moquait de lui. En croyant bien faire, elle avait tout gâché.

— Veux-tu revoir *Harry Potter* ? demanda-t-elle.

— Non.

— Et si nous regardions les exercices de mathématiques que Mlle Allen a envoyés ?

— Non ! Je suis trop fatigué. Je ne me sens pas bien.

Le cœur de Sarah fit un bond dans sa poitrine.

— Explique-moi ce que tu ressens.

— J'ai chaud. Et mon dos me fait mal.

Oh, mon Dieu ! Les semaines qui suivaient la transplantation étaient les plus critiques, elle le savait trop bien. Cela prenait du temps pour que la moelle osseuse transplantée migre dans les cavités osseuses et commence à produire des cellules sanguines normales. Durant cette période, Josh restait exposé à un risque élevé d'infection ou d'hémorragie. Tous les jours, on lui prélevait des échantillons de sang pour vérifier si la greffe prenait et si son organisme fonctionnait normalement. En plus de son traitement habituel, le pauvre Josh se voyait prescrire de multiples antibiotiques et des médicaments antirejet. Il pouvait aussi, en cas de besoin, recevoir des transfusions de sang et de plaquettes.

Sarah dévisagea le petit garçon, très pâle en effet. Mike lui avait expliqué qu'après avoir subi une transplantation de moelle osseuse, il était normal de se sentir faible et très malade. Josh aurait probablement des nausées, des vomissements, des diarrhées et une grande fatigue. Mike lui avait également parlé des complications possibles — les infections, les hémorragies, les maladies du foie, la réaction du greffon contre l'hôte. En comparaison, les risques d'ulcères de la bouche et de confusion mentale temporaire apparaissaient comme des inconvénients mineurs, mais bien réels.

Elle déglutit avec difficulté. Tant de problèmes pouvaient se poser... Josh venait de dire qu'il avait chaud. Avait-il de la fièvre ? Aurait-il déjà attrapé un virus quelconque ? Un mal de dos pouvait signaler un dysfonctionnement des reins. Ou peut-être du foie. Il semblait si fatigué qu'il avait peut-être besoin d'une transfusion sanguine.

Sarah lutta contre la peur qui l'envahissait. Elle parvint même à parler d'une voix parfaitement calme.

— Je vais demander à Katie d'appeler le Dr Mike pour qu'il vienne te voir.

Josh hocha la tête. Allongé dans son lit, il contemplait le plafond.

— Veux-tu que je prenne une photo aujourd'hui pour qu'on l'accroche sur le panneau ?

Il fit signe que non.

— Nous pourrions mettre un autre genre de photo, proposa-t-elle encore. Veux-tu en choisir une parmi celles que j'ai découpées dans les magazines ? Une qui représente le genre de maison que nous aimerions bien habiter un jour ?

Elle commençait à perdre espoir.

— Une maison avec un jardin pour le chien, tu te rappelles ?

Josh soupira. Ses lèvres commencèrent à trembler.

— J'aime bien celle de Rick, dit-il d'une petite voix.

— Elle n'a pas de jardin.

Elle s'en voulut aussitôt de s'être montrée si négative et chercha le moyen de rompre le lourd silence qui avait suivi son commentaire.

— Mais il y a tout un tas de maisons proches de l'endroit où vit Rick, dit-elle. A Port Chalmers.

Serait-elle prête à habiter si loin de son lieu de travail ? Et à s'installer si près de Rick? Oui... si cela pouvait rendre Josh heureux.

— Oui, ce serait bien, dit l'enfant.

Soudain, il repoussa sa couverture.

— J'ai envie d'aller aux toilettes.

— Viens, alors.

Elle appuya sur la pédale qui permettait d'abaisser le lit, puis elle voulut aider Josh à se lever, mais il refusa.

— Je peux le faire tout seul, lança-t-il d'un ton irrité.

— D'accord.

C'était ce qu'il y avait de plus difficile à supporter pour elle. Voir Josh lutter pour garder son autonomie alors que, de jour en jour, cela lui coûtait de plus en plus d'efforts. Il avait beaucoup maigri durant cette dernière semaine et il n'avait plus assez de force pour se mouvoir comme il l'aurait voulu. Sarah pouvait seulement marcher à côté de lui tandis qu'il avançait lentement vers la salle de bains, poussant devant lui la perche où était accrochée sa poche à perfusion. Il détestait uriner dans un bassin ou dans un pistolet, au point que, s'il avait accepté d'en passer par là, Sarah aurait su qu'il se sentait très mal. Aussi était-elle un peu rassurée de voir qu'il insistait encore pour se rendre lui-même aux toilettes.

— N'entre pas, dit-il.

— D'accord, à condition que tu laisses la porte entrouverte.

Il accepta, laissant une ouverture de deux centimètres à peine. Heureusement, la porte ne possédait pas de verrou. Sarah détestait s'éloigner de lui, car, s'il tombait, elle ne pourrait pas le retenir. Mais seule Katie se voyait autorisée à accompagner Josh aux toilettes.

Rick aurait peut-être droit à la même faveur.

Josh avait tellement besoin de son père. Bien sûr, personne ne pouvait dire exactement jusqu'à quel point le bien-être psychologique exerçait une influence positive sur la santé physique, mais il était évident que le bonheur augmentait les chances de guérison. Et il était clair, aussi, que la présence de

Rick auprès de son fils rendrait les choses plus supportables. Pour tout le monde.

Elle devait lui en parler, mais comment ? Elle ne pouvait pas le faire dans la chambre, devant Josh. Si l'enfant dormait, ils pourraient s'expliquer, mais, la dernière fois où Rick était passé, il avait vu Josh endormi, avait dit qu'il reviendrait plus tard, et s'était éclipsé sans lui laisser le temps de dire un seul mot. Elle ne pouvait même pas lui faire comprendre silencieusement qu'elle avait besoin de lui parler, car il semblait détourner délibérément les yeux chaque fois que leurs regards se croisaient.

Sarah entendit le bruit de la chasse d'eau et poussa un soupir de soulagement. Bientôt Josh aurait regagné son lit, et elle pourrait de nouveau veiller sur lui.

Au fond, cela changerait-il quelque chose si elle reconnaissait qu'elle était attirée par Rick ? Et qu'il lui serait facile de tomber amoureuse de lui ?

Que se passerait-il, alors ? Elle aurait sans doute l'impression de se vendre pour forcer Rick à jouer son rôle de père. Et elle ne saurait jamais s'il était là pour elle ou pour son fils. Qu'arriverait-il si Josh avait le sentiment que Rick n'était pas là uniquement pour lui ?

Retour à la case départ. Il serait désespéré.

Confuse, Sarah se crispa encore. Il n'y avait aucune solution. Qu'est-ce qui serait le mieux pour Josh ? Que désirait-elle, elle ? Que pensait Rick ? Toutes ces questions se bousculaient dans sa tête. Sans qu'elle puisse y répondre.

Alors qu'il attendait d'être servi dans la boutique de hamburgers, Rick ne put s'empêcher de repenser au regard suppliant que lui avait adressé Sarah, quand il était passé voir Josh avant de rentrer chez lui. Un regard exprimant une prière qu'il ne pouvait pas exaucer. Elle lui demandait quelque chose qu'il aurait été incapable de donner, même s'il l'avait voulu. Ce qui n'était pas le cas.

Comme si la journée n'avait pas déjà été assez difficile comme cela, songea-t-il en se rappelant ce moment passé dans son bureau avec la mère de Simon qui était en larmes.

Le coma de Simon était un peu moins profond, et le garçon réagissait à présent à des stimulations douloureuses, mais cela faisait presque deux semaines qu'il n'avait pas ouvert les yeux. Qu'il n'avait pas répondu à la voix de sa mère ni pressé la main de son père. Qu'il n'avait donné aucun signe permettant à ses parents d'espérer le revoir un jour tel qu'ils l'avaient connu et aimé.

Il fallait se montrer patient, avait dit Rick en essayant de rassurer la mère. Simon était jeune et en bonne santé. Son électroencéphalogramme montrait une activité cérébrale importante. Il était encore bien trop tôt pour perdre espoir.

Mais, usée par la peur et la fatigue, la mère de Simon envisageait la possibilité d'avoir un fils souffrant de graves lésions cérébrales.

— J'aurais dû mieux profiter de chaque instant passé avec lui, avait-elle dit au milieu de ses sanglots. Pourquoi les ai-je gâchés en lui reprochant le désordre de sa chambre ou en l'envoyant nettoyer ses chaussures de rugby ? Pourquoi ne l'avons-nous pas emmené à Disneyland quand il était petit au lieu de nous soucier de ce que nous devions rembourser à la banque ? Et si jamais…

Elle s'était tue, fixant sur Rick un regard qui exprimait le plus grand désespoir.

— Et si je ne l'entendais plus jamais dire « maman, je t'aime » ?

Ces mots avaient hanté Rick toute la journée.

Et s'il lui arrivait un jour d'apprendre qu'il ne reverrait plus jamais ce petit garçon intelligent, drôle et courageux qui s'avérait être son fils ? S'il confiait un jour à Max ou à Jet, d'une voix éteinte, qu'il regrettait de toute son âme de ne pas avoir su profiter au maximum de tous les moments qu'il aurait pu passer avec Josh ?

Mais comment aller voir cet enfant en sachant qu'il trouverait toujours Sarah auprès de lui ? Et qu'il devrait se tenir sur ses gardes afin de ne rien laisser deviner de l'effet qu'elle avait sur lui ? Car, si elle le découvrait, cela la laisserait indifférente. Pour elle, cela ne comptait pas, il l'avait bien compris. Il ne l'intéressait que parce qu'il était le père de Josh. Elle lui en voudrait toujours d'avoir si mal traité sa sœur et ruiné le rêve qu'elle avait de fonder une vraie famille.

Eh bien, parfait. Il ne tenait pas à compter aux yeux de Sarah. Avoir un enfant malade lui compliquait déjà assez la vie. Tout ce qu'il voulait, c'était éviter de se trouver trop près d'elle, afin de ne pas accroître encore la tension qu'il subissait déjà.

La voix du vendeur le ramena à la réalité.

— Tenez, dit-il en lui tendant un sac en papier. Voici votre hamburger à l'agneau avec des patates douces. Et une sauce à la menthe à côté.

Rick s'apprêtait à partir quand un jappement attira son attention.

Ce chien ! Il ne manquait que lui !

Il était assis là, devant la boutique de hamburgers, le fixant de ses grands yeux tristes.

Le vendeur fronça les sourcils.

— Ah, c'est encore ce chien ? Je vais téléphoner à la mairie. Je les ai appelés la semaine dernière et, visiblement, ils n'ont rien fait. Comme d'habitude ! A quoi bon payer des impôts, je vous le demande, hein ?

Il allait certainement se plaindre aux autorités qui feraient alors un effort pour capturer l'animal et le mettre en cage. On attendrait que quelqu'un vienne le chercher, le délai légal étant d'une dizaine de jours. Et, si personne ne se présentait, le chien serait piqué. Fin de l'histoire.

Au moins Josh ignorerait-il le sort réservé à cette pauvre bête, pensa Rick tandis qu'il sortait de la boutique.

Le chien lui fit fête. Les oreilles couchées, il agitait la queue avec enthousiasme.

— Oh, pour l'amour du ciel ! murmura Rick.

Il préleva un morceau de viande de son hamburger et le lança au chien qui l'avala aussitôt. Après quoi, il se mit en route. N'habitant pas très loin de là, il était venu à pied. Une petite marche lui ferait du bien. Alors qu'il dépassait un pâté de maisons, il se rendit compte qu'il n'était pas seul.

— Rentre chez toi ! lança-t-il au chien d'un ton ferme. Tu dois bien avoir un maître !

Il avait vraiment été stupide de lui donner à manger. A présent, cet animal comptait sur lui pour résoudre tous ses problèmes. Il restait à distance, mais il était encore là lorsque Rick arriva devant chez lui.

— Ecoute, je vais te donner encore quelque chose, mais après, tu t'en vas, d'accord ?

Il n'allait quand même pas sacrifier le reste de son dîner ! Il se contenta de jeter sur le trottoir la moitié des patates douces, puis il se hâta de rentrer chez lui et referma soigneusement la porte. Demain matin, le chien ne serait plus là. Mais au moins il n'aurait pas le ventre vide lorsque les employés de la fourrière viendraient le chercher.

De toute façon, il ne pouvait rien faire de plus pour ce pauvre animal. Alors, pourquoi avait-il encore l'impression de laisser tomber tout le monde ?

Le chien.

Simon.

Sarah.

Josh.

Lui-même... ?

Rick s'effondra dans un fauteuil. Jamais la vie ne lui était apparue aussi compliquée. Si c'était cela, grandir, peut-être alors avait-il été bien inspiré de retarder ce moment le plus longtemps possible.

Cette fois, elle allait l'attendre.

C'était la quatrième fois que Sarah sortait de la chambre de Josh pour aller rôder du côté de la réception, à l'entrée du service. La nuit, il n'y avait personne à l'accueil. Les infirmières étaient soit avec les patients, soit dans le bureau central qui se trouvait un peu plus loin dans le couloir. Si quelqu'un l'apercevait, on penserait qu'elle avait besoin de se dégourdir un peu les jambes et de se détendre après cette longue journée.

Une journée qui avait été particulièrement éprouvante. Josh avait beaucoup souffert et il avait dû prendre de nouveaux médicaments qui l'avaient fait vomir. Il avait fallu alors lui en donner d'autres pour venir à bout des nausées. Dans l'après-midi, il avait eu une transfusion sanguine et subi de nouveaux tests. A aucun moment il n'avait pu se reposer convenablement. Toute la journée, il s'était montré très grognon et n'avait cessé de demander quand son père viendrait le voir.

Il était 19 heures, et Rick ne s'était toujours pas manifesté. S'il n'apparaissait pas dans les minutes qui suivaient, Sarah était décidée à lui téléphoner et à lui dire ce qu'elle pensait de son comportement. Comment pouvait-il laisser tomber ainsi un petit garçon malade ? Elle était furieuse.

Lorsqu'elle le vit enfin franchir la double porte, elle perdit tout contrôle.

— Où étiez-vous passé, Rick ? Josh n'a cessé de vous réclamer.

— Je suis là, maintenant.

Il semblait fatigué. Il donnait l'impression de n'être là que par devoir. Parce que cela faisait partie des tâches qu'il était tenu d'accomplir.

— Il dort, dit-elle d'une voix glaciale. Il a probablement commencé sa nuit.

— Oh... Alors, je reviendrai demain matin, murmura-t-il en détournant les yeux.

— Sûrement... Si cela vous convient, bien sûr, commenta Sarah en prenant un ton sarcastique.

Rick qui avait commencé à s'éloigner se retourna.

— J'ai eu une journée très lourde, dit-il. J'ai l'un de mes patients, un garçon de treize ans hospitalisé dans le service de réanimation, qui a des problèmes. Il...

— Vous avez un fils de neuf ans qui, lui aussi, a des problèmes. Et vous n'êtes pas venu le voir !

— Je suis là, maintenant, dit Rick en soupirant.

— Vous venez en coup de vent, et il est bien trop tard. Josh a eu une journée horrible. La seule chose qui aurait pu le réconforter, c'était de voir son père. Et vous n'êtes pas venu. Que se passe-t-il,

Rick ? Vous l'évitez depuis des jours. A-t-il déjà perdu pour vous l'attrait de la nouveauté ?

Visiblement irrité, Rick protesta.

— Je suis venu lui rendre visite quotidiennement !

— Oui, mais une seule fois par jour, alors qu'avant vous passiez le voir deux ou trois fois dans la journée, vous vous souvenez ? Les enfants ont la fâcheuse habitude de croire que ce qu'on leur accorde une fois durera toujours.

Il ouvrit la bouche pour dire quelque chose, mais Sarah ne lui en laissa pas le loisir.

— Vous avez dit que vous feriez tout pour essayer de devenir un papa, continua-t-elle.

Elle s'était efforcée de prendre un ton accusateur, mais sa voix tremblait, maintenant. Elle était au bord des larmes.

— Si c'est cela, pour vous, « faire tout », ce n'est pas assez. Il aurait mieux valu ne pas vous intéresser du tout à Josh plutôt que de vous en occuper pour ensuite... l'éviter comme vous le faites. Ce n'est pas juste, Rick.

A présent, sa voix avait perdu toute sa force. Ce n'était plus qu'un murmure.

— Ce n'est pas gentil.

— Je n'évite pas Josh, se défendit-il.

— Mais si.

Cette fois, elle réussit à capter le regard de Rick.

— Vous ne le voyez peut-être pas, mais c'est ce que ressent Josh. Vous venez très peu et, quand vous le faites, vous ne restez pas longtemps. Vous l'évitez.

— Mais non.

A présent, c'était Rick qui la regardait fixement. L'expression de son visage s'était adoucie, et il esquissait presque un sourire.

— Ce n'est pas Josh que j'évite, dit-il. C'est vous.

— Pourquoi ? Qu'est-ce que j'ai fait ?

— Il s'agit plutôt de ce que j'ai fait, moi. Ou peut-être de ce que j'ai envie de faire.

Sarah avala sa salive. Et voilà, ils abordaient enfin le cœur du problème. Ils avaient l'occasion d'en parler et de le régler. Dans l'intérêt de Josh.

Respirant à fond, elle prit son courage à deux mains.

— Dites-moi, murmura-t-elle.

Mais Rick secoua la tête en poussant une sorte de grognement étranglé. Comme il s'apprêtait à tourner les talons, Sarah l'attrapa par le bras et l'obligea à lui faire face.

— Rick... je vous en prie... Nous devons en parler. J'ai besoin de comprendre.

Il semblait avoir du mal à déglutir. Lorsqu'il prit la parole, Sarah reconnut à peine sa voix.

— Voici de quoi je parle...

Elle sut ce qui allait se passer dès l'instant où Rick la prit dans ses bras. Elle sut aussi que cela ne ressemblerait en rien aux baisers rapides, presque impersonnels, qu'ils avaient déjà échangés. Cette fois, ce serait beaucoup plus sérieux.

Elle pouvait le repousser. Elle savait parfaitement que, si elle émettait la moindre protestation, Rick la libérerait immédiatement. Mais il partirait sans doute aussitôt, et ils n'auraient plus jamais l'occasion de parler. Elle se retrouverait alors toujours aussi furieuse, perdue et triste, et condamnée à rester ainsi... peut-être pour toujours.

Elle pouvait passer le reste de sa vie à se demander ce qu'elle aurait ressenti si elle avait laissé Rick Wilson lui donner un vrai baiser.

Et... elle méritait bien de vivre un moment à elle, non ? Un moment où elle ne serait plus seulement la mère d'un enfant malade. Un moment de répit pour oublier cette journée si difficile, avec toutes ses souffrances et ses problèmes, et ne plus penser à ceux qui allaient encore venir. Un moment de nostalgie, aussi, de l'époque où elle n'avait aucune autre responsabilité que de prendre soin d'elle-même et où les hommes lui donnaient le sentiment qu'ils la trouvaient désirable.

Etait-ce donc si mal que d'avoir envie de se sentir désirée ?

Même si c'était mal, qu'importe ! Elle n'avait plus la force de résister. Ni à Rick ni au désir qu'elle sentait délicieusement monter en elle. En posant ses mains sur elle, Rick avait allumé un feu qui l'embrasa lorsqu'il s'empara de ses lèvres.

Il n'était plus question de se libérer, à présent. Elle ferma les yeux et se pendit au cou de Rick.

Non. Elle ne pouvait plus s'échapper.

Elle était complètement perdue.

8

C’était le baiser le plus étonnant de toute sa vie.

Sentir la bouche de Sarah sous la sienne. Si douce, si sensible, si... réactive. Sentir son corps tout entier fondre dans ses bras, se lover étroitement contre lui.

Dès qu’il avait posé les yeux sur elle, il avait su qu’entre eux, ce serait sûrement parfait. Mais il n’avait pas réalisé à quel point cela lui semblerait si... juste.

Rick savait qu’il n’y aurait entre eux aucune gêne, comme cela arrive souvent lors d’une première fois. Il pouvait tout imaginer : lui caresser les seins, la plaquer contre lui, épousant toutes ses courbes, ou encore la dévêtir... Ils deviendraient amants, passant du simple baiser à la fusion totale, avec l’impression d’avoir été toujours ensemble, mais en gardant cependant toute l’excitation liée à la découverte de leurs corps.

Bien sûr, il ne ferait rien de tout cela. Pas ici. Même si, absorbé comme il l’était par ce baiser, il se serait bien moqué de voir la moitié du personnel du Queen Mary rassemblée ici, à la réception, en train de les regarder. Mais il n’était pas fou. Certaines choses... ou plutôt toutes les choses qu’il avait l’intention de faire avec Sarah Prescott réclamaient une grande intimité.

Craignant soudain de ne pouvoir résister plus longtemps à la tentation, il s’écarta de Sarah.

— Viens avec moi, murmura-t-il. Je connais un endroit où nous serons mieux.

Rick sentit qu’elle se crispait. Etait-elle troublée par leur baiser ? L'idée lui plut. Il avait envie de la troubler encore davantage et de la voir tout entière abandonnée à lui et aux sensations délicieuses qu'il pouvait lui procurer.

Mais, cette fois, Sarah lui résista. Posant ses mains sur sa poitrine, elle le repoussa doucement et secoua la tête. On eut dit qu'elle allait parler, mais aucun mot ne sortit de sa bouche. Elle était visiblement de plus en plus désemparée. La prenant par la main, Rick la conduisit jusqu'à l'un des fauteuils. Il fallait qu'il la rassure, d'une manière ou d'une autre. Seigneur ! Ce n'était pas si grave. Il ne s'agissait ici que de sexe. De vivre une relation sexuelle qui serait sans doute d'une qualité exceptionnelle. Mais il n'avait nullement l'intention de bousculer la vie de Sarah. Ni la sienne, bien sûr.

Sarah prit place dans le fauteuil tandis qu'il s'asseyait à côté d'elle sur une chaise, lui tenant toujours fermement la main.

Il lui sourit gentiment.

— Il y a un problème ?

— Je ne peux pas... nous ne pouvons pas...

— Pourquoi pas ?

Maintenant qu'il la savait aussi attirée par lui qu'il l'était par elle, il ne voyait pas pourquoi ils se priveraient d'assouvir leurs désirs.

Sarah lui livra la réponse qui semblait évidente pour elle.

— A cause de Josh.

Rick fronça les sourcils. Il s'était attendu à l'entendre dire à cause de Lucy. Ou bien déclarer qu'il était un sale type. Ou encore prétendre qu'il ne l'intéressait pas vraiment. Mais cela, il savait que c'était faux. Aucune femme ne pouvait embrasser de cette façon sans être intéressée. Très, très intéressée.

— Il s'agit de nous deux, Sarah, dit-il lentement. Cela n'a rien à voir avec Josh.

— Comment pouvez-vous dire cela ? Vous êtes son père.

— C'est vrai.

Etonnant comme il n'avait plus la moindre hésitation à admettre ce fait, à présent. En réalité, il ne s'imaginait même pas en train de le nier.

— Vous allez faire partie de sa vie, pour très longtemps. Enfin, je l'espère, ajouta-t-elle après avoir marqué une pause imperceptible.

Ce n'était pas le moment de se livrer à des pronostics.

— Oui, bien sûr, déclara-t-il d'une voix assurée.

Il déglutit avec difficulté. Accepter de « faire partie » de la vie de Josh suscitait peut-être des attentes qu'il n'avait pas envie ou qu'il ne se sentait pas capable de satisfaire.

— Et moi aussi je fais partie de sa vie, continua Sarah. Tout est lié.

Des liens. Des attentes... Sarah n'avait peut-être pas tort. Mais il se sentait comme hypnotisé par sa voix — une voix devenue rauque sous l'effet du désir. Il ne voulait plus penser qu'à eux deux. Au plaisir qu'ils pouvaient se donner. Maintenant. Qu'importe l'avenir ! Il refusait d'y songer.

Il lui caressait la main, à présent et la sentait frémir sous ses doigts. Cela ressemblait à une petite danse discrète, intime.

— Qu'y a-t-il de mal à cela ? demanda-t-il doucement. Ma relation avec Josh est une chose, et celle que j'ai avec vous en est une autre. Nous pourrions être...

— Amis, coupa Sarah d'une voix encore plus rauque. Etre amis, ce serait bien.

— Absolument.

Il lui pressa la main.

— De bons amis.

Il attendit qu'elle levât les yeux.

— De très bons amis, acheva-t-il avec un large sourire.

Sarah secoua la tête.

— Et si cela ne marchait pas ? Si, un jour, nous n'étions plus de bons amis ? La première victime de cet échec, Rick, ce serait Josh. Je ne peux pas prendre un tel risque. Vous êtes important pour lui. Je ne crois pas que vous vous rendiez compte à quel point vous êtes devenu important pour Josh.

La lumière qui éclairait le comptoir de la réception jetait des paillettes d'or dans la chevelure blonde de Sarah. Fasciné, Rick réprima son envie de caresser ces cheveux dorés. Sarah s'inquiétait de la façon dont pourrait évoluer leur relation. Peut-être pensait-elle qu'il ne cherchait à avoir avec elle qu'une brève aventure, comme cela s'était passé avec sa sœur ?

C'était faux. Il lui proposait quelque chose de bien différent. Il était différent. Il ne voulait pas d'une aventure d'un soir. Certainement pas. Il voulait… il voulait…

Difficile à dire. En revanche, il savait très bien ce qu'il ne voulait pas — perdre l'occasion d'apprendre à connaître Sarah un peu mieux. Et d'être avec elle, tout simplement. A quoi bon se préoccuper de l'avenir ? Il serait toujours temps de voir ce qu'il leur réservait.

— Pour moi aussi, Josh est important, dit-il avec sincérité. Et vous aussi, Sarah. Vous m'attirez beaucoup. Au cas où vous ne vous en seriez pas aperçue, ajouta-t-il en souriant.

Elle baissa la tête, comme prise d'une soudaine et charmante timidité.

— Oui, je m'en étais aperçue, murmura-t-elle.

Il afficha un large sourire.

— Vous vouliez savoir ce qui me préoccupait, dit-il.

Il poussa un long soupir.

— J'ai envie d'être avec vous, continua-t-il d'un ton plus grave. Au point que cela m'a conduit à espacer mes visites à Josh. Je le regrette. J'essayais d'éviter de me torturer. C'était un réflexe égoïste et… immature.

Il tenta de sourire de nouveau, sans grand succès.

— J'essaye de grandir. Je vous assure.

Cette fois, Sarah émit un petit rire, mais Rick vit ses yeux briller d'un éclat qui ne devait rien à l'éclairage ambiant. Elle semblait au bord des larmes.

— Je regrette sincèrement de vous avoir dit que vous devriez grandir, Rick. Vous êtes parfait tel que vous êtes.

Cette phrase lui fit un effet bizarre. Comme si un poids lui était ôté. Elle le trouvait parfait ? Oh, Seigneur !

Il s'efforça de trouver les mots justes.

— Josh est mon fils. Et je compte bien lui montrer à quel point il est important pour moi. Rien ne pourra jamais changer cela, y compris ce qui se passera peut-être entre nous… si nous le voulons.

— Mais… si c'est simplement… physique ?

Il haussa un sourcil.

— Avez-vous l'intention de renoncer à tout type de relation parce que vous êtes devenue la maman de Josh ?

— Je… heu… n'y ai jamais réfléchi. C'est…

Elle soupira.

— Bon, d'accord, je n'ai fait aucune rencontre qui m'ait amenée à me poser la question. Le fait que vous soyez le papa de Josh rend les choses… compliquées.

— Mais ne serait-ce pas encore plus compliqué avec quelqu'un d'autre ? Compte tenu de ce qui s'est passé avec votre dernier petit ami ?

Il semblait avoir marqué un point, à en juger par la façon dont Sarah avait froncé les sourcils à l'évocation de ce souvenir.

— Je ne…

— Sarah…

Il s'empara de ses mains.

— Si vous imaginez toujours le pire des scénarios, vous ne pouvez rien faire dans la vie. Et, si vous vivez uniquement dans le passé ou dans l'avenir, vous risquez de passer à côté du présent et… de votre vie.

Elle ne dit rien, mais elle avait les yeux rivés sur lui. Elle l'écoutait avec attention.

— Nous vivons au présent. Celui que j'étais — que Lucy a rencontré — a disparu depuis longtemps. C'est le présent qui compte. Mon attirance pour vous appartient au présent et elle est bien réelle. Nous sommes tous les deux de grandes personnes.

Il esquissa un bref sourire.

— Je suis en bonne voie pour le devenir, en tout cas. Nous ne savons ni l'un ni l'autre ce que nous réserve l'avenir. Si notre histoire — quelle qu'elle soit — ne nous mène nulle part, nous saurons gérer la situation. Regardez tous ces parents divorcés qui réussissent malgré tout à assurer parfaitement l'éducation de leurs enfants.

— C'est vrai... je pense.

— Et ce n'est pas comme si nous avions l'intention de nous engager dans quelque chose d'aussi lourd qu'un mariage.

Il faisait de son mieux pour laisser entendre qu'à ses yeux, ce serait le seul événement vraiment grave.

— Vous pouvez considérer ce qui nous arrive comme un moyen de vous détendre, si vous le souhaitez. Vous méritez bien cela.

Il se pencha vers elle et, baissant la voix, prit un ton solennel.

— Je promets de faire en sorte que Josh n'en souffre pas.

Silence. Le regard toujours rivé l'un à l'autre, ils se tenaient les mains. Il savait ce qu'elle ressentait. Dans son corps et dans son âme.

— Ne pensons qu'au présent, Sarah. Vous et moi. A ce que nous voulons. Je sais ce que je veux.

Il marqua une nouvelle pause.

— Et, vous, que voulez-vous ? demanda-t-il.

— Toi.

Ce fut dit dans un murmure.

Il se pencha vers elle et lui donna un baiser léger sur les lèvres.

— Viens avec moi.

— Je ne peux pas me rendre chez toi, Rick. C'est trop loin. Aujourd'hui a été...

— Je ne vais pas t'emmener bien loin. Je dispose d'une chambre de garde, cette nuit. C'est un lieu privé. Avec un lit.

— Et si on t'appelle ?

— Je ne suis pas de garde. Je voulais seulement rester à l'hôpital afin d'être sur place au cas où Simon aurait encore un problème.

— Simon ?

— Le garçon qui est en réanimation. J'ai eu beaucoup de mal à le stabiliser, aujourd'hui. En ce moment, il a l'air bien. Mieux qu'il n'a été, en fait. Il est hautement improbable qu'on m'appelle.

Il se leva, tenant toujours Sarah par la main, mais il ne fit rien pour l'inciter à se lever à son tour. Cela devait venir d'elle. Etre son choix à elle.

Il la vit inspirer une grande bouffée d'air tandis qu'elle prenait sa décision. Le temps s'arrêta un moment, comme lorsqu'il l'avait vue pour la première fois. Cette décision était aussi importante que le jour où Sarah était entrée dans sa vie. Et, maintenant, il avait l'impression que sa vie même dépendait du choix qu'elle allait faire.

Elle se leva, toujours silencieuse. Sa réponse tenait dans le petit sourire tremblant qu'elle lui adressa. Comme elle, Rick n'éprouva pas le besoin de parler.

Main dans la main, ils franchirent la double porte qui menait au bâtiment principal.

Sarah était heureuse de sentir la main solide de Rick tenir la sienne tandis qu'il la guidait gentiment à travers l'hôpital.

Curieusement, elle n'éprouvait plus aucune culpabilité. Elle avait pris avec elle son téléphone portable. En cas de besoin, les infirmières pouvaient l'appeler.

Certes, les arguments présentés par Rick pouvaient être contestés facilement. Elle était assez lucide pour savoir que bien des enfants de divorcés souffraient de la séparation de leurs parents qui les utilisaient souvent comme des pions. Et, si son ex-petit ami l'avait quittée à cause de Josh, c'était parce que l'arrivée du petit garçon n'était pas prévue au programme. Ce serait différent si elle rencontrait quelqu'un maintenant. Il n'y aurait pas l'effet de surprise.

Mais elle n'avait aucune envie de réfléchir à tout cela. Seul comptait le plaisir qui l'attendait. Elle se concentra sur le flot de sensations délicieuses qui l'envahissait. Elle adora la façon dont Rick la couvait des yeux dans l'ascenseur. La façon dont il verrouilla la porte de la petite chambre et la plaqua contre le mur pour l'embrasser. Non pas sur les lèvres, mais dans le cou, à l'endroit exact où battait son pouls.

Elle sentit son sang courir plus vite dans ses veines, déclenchant au plus profond d'elle-même un désir si violent qu'elle craignit de voir ses jambes se dérober sous elle.

Il la dévêtit avec un art consommé, et elle s'abandonna à l'instant présent. A la douceur de ses mains expertes, au feu brûlant de son regard. A la force de son corps contre elle. Rick avait raison. Se fixer sur le passé ou s'inquiéter pour l'avenir risquait de gâcher le moment qu'elle était en train de vivre.

Pour elle-même. Pas en tant que tante, mère ou sœur. Dans les bras de Rick, elle n'était plus ni gardienne ni infirmière.

Seul comptait ce qu'elle aimait, ce qu'elle désirait. Elle laissait enfin libre cours à des espoirs et des rêves qu'elle s'était trop longtemps interdits. C'était... le paradis.

Elle s'entendit supplier Rick de la prendre. Tout son corps le réclamait.

Ils firent l'amour dans l'urgence, cette première fois.

Lorsqu'ils se retrouvèrent, haletants, bras et jambes enchevêtrés sur le petit lit étroit, Sarah fut incapable de prononcer un seul mot. Elle savourait l'incroyable sensation de se trouver à l'endroit exact où elle devait être. A la place qu'elle avait cherchée toute sa vie sans la trouver.

Rick aussi restait silencieux. Mais ses mains parlaient pour lui. Il la caressait presque avec révérence. Il écartait de son visage et de sa poitrine ses longues mèches de cheveux que la transpiration avait collées à sa peau.

Puis il l'embrassa sur les lèvres. Lentement. Avec une tendresse qui balayait tous les doutes qu'elle aurait pu avoir encore.

— La prochaine fois, nous ferons durer les choses plus longtemps, murmura Rick, sa bouche tout près de la sienne. D'accord ?

Elle lui sourit. Alors, il poussa un soupir satisfait.

La prochaine fois, elle y songeait déjà. Ce moment d'intimité avait été un vrai cadeau. Un cadeau précieux.

Ils s'attardèrent dans le lit, blottis l'un contre l'autre, savourant tous les deux cette délicieuse intimité.

Puis vint le moment où ils durent se rhabiller, s'interrompant néanmoins pour s'enlacer et échanger des baisers. Mais ils finirent par regagner la double porte donnant sur le service de transplantation de moelle osseuse.

— Si j'entrais ? proposa Rick. Au cas où Josh serait réveillé ?

— Je lui dirai que tu viendras le voir demain. Dans la matinée ?

— C'est la première chose que je ferai, promit-il. Je vais passer voir Simon, maintenant, et ensuite je rentrerai chez moi pour quelques heures. Il y a quelque chose que je dois vérifier. Il a peut-être faim.

Sarah écarquilla les yeux.

— Faim ? S'agit-il d'un être vivant ?

— Vivant ? Oui, s'il ne s'est pas fait attrapé, répondit Rick avec un sourire. Tu te rappelles ce chien que Josh a vu l'autre jour ? Hier soir, il m'a suivi jusqu'à la maison et, ce matin, il était encore devant ma porte.

— Oh ! lâcha-t-elle, surprise.

Josh aurait été si heureux d'apprendre cela. Si excité.

— Dois-je lui en parler ? demanda-t-elle. Qu'en penses-tu ?

Rick eut l'air perplexe.

— Laisse-moi faire, dit-il. J'ai peut-être une idée.

Après lui avoir donné un dernier baiser, il s'en alla.

Restée seule, Sarah serra frileusement ses bras autour d'elle. Rick avait compris. Il voulait prendre sa part du fardeau afin qu'il devienne plus léger.

Pour elle ? Pour Josh ?

Peu importe. Elle l'aimait d'agir ainsi.

Ou peut-être l'aimait-elle déjà avant. Tout ce qu'elle avait découvert cette nuit lui avait simplement permis de prendre conscience de cet amour.

Elle ne ferait pas marche arrière. Ce qui lui arrivait avait quelque chose d'effrayant, mais c'était merveilleux aussi. Et cela se passait maintenant.

— Chaque chose en son temps, murmura-t-elle.

En disant cela, elle ne faisait plus allusion aux épreuves qui l'attendaient, mais à ses rêves. A quelque chose qu'elle ne redoutait pas, mais qu'au contraire elle espérait.

9

Cette journée se déroulait de mieux en mieux.

Rick s'était levé de très bonne heure. Il avait rêvé de Sarah et il continuait de penser à elle tandis qu'il regardait le soleil se lever sur le port. Il ne prit pas le temps d'avaler un petit déjeuner mais, juste avant d'arriver à l'hôpital, il s'arrêta dans un fast-food pour acheter des pains briochés et des frites. Certes, ce n'était pas là une nourriture très saine, mais Josh semblait traverser une mauvaise passe depuis deux jours, et Rick espérait qu'il retrouverait un peu d'appétit en découvrant ce qu'il lui apportait.

Il avait vu juste. Le petit garçon prit plusieurs bouchées d'un des pains briochés et mangea quelques frites. Sarah paraissait si heureuse que Rick ne pouvait s'empêcher de sourire comme un idiot chaque fois qu'il la regardait.

Depuis ce qui s'était passé l'avant-veille dans la petite chambre de garde, toute tension entre eux avait disparu. Lorsqu'ils se retrouvaient ensemble au chevet de Josh, l'atmosphère qui régnait dans la pièce était complètement différente. Positive et sereine.

La veille, à deux reprises, ils avaient pris un café et étaient allés déjeuner ensemble à la cafétéria de l'hôpital. Ils en avaient profité pour se livrer à quelques caresses furtives et échanger des baisers dans l'ascenseur.

D'un accord tacite, ils préféraient garder secrète leur liaison afin qu'elle n'affecte en rien leur rapport avec Josh. Ils avaient toujours à l'esprit le petit garçon qui les avait réunis, mais qui rendait aussi plus compliquée leur nouvelle relation. Ils parlaient très souvent de lui. Ils se demandaient comment il se sentait. Ce que signifiaient les résultats de ses derniers tests. Ce qu'ils pourraient faire pour le distraire.

— Qu'est-il arrivé au chien ? avait demandé Sarah pendant leur déjeuner de la veille. Etait-il encore devant ta porte ?

Rick avait secoué la tête.

— Non, je ne l'ai pas revu. Désolé.

Il avait vu son regard déçu, mais n'avait rien ajouté. Aujourd'hui, il lui dirait. Plus tard. Il devait d'abord se rendre auprès de Simon.

Quand Rick pénétra dans la chambre de son jeune patient, une heureuse nouvelle l'attendait. L'état de l'adolescent s'était considérablement amélioré.

— Il a ouvert les yeux, annonça sa mère. Il a serré ma main et…

Etranglée par l'émotion, elle se tut. Ce fut le père qui prit le relais.

— Et il a dit « maman », précisa-t-il. Il l'a reconnue et il peut parler. Il est en train de sortir du coma, n'est-ce pas, docteur ?

— Cela m'en a tout l'air.

Rick inspira profondément, heureux de pouvoir partager leur joie. Il passa un moment avec Simon, qui s'était rendormi profondément. Cette fois, tout laissait espérer qu'il allait s'en sortir, même s'il était évident que ce ne serait ni facile ni rapide.

Il poursuivit sa tournée dans les chambres de ses patients et assura ensuite ses consultations, sachant que le meilleur moment de sa journée restait à venir.

En fin d'après-midi, il se rendit dans la chambre de Josh. L'enfant ouvrit de grands yeux en voyant ce que Rick avait apporté avec lui.

— Pour qui est-ce ? demanda-t-il.

— Pour toi, répondit Rick en faisant pivoter le fauteuil roulant. J'ai pensé que tu avais peut-être envie de voir autre chose que ces quatre murs.

Sarah prit un air horrifié.

— Il ne peut pas quitter cette pièce !

— Il en a la permission, assura Rick. Il devra porter une blouse, un masque et des gants de protection, et nous sommes tenus d'éviter les endroits bondés. Cela fait un bon moment maintenant qu'il est à l'isolement. Un peu de stimulation ne peut que lui faire du bien. Enfin, s'il en a envie. Qu'en penses-tu, bonhomme ? demanda-t-il en se tournant vers Josh.

L'enfant était déjà prêt à sauter de son lit.

— Où allons-nous ?

— C'est une surprise.

Sarah paraissait presque aussi indécise qu'au moment où Rick lui avait proposé de faire l'amour.

Il lui sourit sans la quitter des yeux, espérant qu'elle lirait le message qu'il lui envoyait.

Fais-moi confiance.

Elle ne sourit pas mais, après avoir poussé un gros soupir, elle aida Josh à prendre place dans le fauteuil roulant et à mettre sa tenue de protection. Rick accrocha la poche de la transfusion à la perche fixée sur un côté du fauteuil roulant et glissa le Polaroid dans le panier placé derrière le siège.

Il guida Sarah et Josh vers un ascenseur réservé au personnel. Lorsqu'ils arrivèrent au sous-sol, il poussa le fauteuil dans des couloirs déserts, passant devant le département des archives médicales et un atelier de prothèses.

— Où allons-nous ? demandait Josh de temps en temps.

— Je veux te montrer quelque chose, répondait simplement Rick.

Ils arrivèrent enfin devant un parking qui était destiné aux camions de livraison et aux véhicules nécessitant une arrivée discrète. Rick croisa les doigts, espérant de tout son cœur qu'aucun corbillard ne soit venu chercher le corps d'un patient décédé.

Une grande baie vitrée permettait de voir le bas d'une rampe qui menait au rez-de-chaussée. Un 4x4 était garé là, avec Max assis derrière le volant. Dès que celui-ci les aperçut, il leur fit signe et, sautant de son siège, il se dirigea vers l'arrière du véhicule.

— Mais qu'est-ce que... ? murmura Sarah.

Max ouvrit la porte arrière du 4x4. Une silhouette massive sauta alors sur le bitume.

— Oh ! s'exclama Josh en faisant mine de bondir de son fauteuil.

Rick le retint par l'épaule.

— Mais je croyais qu'il avait disparu ! s'écria Sarah.

— En fait, il avait été emmené à la fourrière, dit Rick.

Josh et Sarah se tournèrent vers lui, attendant des explications.

— Il était bien connu des autorités municipales. Des gens portaient plainte contre lui depuis des semaines. On l'a capturé une première fois, mais il s'est échappé. Personne n'était jamais venu le réclamer. Il ne porte aucun tatouage et, à la fourrière, ils ont été ravis de voir quelqu'un prêt à l'adopter.

— Mais... comment pourrez-vous garder ce chien chez vous ? demanda Sarah, l'air inquiet.

— Ce n'est pas moi qui vais le garder, mais Max et Ellie. Ils sont ravis de s'en occuper pour le moment. Ils le trouvent merveilleux. Si les choses ne se passaient pas comme on l'espère, ils seraient enchantés de le garder définitivement. Josh pourrait aller le voir aussi souvent qu'il le souhaiterait.

— Non ! protesta Josh.

Il s'était de nouveau tourné vers la baie vitrée. Max se trouvait maintenant juste de l'autre côté de la vitre. Le chien était assis, le regard braqué sur l'enfant, les oreilles aplaties et la queue frétillante.

— C'est mon chien, conclut l'enfant.

Rick et Sarah échangèrent un bref regard. Si Josh se sentait heureux, cela pouvait aider à sa guérison. Et, si le pire devait se produire et que le petit garçon ne parvenait pas à guérir, le chien ne serait pas abandonné. Il y avait une famille prête à l'accueillir. Comme Sarah esquissait un sourire tremblotant, Rick dut détourner les yeux.

Il s'accroupit à côté du fauteuil roulant, focalisant toute son attention sur Josh afin de laisser à Sarah le temps de se ressaisir.

— Il n'a pas encore de nom, dit-il. Max et moi, nous avons pensé que tu devrais lui en choisir un.

— Est-ce que je peux aller le caresser ? demanda l'enfant, plein d'espoir.

— Pas aujourd'hui, bonhomme. Désolé.

Il sortit le Polaroid et prit une photo de Josh et du chien qui se contemplaient à travers la vitre, comme fascinés l'un par l'autre.

— Il pourra revenir te voir quand tu auras quelques bonnes cellules sanguines prêtes à se battre contre les virus.

— Je vais mieux, déclara Josh. Il n'y en a plus pour longtemps, pas vrai ?

— Non, répondit Sarah d'une voix étranglée.

Elle s'éclaircit la gorge.

— Il me paraît beaucoup plus propre que la dernière fois où nous l'avons vu.

— Il a pris un bain, expliqua Rick. On l'a vermifugé et débarrassé de ses puces. C'est un chien tout neuf.

— En tout cas, il a l'air heureux.

— C'est comme cela que je vais l'appeler, dit Josh.

— Comment ? Heureux ?

— Non. Harry. Comme Harry Potter.

— Bonne idée, approuva Rick en souriant.

Une camionnette de blanchisserie apparut en haut de la rampe. Max retourna à son 4x4 et fit signe à Harry de grimper à l'arrière du véhicule. Le chien obéit immédiatement.

— Il est vraiment très intelligent, n'est-ce pas ? dit Josh d'un ton ravi.

— C'est sûr, confirma Sarah. Mais il est temps maintenant qu'il rentre chez lui et, toi, tu dois retrouver ton lit. On va bientôt t'apporter ton dîner.

Mais, quand Josh eut regagné sa chambre, il était encore bien trop excité pour avoir envie de manger. Il ne cessait de contempler la photo le représentant avec le chien et arborait un grand sourire. Sarah regardait d'un air navré le plateau auquel il avait à peine touché.

— J'ai une idée, annonça soudain Rick. Je vais rester auprès de Josh et je lui lirai une histoire, ou bien nous parlerons de chiens ou d'autres choses. Je demanderai qu'on lui réchauffe son dîner. Pourquoi n'en profiteriez-vous pas, Sarah, pour vous occuper de vous pendant une heure ou deux ?

— Quoi ?

— Cela fait un bon moment que vous n'avez pas quitté cet hôpital. Vous pourriez peut-être aller faire un peu de shopping ?

— Je passerais volontiers chez moi pour prendre un bain et changer de vêtements.

— Ah !... Charmante perspective.

Sarah rougit. Tous deux avaient eu la même pensée. Quel plaisir ce serait de prendre un bain ensemble ! Ce n'était que partie remise.

— Eh bien, dit Sarah, si Josh est d'accord...

— Pas de problème, coupa l'enfant, les yeux toujours rivés sur la photo. A tout à l'heure ! Ah, tu peux m'apporter une nouvelle pile pour ma console ?

— Bien sûr.

Une fois Sarah partie, Rick s'assit près de Josh pour lui parler de chiens et d'autres sujets qui l'intéressaient. Il se sentait heureux. Plus qu'heureux. La journée s'était avérée encore meilleure qu'il ne l'avait prévu. Etre un papa à temps partiel lui plaisait plutôt, finalement. Josh était un enfant génial, et il était si facile de le rendre heureux, lui aussi !

Tout comme Sarah, songea-t-il en souriant. En réalité, il avait beaucoup de chance. Bien des hommes voudraient être à sa place.

Comme Josh lui réclamait une histoire, il s'exécuta. Mais dès les premières pages, le petit garçon, épuisé par une journée riche en émotions, sombra dans un sommeil profond.

Rick ne bougea pas de son fauteuil, trop ravi de savourer ces instants précieux. Bientôt il pourrait de nouveau se trouver seul avec Sarah.

Peut-être serait-ce cette nuit ? Il essaierait de savoir s'il y avait une chambre de garde disponible.

Ce serait sans doute plus compliqué lorsque Josh sortirait de l'hôpital, mais ils trouveraient une solution. Pour l'instant, il était décidé à profiter au maximum de toutes les occasions qui lui seraient données.

L'appartement sentait le renfermé.

Sarah ouvrit grand les fenêtres et mit en route la machine à laver. Après quoi, elle tria le courrier, composé principalement de factures, et se fit couler un bain.

Elle versa des sels dans la baignoire et commença à se déshabiller. Ce simple geste suffit à raviver le souvenir de ce qui s'était passé dans la chambre de garde, l'autre soir, lorsque Rick l'avait dévêtue.

Tandis qu'elle s'immergeait dans l'eau parfumée de son bain, elle s'abandonna aux sensations délicieuses qui l'envahissaient. Elle se sentait si bien... comme au paradis. Jamais elle ne s'était sentie si bien. Josh allait mieux, et il était permis d'espérer. Et il y avait Rick. L'avenir s'annonçait plein de promesses.

Partageait-il ses sentiments ? Etait-il amoureux d'elle ?

Si c'était le cas... s'ils finissaient par former un jour une vraie famille ? Avec un Josh en pleine santé qui aurait peut-être des petits frères et des petites sœurs. Tout le monde vivrait dans une grande maison qui serait dotée d'un jardin pour permettre à Harry de s'ébattre.

Ce serait... idéal.

Lorsque Sarah sortit de la baignoire, elle était complètement détendue, la tête encore emplie de ces rêves de bonheur. Elle s'essuya, mit ses plus jolis sous-vêtements et s'apprêtait à enfiler l'un de ses jeans, quand elle fit une pause. Rick l'avait-il jamais vue avec autre chose qu'un jean ? A part, bien sûr, le jour du mariage de Max et d'Ellie où elle portait une robe longue ? Mais cela ne comptait pas. C'était de l'histoire ancienne, maintenant. A l'époque, jamais elle n'aurait cru se sentir un jour aussi... heureuse.

Elle se mit alors à fouiller dans sa garde-robe et trouva ce qu'elle cherchait. Une robe en tricot à manches longues qui la moulait étroitement jusqu'aux hanches pour s'évaser ensuite en corolle jusqu'aux genoux. C'était la tenue parfaite. Elle n'était pas d'une élégance exagérée, mais différait de ce qu'elle portait d'habitude.

Elle voulut aussi changer de coiffure. Au lieu de garder la

longue natte qu'elle avait coutume de porter dans le dos, elle brossa ses cheveux qu'elle laissa flotter librement comme une rivière dorée, retenue simplement par deux fines nattes qui se rejoignaient sur la nuque, attachées par un petit clip orné de brillants. Se piquant au jeu, elle alla même jusqu'à se maquiller légèrement.

— En te voyant, n'importe qui penserait que tu vas à un rendez-vous galant, murmura-t-elle en s'adressant à son reflet dans la glace.

Elle esquissa un petit sourire discret.

Peut-être était-ce le cas.

La robe fit son petit effet. Lorsque Sarah revint à l'hôpital, Rick l'enveloppa d'un regard brûlant tandis que, de l'autre côté de la cloison vitrée, elle revêtait la blouse et le masque de protection. Appuyé sur ses oreillers, Josh qui picorait distraitement dans son assiette, la regardait fixement, lui aussi.

— Tu étais vraiment jolie, habillée comme cela, dit-il lorsqu'elle entra dans la chambre. N'est-ce pas ? ajouta-t-il en se tournant vers Rick.

— Oui, acquiesça celui-ci d'une voix enrouée.

— As-tu pensé à ma pile, Sarah ?

— Oh, non ! Désolée, Josh, j'ai complètement oublié. La boutique de l'hôpital est peut-être encore ouverte ?

Rick consulta sa montre.

— Il est 19 h 30, mais elle reste ouverte durant les visites du soir. Je peux aller y faire un saut.

Katie entra dans la chambre.

— As-tu fini ton dîner, Josh ? demanda-t-elle.

Elle regarda le plateau.

— Ah, je vois que tu as mangé un peu. Est-ce que quelqu'un a faim, ici ?

— Je suis affamé, répondirent en chœur Rick et Sarah.

Ils se regardèrent et sourirent.

Josh les observait.

— Vous pourriez emmener Sarah au restaurant, suggéra-t-il en s'adressant à Rick. Parce qu'elle est très élégante, ce soir.

Rick détourna aussitôt les yeux et haussa les épaules.

— Tu crois que je devrais ?

Josh hocha la tête.

— Mais je me suis déjà absentée un long moment, dit Sarah. Tu ne veux pas que je reste près de toi ?

— Quand tu es partie, je dormais, alors je n'ai rien remarqué.

Il sourit à l'infirmière.

— Vous pourriez me tenir compagnie, pas vrai, Katie ?

— Bien sûr ! répondit-elle en lui rendant son sourire. Allez, disparaissez, vous deux. Allez dîner et laissez-moi passer un moment avec mon amoureux ici présent.

— D'accord, acquiesça Rick. Nous en profiterons pour essayer de te trouver une pile, Josh.

— A tout à l'heure, alors, mon bonhomme, dit Sarah avec un léger tremblement dans la voix. Enfin, si tu es encore éveillé.

Josh était réveillé lorsqu'ils revinrent enfin dans sa chambre. Katie les gratifia d'un sourire entendu avant de s'éclipser, mais Josh paraissait trop somnolent pour remarquer quoi que ce soit qui aurait pu les trahir. Comme la robe légèrement froissée de Sarah, par exemple, ou ses yeux trop brillants. Ou ses cheveux décoiffés.

Rick avait conscience d'avoir, lui aussi, une tenue quelque peu négligée. Peut-être que, la prochaine fois, ils pourraient faire l'effort d'accrocher leurs vêtements au lieu de les laisser en tas sur le parquet de la chambre de garde, dans leur hâte à se jeter sur le lit.

Mais cela en avait valu la peine, cependant. Leur étreinte avait été encore meilleure que la première fois. Ils avaient pris tout leur temps, savourant la lenteur et la douceur de leurs gestes. C'était si bon qu'ils en avaient oublié leur faim de loup et s'étaient contentés, en guise de dîner, d'avaler des sandwichs achetés dans un distributeur automatique.

Josh, les yeux mi-clos, leur sourit.

— Salut, papa.

C'était la première fois qu'il l'appelait ainsi. Bizarrement, Rick sentit son cœur se serrer. Pourquoi ? Il n'aurait su le dire. Et il n'avait pas envie de le savoir.

— Salut, bonhomme.

Ce fut au tour de Sarah.

— Est-ce que je peux t'appeler maman ? demanda Josh.

Le sourire de Sarah était poignant.

— Bien sûr, mon chéri. Si tu en as envie.

— Oui, j'en ai envie, dit l'enfant en fermant les yeux. J'ai envie d'avoir une maman et un papa parce que c'est génial. Et quand je sortirai de l'hôpital, on pourra vivre tous ensemble.

Rick sentit son sang se figer. Il était soudain gelé jusqu'aux os. Il ne pouvait même plus penser.

Il y eut un lourd silence, puis Josh ouvrit de nouveau les yeux.

— Avec Harry, conclut-il d'un ton ferme.

Quelques secondes plus tard, il dormait à poings fermés. Sarah arrangea ses oreillers et ses couvertures. Elle semblait ne savoir que dire. Rick, la bouche sèche, était incapable de réfléchir à quoi que ce soit.

— Je... heu... je te verrai demain.

— Bien sûr.

Sarah leva les yeux vers lui, et Rick devina qu'elle lui souriait, mais il détourna si rapidement le regard qu'il n'aurait pu l'affirmer. Il savait qu'il aurait dû parler. S'assurer que Sarah et lui étaient sur la même longueur d'onde. Qu'elle était disposée comme lui à expliquer à Josh pourquoi son rêve de vivre en famille ne se réaliserait pas. Ils en riraient ensemble, peut-être, et tout rentrerait dans l'ordre.

Mais il ne trouva pas les mots pour le dire. Ou plutôt, il y en avait trop. Des mots qui se bousculaient dans sa tête. Qui lui donnaient la sensation d'être pris au piège.

Il devait s'en échapper à tout prix.

— Que je me calme ? Mais comment le pourrais-je, Max ? Josh croit que nous allons vivre tous ensemble. Que je vais trouver une maison avec un jardin et que je serai là tous les jours, à lancer avec lui des bâtons à son chien.

— C'est un petit garçon, Rick. Il a dressé la liste de ses souhaits les plus chers et il a mis en tête ce que les enfants désirent le plus. Une famille.

— Je ne suis pas fait pour la vie de famille. Tu le sais.

— Vraiment ?

A l'autre bout du fil, la voix semblait songeuse.

— Je sais que tu ne te voyais pas comme cela, mais les choses changent, non ? La vie de famille n'est pas aussi horrible que tu le penses, vieux. En fait, je dois dire qu'elle offre bien des avantages.

Rick ferma les yeux et s'allongea sur le canapé. Son antre de célibataire semblait avoir perdu de sa magie.

Max ne lui était d'aucun secours. Il aurait dû s'y attendre. Son ami venait de se marier, il avait un bébé, une maison, un jardin et il se sentait très heureux comme cela.

— Rick ? Tu es toujours là ?

— Oui.

— Ne panique pas. C'est un enfant. Ils disent toujours tout un tas de trucs.

— Sarah aurait pu dire quelque chose. Mon Dieu ! Peut-être lui a-t-elle dit quelque chose. Peut-être est-ce pour cela qu'il s'est mis cette idée en tête.

— Je suis convaincu qu'elle n'en a rien fait. Mais cela ne change rien, de toute façon. C'est à toi de faire tes choix. Tu as dû t'habituer à beaucoup de choses en très peu de temps.

Le ton de Max se fit plus léger.

— Ce n'était peut-être pas la meilleure idée que tu aies eue de te jeter aussi rapidement sur Sarah, mais j'avoue que je peux comprendre pourquoi c'est arrivé. Vous deux, vous êtes faits l'un pour l'autre.

— On sort ensemble, c'est tout. On prend du bon temps. Cela ne doit faire de mal à personne. Surtout pas à Josh.

Rick poussa une sorte de grognement.

— J'ai voulu donner un coup de main, c'est tout. J'étais heureux de donner ma moelle. J'apprécie même de jouer les pères à temps partiel, mais si j'avais su où cela me conduirait, j'aurais gardé mes distances.

Il y eut un silence.

— Tu crois ? demanda Max d'un ton tranquille.

Interdit par cette question, Rick ne dit rien. Au fond, il ne savait plus trop où il en était. Sa vie était devenue un tel chaos.

Le silence fut brisé par la sonnerie de son téléphone portable.

— Je dois y aller, vieux, dit-il à Max. J'ai envoyé un texto à Jet pour lui demander de m'appeler lorsqu'il aurait un moment de libre, et c'est probablement lui.

— Pas de souci. On reprendra cette conversation plus tard. Mais tiens bon, d'accord ? Tout va s'arranger, tu verras.

— Oui, sûrement.

Il raccrocha son téléphone fixe et prit son portable.

— Jet... Salut !

— Salut, vieux. Je n'ai que deux minutes à t'accorder. On va décoller d'un instant à l'autre. Que se passe-t-il ?

Rick haussa les sourcils. Par où commencer ? Tout cela était trop compliqué à expliquer.

— Et toi ? Où vas-tu ?

— Tu n'as donc pas entendu la nouvelle ? Il y a une île au bord de l'explosion. Sur quelle planète vivais-tu, ces dernières heures ?

Une planète qu'il aurait volontiers quittée.

— Raconte...

— Il y a eu un tremblement de terre sur une île au nord de la Nouvelle-Zélande. Il a fait de gros dégâts et des blessés dans une équipe qui travaille pour le département de la Protection de l'Environnement. Il faut les évacuer de toute urgence parce qu'il s'avère que cette île est un volcan en activité. Le tremblement de terre serait le signe précurseur d'une éruption volcanique.

Jet parlait très vite. De toute évidence, cette mission l'excitait.

Ce n'était pas le moment de lui confier ses problèmes, se dit Rick. Ils lui paraîtraient insignifiants. Et, de toute façon, il savait déjà ce que lui dirait son ami.

« Laisse tomber, vieux. Ce ne sont pas les femmes qui manquent, il n'y a que l'embarras du choix. »

Rick se passa une main sur le front. Peut-être n'avait-il pas envie d'entendre ce genre de commentaire. Des femmes comme Sarah, il n'en avait encore jamais rencontrées.

Ni des enfants comme Josh.

A quoi bon demander conseil à Jet ? Il ne l'aiderait pas plus que Max. Ses amis étaient à l'opposé l'un de l'autre ; il ne pouvait attendre de leur part que des conseils contradictoires. Et il avait déjà les idées assez confuses sans les embrouiller encore davantage.

— Bonne chance, dit-il. Amuse-toi bien !

— J'en ai la ferme intention. A bientôt !

Jet raccrocha le premier. Rick s'allongea sur le canapé et ferma les yeux. Le silence qui tomba dans la pièce lui parut aussi lourd que son cœur.

Bonheur et malheur. La face et le revers d'une même pièce qui pouvait être retournée d'une chiquenaude. Juste comme cela.

Sarah avait vu l'expression qui s'était affichée sur le visage de Rick lorsque Josh avait exprimé tout haut son rêve, comme en écho à ses rêves à elle.

Rick était devenu livide. Il semblait pressé de fuir.

Loin de Josh.

Loin d'elle.

Loin de tout projet de vie de famille.

Et puis, comme si la situation n'était pas déjà suffisamment horrible, Josh s'était réveillé une heure ou deux plus tard et Sarah avait découvert que l'enfant avait de la fièvre. Quelques heures plus tard, il toussait. Ses taux de saturation en oxygène commençaient à chuter, et sa respiration devenait bruyante.

Au matin, il apparut évident que Josh avait attrapé une infection. Son médecin, Mike, était auprès de lui, ainsi que son interne. Un technicien était venu faire des radios avec un appareil portable. On attendait d'un instant à l'autre les résultats des analyses de sang et de divers autres examens. Katie était partie aux nouvelles.

Bouleversée, Sarah ne quittait plus la porte de la chambre des yeux. Beaucoup de monde entrait et sortait, mais une personne ne s'était toujours pas montrée. Rick. Avait-il repris sa technique de l'évitement ? Maintenant, alors qu'elle avait tellement besoin de lui ? Josh aussi avait besoin de lui, même s'il était sans doute trop mal en point pour se rendre compte de l'absence de son père.

Equipé de son stéthoscope, Mike auscultait la poitrine du petit garçon.

— Nous allons devoir l'intuber et le ventiler, dit-il en se redressant. Je suis désolé, Sarah.

Elle ne put dire un mot tant sa gorge était nouée.

— Pouvez-vous aller chercher Katie ? continua-t-il. Nous allons avoir besoin d'aide.

C'était bon d'avoir quelque chose à faire. Elle se sentait tellement impuissante ! Elle se dirigea vers le bureau des infirmières, où Katie était sans doute encore au téléphone, occupée à parler avec le personnel du laboratoire.

Katie parlait, en effet, mais pas au téléphone. Rick se trouvait de l'autre côté du comptoir et tous deux souriaient. Sarah ralentit le pas. Comment pouvaient-ils être si détendus ? Ne savaient-ils donc pas que le monde était en train de s'écrouler ?

Choquée par le sourire et l'attitude de Rick, elle se rappela soudain la façon dont il l'avait regardée lorsqu'il l'avait vue pour la première fois, au mariage de Max et d'Ellie. Elle avait compris alors qu'il avait l'habitude d'obtenir ce qu'il voulait des femmes.

Regardait-il Katie de la même façon ?

A présent, elle était tout près du comptoir. Katie et Rick levèrent les yeux vers elle et, aussitôt, leurs visages changèrent d'expression. Ils semblaient tous les deux... soucieux. Peut-être même coupables ?

Oh, Seigneur !

— On a besoin de vous, Katie, dit Sarah. Mike veut...

Elle n'eut pas le temps d'achever sa phrase. Un signal d'alarme retentit derrière le comptoir tandis qu'une lampe rouge s'allumait sur le mur.

— Arrêt cardiaque, s'écria Katie.

— Où est le chariot de réanimation ? demanda brièvement Rick.

— Ici.

Katie prenait déjà le chariot rangé dans un coin du bureau.

— Quelle chambre ?

Mais Katie s'était précipitée dans le couloir. Sarah s'effaça pour la laisser passer tandis que Rick suivait l'infirmière au pas de course. Ils prenaient le chemin qu'elle venait de faire dans l'autre sens. Elle les vit s'arrêter devant une porte.

Sa prière silencieuse était devenue inutile.

Cette porte était celle de la chambre de Josh.

10

Lorsque Sarah se rua dans la chambre, elle ne put voir que le dos des médecins penchés sur le lit de Josh.

Pratiquaient-ils une réanimation cardio-pulmonaire ?

— Aspiration.

C'était la voix de Mike.

— Katie, reprit-il, passez-moi un masque.

Les jambes flageolantes, Sarah se colla contre le mur afin de ne gêner personne.

Oh, mon Dieu ! Ce ne pouvait pas être la fin, n'est-ce pas ? Pas comme cela.

Dire qu'hier, elle était si pleine d'espoir, si heureuse.

Si seulement elle était restée près de Josh, la nuit dernière.

Mais elle l'avait laissé avec son infirmière pendant qu'elle allait retrouver son amant. Un homme qui voulait seulement prendre du bon temps avec elle.

Comment en était-elle arrivée là ? Elle se détestait. Elle détestait Rick.

La porte s'ouvrit derrière elle, et plusieurs personnes entrèrent.

— L'équipe de réanimation, annonça quelqu'un.

— On arrête, dit Mike en s'écartant.

Sarah eut le souffle coupé en voyant Josh. Appuyé contre ses oreillers, il portait un masque à oxygène. Il avait les yeux ouverts et semblait terrifié. Soudain, il aperçut Sarah et parut aussitôt soulagé.

Passant devant Rick, elle se précipita vers le lit.

— Je suis là, mon chéri, murmura-t-elle. Je suis avec toi.

L'enfant lui adressa un regard qui lui brisa le cœur. Jamais plus elle ne le quitterait. Pour personne.

A côté d'elle, Mike informait les nouveaux arrivants, sans qu'elle parvienne à saisir le sens des mots qu'il prononçait.

— Arrêt respiratoire... aspiration... enlever ce qui obstruait...

Brusquement, son ton se fit plus autoritaire.

— Tout le monde dehors, s'il vous plaît. Ceci est une chambre d'isolement.

Rick s'était penché vers elle.

— Il va bien, Sarah. Il respire mieux et ses taux d'oxygène ont remonté.

Sarah sentit une larme couler sur sa joue. Josh respirait encore trop vite. Et sa peau était brûlante. Elle lui posa la main sur le front.

— Il me faudrait un linge et de l'eau tiède, demanda-t-elle à Katie.

Ensuite, tout se déroula dans une sorte de brouillard. Mike donna ses instructions à l'infirmière. Il indiqua les différents médicaments qu'il voulait ajouter dans la perfusion, les contrôles à effectuer et une liste d'examens à refaire régulièrement. Tout était mis en place pour donner à Josh le maximum de chances.

Durant cette interminable journée, l'enfant glissa dans une forme d'inconscience. Des gens allaient et venaient autour de lui, portant tous la même tenue de protection qui les rendait identiques. Même Rick se confondait avec les autres.

Sarah ne quitta pas Josh une seconde. Elle aurait tout donné pour le sauver, mais elle n'avait rien d'autre à offrir que son amour et ses prières muettes et désespérées. Assise près de lui, elle lui tenait la main, indifférente à ce qui se passait autour d'elle. Toute son attention était focalisée sur le petit garçon. Elle était là, à son côté, essayant de l'aider.

Lui insufflant toute la force qu'elle avait dans son cœur.

— Tu as passé la nuit ici ? demanda Max.

— Oui, répondit Rick en esquissant un sourire.

Il s'était installé dans l'espace réservé à la réception.

— Un peu dur pour la nuque, ajouta-t-il en tapotant l'accoudoir de son fauteuil. Mais on n'y est pas si mal que cela. Katie m'a donné des couvertures.

Au moins avait-il pu se reposer quelques heures. Sarah n'avait probablement pas fermé l'œil de la nuit, même si cette crise durait maintenant depuis trente-six heures.

Max et Ellie échangèrent un regard.

— As-tu pu convaincre Sarah de faire une pause ?

Rick secoua la tête. A quoi bon expliquer qu'elle ne voulait rien écouter de ce qu'il pourrait dire ? En fait, il avait l'impression de ne plus exister à ses yeux. Elle restait prostrée près du lit de Josh, silencieuse, le regard éteint. Même lorsqu'elle levait les yeux vers lui, il avait le sentiment qu'elle ne le voyait pas. Qu'il n'était pour elle qu'un des membres de l'équipe médicale.

— Je lui ai apporté des vêtements propres et quelques petites choses qu'elle sera peut-être contente de manger, dit Ellie. Je vais aller les lui donner. Et toi, Max ?

— Je vais rester un moment avec Rick.

Rick la regarda se diriger vers la chambre de Josh, puis il s'éclaircit la gorge.

— As-tu des nouvelles de Jet ?

— Oui. Ils sont coincés sur l'île, à cause du nuage de cendres. Ils doivent attendre un jour ou deux avant qu'un bateau puisse venir les chercher.

— Tout se passera bien. Jet s'en sort toujours.

Max sourit.

— Il apprécie sûrement cette aventure. Il n'est jamais plus heureux que lorsque son taux d'adrénaline atteint des sommets, pas vrai ?

— Oui. C'est son moteur.

— Quoi ? L'aventure ? Le danger ?

— Tout ce qui est excitant. Les motos, les avions, la médecine d'urgence. Les femmes.

— Il se lassera un jour de cette vie, déclara Max.

— Lorsqu'il sera grand ?

— Oui.

Rick resta silencieux. Etait-ce parce qu'il avait grandi, à la faveur des événements récents, qu'il se sentait si fatigué en pensant à la vie que menait Jet ?

La vie que lui-même menait autrefois ?

Il se mordilla la lèvre. Il n'avait plus envie de cette vie de célibataire où il pouvait faire tout ce qu'il voulait, quand il le voulait. Sauter sur sa moto et se lancer sur les routes sans que quelqu'un vienne lui dire que c'était dangereux. Ou collectionner les aventures avec de jolies femmes sans autre objectif que de s'amuser avec elles.

Tout cela ne l'intéressait plus.

Il ne voulait qu'une seule femme. Sarah.

Pourquoi avait-il eu si peur de devenir un vrai père et d'avoir une famille à lui ? Parce que son propre père avait été un exemple malheureux ? Mais il n'était pas son père. Savoir ce qu'il ne fallait pas faire l'aiderait à créer quelque chose de bien. Quelque chose de si puissant que cela le protégerait jusqu'à la fin de ses jours.

Oui, il avait grandi. Il était devenu plus sage. Il savait exactement ce qu'il voulait. Ce dont il avait besoin.

Ellie revint, l'air sombre.

— Pauvre Josh, dit-elle d'une petite voix. Et pauvre Sarah !

Elle serra Rick dans ses bras, puis ils restèrent assis tous les trois en silence. Que pouvaient-ils faire d'autre que d'attendre ?

Rick ne s'était jamais senti aussi impuissant. Certes, tout avait été mis en œuvre pour que Josh guérisse. Mais il ne pouvait qu'assister au combat invisible qui était en train d'être livré.

— Pouvons-nous faire quelque chose pour toi, Rick ? murmura Ellie.

Il secoua la tête. La seule chose qu'il désirait, en ce moment, même ses meilleurs amis ne pouvaient la lui donner.

Il voulait que Josh s'en sorte. Qu'il aille mieux. Il ne voulait pas le perdre.

Il voulait jeter des balles à Harry et voir un sourire se dessiner sur le visage de son fils. Il voulait les emmener courir sur la plage et revenir ensuite avec eux... à la maison. Retrouver Sarah qui les accueillerait avec ce regard aimant qu'a une femme pour l'homme de sa vie.

— Vous devriez rentrer chez vous, dit-il un moment plus tard. Vous occuper de Mattie. Et de Harry. Je vous appellerai si... s'il se passe quelque chose.

Cela pouvait arriver cette nuit. Combien de temps un petit corps si fragile était-il capable de lutter contre l'infection ?

Et pourquoi restait-il assis là, pour l'amour du ciel ?

Il se leva.

— Je vais y aller. J'ai besoin d'être avec ma... famille.

Le mot lui était venu naturellement.

Max et Ellie hochèrent la tête. Ils avaient compris. Et Sarah ? Comprendrait-elle ?

Sarah ne sentait plus son corps.

Une sorte d'étrange engourdissement s'était emparée d'elle, due à la fatigue, sans doute. Elle était assise sans bouger depuis si longtemps, tenant la main de Josh dans la sienne. Rick venait d'entrer dans la chambre et de s'asseoir de l'autre côté du lit. Elle le vit prendre l'autre main de l'enfant, puis il leva les yeux et leurs regards se croisèrent.

Elle hocha la tête lentement et réussit même à esquisser un sourire.

Surmontant son engourdissement, elle tendit à Rick sa main restée libre. Il fit de même, et leurs doigts s'entrelacèrent.

A ce contact, Sarah sentit son cœur se gonfler. Quelque chose les liait tous les trois. L'amour. Dans sa forme la plus pure. Circulant d'une main à l'autre. Et, lorsqu'elle rencontra le regard de Rick, elle eut l'impression que tout devenait plus brillant. Plus clair.

Et cela lui fit un peu mal. Peut-être à cause de la douleur qu'elle lisait dans les yeux de Rick. Elle avait voulu qu'il connaisse son fils, qu'il s'investisse dans son rôle de père, et elle avait obtenu ce qu'elle désirait. Et même plus. L'amour que Rick portait à Josh et la douleur qu'il éprouvait en ce moment étaient aussi réels que sa présence dans cette pièce. Et elle souffrait tout autant que lui.

— Je regrette, murmura-t-elle.

— Quoi donc ?

— Je t'ai tellement poussé à t'impliquer et voilà que maintenant il se peut...

Elle n'acheva pas sa phrase.

Ne le dis pas, ordonnait le regard de Rick. *Ne le pense même pas.*

— Moi, je ne regrette rien, dit-il. Ne crois pas cela.

Il le pensait sincèrement. Son sourire était si doux qu'elle faillit craquer. Détournant les yeux, elle reporta toute son attention sur Josh. Ce n'était pas le moment de faiblir.

Elle devait tenir bon.

Rick comprit parfaitement ce que faisait Sarah lorsqu'elle rassembla ce qui lui restait de force pour la donner à Josh.

Ce fut à ce moment précis qu'il se rendit compte à quel point il l'aimait.

Mais il ne pouvait pas le lui dire. Ce n'était ni le lieu ni le moment. Tout ce qu'il pouvait faire, c'était essayer de lui montrer qu'il était là et qu'il le serait. Pour le meilleur comme pour le pire. Pour lui tenir la main et tenter de lui insuffler un peu de sa force à lui.

Il en avait assez pour eux deux. Pour eux trois.

Lorsque Katie vint contrôler l'état de Josh, elle fit son travail sans déranger les parents. Ils la regardèrent prendre la température de l'enfant et noter toutes les données enregistrées par les appareils de contrôle.

Le soir venu, alors qu'elle entrait de nouveau dans la chambre, elle retint son souffle. Josh était pâle et immobile. Sarah avait la tête posée sur son bras, le visage caché. Rick était dans la même position.

Comme Katie s'approchait du lit, elle poussa un soupir de soulagement et sourit. Tous les trois dormaient, mais ils se tenaient encore par la main.

Quelques minutes plus tard, elle sourit encore. La fièvre de Josh était tombée. Sa respiration était presque normale. Apparemment, la crise était passée.

Tout le monde était épuisé.

Sarah voyait avec soulagement l'état physique de Josh s'améliorer de jour en jour, mais le petit garçon était malheureux. Et cela lui déchirait le cœur. Trop faible pour s'intéresser à quoi que ce soit, il ne parvenait même pas à regarder un DVD.

— Je déteste être malade.

— Je sais, mon chéri, mais tu vas déjà beaucoup mieux.

— Je retomberai malade.

— Peut-être pas, dit Sarah en souriant, pleine d'espoir. Tes numérations globulaires sont très satisfaisantes. Le Dr Mike avait l'air content ce matin, pas vrai ? Il dit que ta moelle osseuse commence à travailler, et c'est pour cette raison que tu vas mieux.

Mais Josh n'écoutait pas. Il se passa la main sur le crâne, et des larmes brillèrent dans ses yeux.

— Je n'ai plus de cheveux. Je suis un monstre !

— Ils repousseront.

— Non, ce n'est pas vrai, dit l'enfant en sanglotant. Je veux... je veux ma maman.

Sarah sentit son cœur se serrer.

— Je suis là, mon bonhomme.

— Tu n'es pas ma vraie maman.

Jamais elle ne l'avait vu aussi triste. Cela la terrifiait.

— Et Rick n'est pas vraiment mon papa.

— Mais si. Il n'a pas eu la chance de te connaître plus tôt, c'est tout. Mais il t'aime vraiment.

Elle en était plus convaincue que jamais. Rick était là pour

Josh, à cent pour cent. Elle avait vu sa joie lorsqu'il avait su que l'enfant s'en sortirait. Oui, il aimait son fils.

Il n'avait cessé de venir le voir, ces derniers jours. Il l'encourageait, cherchait à le distraire. La veille, il avait même apporté une photo de Harry portant un collier flambant neuf. Il avait apporté aussi une laisse assortie au collier et l'avait accrochée au pied du lit de Josh.

— Elle t'attend, avait-il dit. Tu la prendras quand tu seras prêt à emmener Harry faire sa première promenade.

Mais Josh avait à peine regardé la photo qui était maintenant épinglée sur le panneau de liège. Comme Sarah avait les yeux fixés sur elle, le petit garçon dut suivre la direction de son regard.

— Il n'a pas envie de vivre avec nous, dit-il tristement. Ni avec Harry.

Il recommença à pleurer.

— Je suis trop malade et... et je n'ai plus de cheveux.

Rick s'éloigna de la porte.

Heureusement, ils ne l'avaient pas entendu arriver. Il s'était arrêté net en entendant son fils sangloter. Sous le choc, il avait attendu, se demandant ce qu'il pourrait faire pour arranger les choses.

Il fallait qu'il trouve une idée mais, pour l'instant, il lui était impossible de réfléchir. Il avait besoin d'aller quelque part où il ne verrait plus les épaules fléchies de la femme qu'il aimait et où il n'entendrait plus les pleurs déchirants de son petit garçon.

La douche était le meilleur endroit pour pleurer.

Réfugiée dans la salle de bains communiquant avec la chambre de Josh, Sarah profitait toujours de ce moment de répit pour pleurer un bon coup. Après quoi, elle revenait auprès de l'enfant en affichant un visage serein. Devant lui, elle voulait se montrer forte et de bonne humeur.

Pourquoi cela lui semblait-il si difficile aujourd'hui ? Peut-être était-elle trop fatiguée. Ou bien était-ce parce qu'elle avait vu s'évanouir ses rêves d'avenir, se dit-elle tandis qu'elle se rhabillait.

Elle aurait dû pourtant se réjouir en voyant l'état physique de Josh s'améliorer nettement. La transplantation de moelle osseuse semblait être un succès. Il y avait maintenant toutes les chances pour que l'enfant guérisse complètement.

Ses cheveux repousseraient, il retournerait à l'école où il retrouverait ses amis, et elle chercherait un endroit où ils pourraient vivre en gardant Harry avec eux. Rick viendrait les voir, et ils formeraient — presque — une famille.

Et cela était — presque — suffisant.

Entendant un bruit de voix dans la chambre, elle ouvrit doucement la porte. Josh ne remarqua rien parce qu'il regardait, bouche bée, le visiteur assis au pied de son lit.

Qui était-ce ?

L'homme vêtu d'une blouse de protection était complètement chauve.

— Alors... Qu'en penses-tu ? dit-il.

— Non !

Josh secouait la tête avec énergie, tout en affichant un grand sourire.

Il souriait.

Et Sarah avait reconnu la voix du visiteur. Cette voix rauque qui la troublait chaque fois qu'elle l'entendait.

Rick avait sacrifié ses magnifiques cheveux noirs, sûrement pour convaincre Josh que sa calvitie ne faisait pas de lui un monstre.

En dépit de sa résolution de montrer un visage détendu, elle ne put retenir ses larmes.

— Cela lui serait égal, poursuivit Rick. Tu sais, les poils des chiens repoussent, eux aussi.

— Il aurait l'air bête !

— Mais nous saurions qu'il est toujours le même bon vieux Harry. Peu importe ce que les autres pourraient penser de lui. Est-ce que j'ai l'air bête, moi ?

— Non !

— Mais peut-être aurait-il un peu froid. Tu as raison, je crois. Nous ferions mieux de ne pas raser Harry. Et Sarah ?

Josh, cette fois, se mit à rire franchement, tandis que Rick repoussait lui-même cette nouvelle suggestion.

— Non ! J'adore les cheveux de Sarah tels qu'ils sont.

— Moi aussi, dit Josh. Est-ce que vous aimez Sarah ?

Il y eut un moment d'hésitation. Un silence durant lequel Sarah cessa de pleurer. Et même de respirer.

— Oui, je l'aime.

Elle ferma les yeux, laissant la joie l'envahir tout entière, corps et âme.

— Elle est tout à fait exceptionnelle, ajouta Rick. Tu as beaucoup de chance de l'avoir pour maman.

— Ce n'est pas vraiment ma maman.

— Ah bon ? Que font les mamans que Sarah ne fait pas ?

Josh réfléchit quelques secondes.

— Rien, je crois.

— Et elle t'adore, non ?

Josh hocha la tête.

— Alors, tu as vraiment beaucoup de chance. Si Sarah m'aimait, je me considérerais comme le plus heureux des hommes.

Sarah ne pouvait pas rester là plus longtemps à écouter aux portes.

Elle ouvrit les yeux et découvrit que Rick savait qu'elle était là depuis le début. Il la regardait.

Quelque chose se noua dans sa gorge. Sans ses cheveux, il semblait si différent. Ses yeux étaient plus grands. Plus noirs. Il avait l'air vulnérable.

Héroïque.

Deux paires d'yeux noirs étaient maintenant fixées sur elle, attendant qu'elle dise quelque chose.

— Je t'aime, Rick.

— Il n'a plus de cheveux ! s'écria Josh d'un ton joyeux.

— Je vois cela, dit Sarah.

Ce qui n'était pas tout à fait vrai parce que, pour l'instant, elle ne voyait que les yeux de Rick et tout l'amour qu'ils exprimaient.

— Ils repousseront, tu sais, ajouta Josh avec assurance.

Mais oui, ils grandiraient. Comme leur amour. A présent, Sarah était toute proche de Rick, mais ils ne se touchaient pas encore.

Ils n'en avaient pas besoin. Les regards et les sourires qu'ils échangeaient formaient comme un lien entre eux. Un lien si fort qu'il était devenu indestructible.

— Vous allez vous marier, alors ? demanda Josh. Et être un vrai papa et une vraie maman ?

— Je l'espère, répondit doucement Rick.

— Moi aussi, murmura Sarah.

— Quand cela ?

— Peut-être lorsque tu seras complètement guéri, dit-elle.

— Quand nos cheveux auront repoussé, ajouta Rick.

— Harry pourra venir ?

— Bien sûr, répondit Rick. Il fait partie de la famille, lui aussi.

Comme il se penchait vers Sarah pour l'embrasser, Josh protesta, l'air désapprobateur.

— Vous ne pouvez pas faire cela devant moi ! C'est dégoûtant, et je ne suis qu'un enfant.

Sarah se blottit dans les bras de Rick. En entendant les battements de son cœur, elle eut soudain l'étrange impression de flotter sur un petit nuage.

— Tu es notre enfant, déclara Rick d'un ton ferme. Alors il va falloir t'y habituer, bonhomme.

Et il déposa sur les lèvres de Sarah le plus doux des baisers. Un baiser plein de promesses.

ALISON ROBERTS

Le retour de Jet Munroe

INTÉGRALE
MÉDECINS & REBELLES

Traduction française de
CAROLINE JUNG

SAGAS
HARLEQUIN

Titre original :
THE TORTURED REBEL

Ce roman a déjà été publié en 2019.

1

En entendant un bruit de moteur, Rebecca Harding jeta un coup d'œil par la fenêtre. Il était arrivé. Une silhouette masculine de belle prestance et toute de noir vêtue sortit du véhicule, côté passager. Après avoir ouvert la portière arrière, l'homme saisit un sac sur la banquette. Le sac était volumineux et devait peser son poids, mais il le hissa sans effort sur son épaule.

Puis il se retourna et le cœur de Rebecca manqua un battement. C'était lui, sous une brosse de cheveux aussi noirs que sa combinaison — l'homme qu'elle avait détesté, pendant des années, avec une force telle, que son apparition inattendue dans son champ de vision la faisait presque défaillir.

— *C'est hors de question !* lâcha-t-elle.

— Pardon ?

Richard s'était détaché de l'équipe réunie dans son bureau. Le petit groupe étudiait avec attention la gigantesque carte géographique couvrant un pan de mur entier de ce bureau du premier étage. Il s'approcha d'elle. Sur son uniforme était cousu l'insigne de la plus grande compagnie d'hélicoptères de secours de Nouvelle-Zélande.

— Tu m'as parlé, Bec ? demanda-t-il.

Rebecca avait marmonné plus qu'articulé, mais suffisamment fort, manifestement, pour que le son de sa voix parvienne aux oreilles de son supérieur hiérarchique. Et, contre toute attente, au même moment, la silhouette noire, dehors, avait levé la tête dans sa direction et l'avait dévisagée.

A la façon dont il la fixait maintenant, elle comprit qu'il l'avait, lui aussi, reconnue. Ces retrouvailles impromptues semblaient d'ailleurs l'embarrasser. Etait-ce à cause de la culpabilité qu'il ressentait depuis toutes ces années, de ce fardeau qui devait être trop lourd à porter ?

Peu importe. Après tout, il n'avait que ce qu'il méritait...

— Ah, l'équipe médicale est arrivée, constata Richard, qui s'était posté juste derrière elle et regardait par-dessus son épaule.

— En effet..., se contenta-t-elle d'acquiescer, comme pour tester sa propre élocution et s'assurer que sa voix ne la trahirait pas.

— En fait, c'est bien plus qu'une équipe médicale, remarqua Richard avec une pointe d'émerveillement dans la voix, tout en saluant le nouvel arrivant d'un geste de la main. James Munroe est le meilleur médecin que l'armée puisse nous envoyer. Un spécialiste des urgences, qui travaille depuis six ans avec les commandos d'intervention spéciale. Il peut faire face à n'importe quelle situation. C'est un choix parfait pour la mission que nous préparons. Nous avons de la chance qu'il ait pu sauter dans un avion à temps pour venir jusqu'ici.

Elle pouffa d'un air incrédule et dédaigneux à la fois, tout en continuant à observer James Munroe, qui claqua la portière de la voiture et, du plat de la main, donna une petite tape sur le capot pour libérer le conducteur.

— Il y a un problème ? demanda Richard, l'air surpris.

— Si vous saviez...

Mais elle s'abstint de tout commentaire et concentra son attention sur les feux du véhicule qui s'éloignait.

Elle avait attendu l'équipe médicale avec la même fébrilité qu'un enfant attendant ses cadeaux à Noël. Quelques minutes plus tôt, lorsque la voiture avait fait son apparition, toutes ces lumières lui avaient paru aussi festives que des guirlandes lumineuses. A présent, elle ne savait plus si elle éprouvait du dépit ou de la colère face à l'arrivée inopinée de James Munroe.

La situation était invraisemblable. Après tant d'années, au cours desquelles elle avait acquis la réputation d'être inébranlable, impassible face au danger et prompte à affronter les urgences les plus improbables, Rebecca éprouva soudain le terrible sentiment de ne pas être infaillible.

Aussi préféra-t-elle garder le silence.

Le *choix parfait* pour la mission ne figurait heureusement plus dans son champ de vision. Il avait dû se diriger vers la petite porte latérale du hangar et devait être en train de gravir les marches conduisant jusqu'au bureau où elle se trouvait, qui était littéralement le cœur de la compagnie.

Elle ressentit une oppression dans la poitrine et chercha un moyen rapide de se débarrasser de cette désagréable sensation, qui ressemblait à... de la peur ?

Non, elle n'était pas du genre à avoir peur.

Ses doigts se resserrèrent autour de la lanière de son casque.

Les plis de sa combinaison orange s'aplatirent lorsqu'elle se redressa et se grandit autant qu'elle put, juchée sur les grosses semelles de ses chaussures de sécurité.

— Pas de regrets ? demanda Richard.

— Vous plaisantez ! s'exclama-t-elle en souriant. J'ai attendu toute ma vie une mission comme celle-là.

Oui, elle l'avait attendue, et sa patience allait être enfin récompensée. La mission consistait en un vol de nuit qui la conduirait au-delà des territoires qu'elle avait l'habitude de couvrir à bord de son hélicoptère. Elle était chargée d'emmener une équipe médicale sur une île du Pacifique, qu'un tremblement de terre avait ébranlée. De plus, l'île reposait sur un volcan, qui menaçait d'entrer en éruption à tout moment. L'objectif de la mission était de secourir un groupe de personnes appartenant aux Services de protection de l'environnement, installées sur l'île, qui s'étaient fait piéger par le séisme et attendaient désespérément qu'on les sorte de là. La plupart de ces gens étaient terrorisés et, d'après les dernières nouvelles que la base avait reçues, quelques-uns avaient été blessés, plus ou moins grièvement, dans l'effondrement de l'un des bâtiments du Centre de recherches.

Dans une carrière déjà riche en actions et en rebondissements, cette mission s'annonçait, en quelque sorte, comme une consécration.

— J'avais peur que tu changes d'avis, dit Richard.

Puis son visage s'illumina, comme s'il venait de trouver enfin une explication plausible à la moue qu'elle faisait.

— Ne me dis pas que tu as eu une histoire avec James Munroe !

Il avait bien choisi ses mots. Elle avait eu une *histoire* avec cet homme, en effet. Une histoire, autrement dit un événement appartenant résolument au passé, mais d'une importance telle, qu'elle avait mis des mois et des mois à s'en remettre.

Elle secoua la tête. Elle avait fait le choix, des années plus tôt, de ne pas laisser son passé se mettre en travers de son chemin. Et voilà que le passé en question resurgissait sans prévenir... Comment allait-elle pouvoir faire face à cette situation inattendue ?

Autant il aurait été aisé de trouver un autre pilote pour la remplacer, elle, au cours de cette mission, autant il était franchement inimaginable de dénicher, au pied levé, un médecin aussi hautement qualifié que James Munroe. Les instances de décision avaient déjà eu suffisamment de mal à mettre en place la mission et à le faire venir. Il était probable qu'elles ne toléreraient pas un changement de dernière minute, a fortiori si ce changement était motivé par des considérations purement personnelles.

Son passé la rattrapait ? Soit. Cela ne devait pas remettre en cause son implication dans ce projet, pour lequel elle avait été désignée, et qu'elle comptait mener à bien jusqu'au succès.

La vraie question était plutôt de savoir si sa volonté de faire face *dignement* à la situation était partagée. Elle ne tarderait pas à connaître la réponse : la porte du bureau s'ouvrit et son passé apparut devant elle.

Jet prit une grande inspiration.

« Je te hais, et j'espère ne plus avoir à poser mes yeux sur toi un jour. »

Ces mots, prononcés plus de dix ans plus tôt, lui revinrent à la mémoire avec la même vigueur que si elle venait de les lui cracher au visage.

Qu'est-ce que la sœur de Matt venait faire dans ce bureau rempli d'hommes chargés d'organiser la mission de sauvetage pour laquelle on venait de l'arracher momentanément de sa base militaire, au sud du pays ? Et pour quelle raison portait-elle une combinaison de vol ? Avait-elle abandonné son métier d'infirmière pour embrasser la carrière de médecin secouriste ?

Il secoua la tête. La présence de Rebecca devait rester un problème secondaire. Il fallait qu'il se concentre, à cet instant précis, sur les informations que l'homme qui s'avançait vers lui, la main tendue, s'apprêtait à lui communiquer.

— James ! Quelle chance que vous ayez pu venir aussi vite !

— Jet, rectifia-t-il avec un sourire tendu. Cela fait un bail qu'on ne m'appelle plus James.

Un bail, c'est-à-dire bien avant l'époque où il respirait le même air que la femme qui se tenait près de la fenêtre de ce bureau.

Il n'eut pas besoin de la dévisager pour se rendre compte qu'elle avait changé. Un mélange de féminité et de détermination émanait de Becca. Mais rien qui ne puisse effacer totalement la dernière image qu'il avait conservée d'elle. L'image d'une adolescente effondrée, martelant son torse en hurlant que tout était sa faute à lui et qu'elle lui en voudrait toute sa vie.

Lui-même s'en était terriblement voulu. Le plus dur n'avait pas été de ne plus la voir, par la suite, mais de faire face au sentiment de culpabilité qui l'avait alors assailli et ne l'avait plus quitté depuis.

Et puis, elle ressemblait tellement à son frère Matt ! Les mêmes boucles sauvages, les mêmes yeux noirs, le même sourire espiègle.

En revanche, elle avait changé de coiffure. Ses cheveux courts mettaient davantage encore en valeur ses grands yeux noirs, dans lesquels il ne put s'empêcher de déceler une lueur de vulnérabilité, qui lui donna soudain envie de la protéger.

Matt et lui n'étaient pas du même sang mais, du plus loin qu'il se souvienne, il l'avait toujours considéré comme son frère. Cela dit, il avait été loin d'imaginer que la disparition de son meilleur ami le dévasterait avec autant de force.

Il écouta d'une oreille distraite les présentations des autres personnes présentes dans le bureau, pour la plupart des cadres spécialisés dans le domaine des secours, des recherches, de la protection civile et de la marine.

— Si je comprends bien, je suis le seul médecin de la mission, constata-t-il en balayant l'assemblée du regard.

— En effet, répondit Richard. La nécessité d'emporter des réserves de carburant suffisantes pour parcourir une telle distance ne nous permet pas d'embarquer d'autres effectifs. A propos, voici Rebecca Harding, votre pilote. Nous attendons que les mécaniciens aient fini de remplir les réservoirs et vous pourrez décoller.

— Mon pilote ?

Jet adressa un signe de tête à Becca et un regard qu'il espéra le plus neutre possible.

— Combien de temps le vol est-il censé durer ? demanda-t-il à Richard en s'efforçant de se concentrer sur l'aspect technique du trajet.

— Environ quatre heures. Vous avez reçu les directives ?

— Une mise à jour serait la bienvenue.

Ils se dirigèrent ensemble vers la carte.

— Tokolamu est l'île la plus étendue de cet archipel, expliqua Richard. Elle est située à 850 kilomètres au nord-ouest de la Nouvelle-Zélande. Elle a été déclarée zone protégée, il y a des années, et est devenue un pôle essentiel de l'élevage et la protection des kiwis.

Jet opina. Il essayait de se concentrer sur les informations qu'on lui délivrait, mais un détail revenait en boucle dans son esprit : il allait devoir passer *quatre heures* dans l'espace confiné du cockpit d'un hélicoptère, seul avec Becca.

Elle avait probablement dû être aussi contrariée que lui par la nouvelle.

— La surface de l'île est d'environ trente-six kilomètres carrés et les bâtiments du Centre de recherches se trouvent là, dans cette anse, au sud.

Ne pouvait-on pas désigner une autre personne, au pied levé, pour piloter l'hélicoptère ?

— Il y a, en temps normal, un groupe de dix-huit personnes chargées, sur place, du contrôle de la faune, de la gestion des pièges pour les prédateurs et de la surveillance des kiwis. Les dix-huit personnes se trouvaient, à l'exception de quatre d'entre eux, dans le bâtiment, lorsque le tremblement de terre, d'une ampleur de 8,3 sur l'échelle de Richter, s'est déclenché, il y a trois heures.

— Où se trouvent les quatre autres ? demanda Jet.

— Ils étaient partis en mission de surveillance lorsque le tremblement de terre a eu lieu. Les missions de nuit sont la routine, puisque c'est à ce moment-là que les kiwis se nourrissent.

— A-t-on localisé ces quatre personnes sur l'île ?

— Non, malheureusement.

— Combien de blessés sont-ils recensés, à l'heure actuelle ?

— Le bâtiment s'est écroulé. Trois personnes sont toujours sous les décombres. Parmi les autres, une personne est dans le coma et une souffre de fractures multiples à la jambe. Le contact radio est aléatoire, nous n'avons pas reçu de point sur la situation depuis un moment.

Jet fronça les sourcils. Il y avait donc plusieurs blessés graves, mais on en ignorait toujours le nombre précis. Cela représentait une tâche énorme pour un seul médecin, en attendant que le renfort arrive. Mais c'était exactement le genre de défi qu'il adorait. Et ce n'était pas comme s'il devait retourner travailler sous les tirs incessants des mitraillettes...

Encore que...

Il ne put s'empêcher de jeter un coup d'œil par-dessus son épaule. Jusqu'à l'arrivée sur les lieux du séisme, sa vie serait entre les mains du pilote de l'hélicoptère, ce qui n'était pas pour le rassurer. Mais il ne se sentait pas suffisamment intégré dans l'équipe pour suggérer un remplaçant. Et, de toute façon, ses problèmes personnels n'avaient pas leur place ici.

Pour la première fois, il croisa le regard de Rebecca et sentit son ventre se contracter. Une pléiade de questions assaillit son esprit.

Comment allait-elle ?

Comment était-elle devenue pilote ?

Est-ce que Matt lui manquait autant qu'il lui manquait ?

Mais ce n'était ni le lieu ni le moment de les poser. Et quand bien même, il doutait qu'elle ait envie d'y répondre.

Becca serait donc son pilote. Son rôle consisterait à l'emmener sur les lieux du séisme. Sur place, il octroierait des soins d'urgence aux victimes et attendrait avec eux l'arrivée d'un navire de la Marine. Deux jours au minimum, probablement trois, étant donné les conditions météorologiques assez mauvaises.

Mais Becca, elle, ne séjournerait pas sur l'île. Elle se contenterait de faire l'aller-retour pour le déposer avec son matériel médical. Pourquoi, dans ce cas, cette sensation étrange et assez inconfortable ne le quittait-elle pas ?

Avait-elle postulé pour cette mission, ou l'avait-on sélectionnée parmi plusieurs candidats ? Même après avoir pris connaissance de l'identité de son passager, elle demeurait très motivée par la mission. Du moins en avait-elle l'air.

Mais que signifiait l'éclat particulier qu'il avait décelé dans son regard ? Un avertissement ? Une exhortation ? Becca devait probablement considérer cette mission de nuit comme l'opportunité de vivre une expérience assez différente et probablement plus périlleuse que ses missions habituelles.

Mais qu'attendait-elle de lui ?

Il avait jadis assisté à l'un des événements les plus dramatiques de la vie de cette jeune femme. Peu lui importait qu'elle le haïsse, dans le fond. Elle était la sœur de Matt, et, cela justifiait à ses yeux qu'il lui accorde tout ce qu'elle voulait.

Quant à lui, tout ce qu'il désirait pour le moment était se soustraire à son regard sans concession. Et, accessoirement, mener à bien cette mission de la manière la plus professionnelle possible.

Ce qui lui permettrait de ne plus se sentir tiraillé à la fois par cette étrange sensation qui l'avait envahi et par toutes les questions qui lui brûlaient les lèvres et qui restaient, pour le moment, sans réponse.

L'irruption d'un mécanicien dans la pièce le tira de ses réflexions.

— Les réservoirs sont pleins, vous pouvez y aller ! annonça ce dernier en levant le pouce à l'adresse de la jeune femme.

Soulagée, Rebecca sourit. Le mécanicien arrivait à point nommé.

Elle avait l'impression de se noyer, sous le regard acéré de Jet. Elle savait qu'un mot de lui suffirait à la faire exclure de cette mission mais elle espérait qu'il comprendrait à quel point elle tenait à y participer.

Elle ressentit des picotements dans les yeux, comme ceux qui annoncent des larmes. Mais elle avait cessé de pleurer depuis longtemps. Ses larmes s'étaient définitivement taries, dix ans auparavant.

En fait, ses yeux brillaient plutôt d'excitation.

Ce fut donc la tête haute qu'elle sortit du bureau, tandis que Richard donnait à Jet ses dernières instructions.

Elle devait procéder à une inspection pré-vol et mettre en marche les rotors, de sorte que le décollage puisse avoir lieu dès que son unique passager sortirait du bâtiment.

Elle recevait enfin le feu vert pour l'aventure, une longue traversée au-dessus de l'océan ! Il y avait tellement de fuel en réserve à bord qu'elle allait avoir l'impression de manœuvrer une bombe. De plus, ce serait le vol en hélicoptère le plus long qu'elle ait jamais effectué au cours de sa carrière.

Autant de temps qu'elle allait devoir passer seule à seul avec Jet Munroe...

Mieux valait qu'elle se concentre sur sa check-list et les voyants du tableau de bord.

Voyant de mise sous tension, OK.

Onduleurs, OK.

Pompes à carburant, OK.

Feux : éteints.

Elle procédait méticuleusement aux vérifications du poste de pilotage, lorsque l'image de Jet fit de nouveau irruption dans son esprit.

Elle le détestait, certes, mais il n'en avait pas toujours été ainsi. Si la haine n'était que le revers de l'amour, alors une rage aussi violente que celle qu'elle éprouvait pour lui était sans doute à l'image de l'adoration sans bornes qu'elle avait nourrie pour lui pendant une partie de son enfance et de son adolescence.

Un coup de foudre de jeune fille solitaire, un besoin désespéré de se faire remarquer par l'un des quatre « mauvais garçons » du lycée de Greystones.

Elle n'avait que huit ans lorsqu'elle avait vu Jet pour la première fois. Il était venu passer quelques jours de vacances dans la propriété de leurs parents, à l'époque où Matt et lui étaient scolarisés dans la même pension.

C'est là que tout avait commencé.

Et tout s'était achevé avec la mort de Matt. Depuis, elle n'avait plus jamais voulu revoir Jet.

Elle arma les lumières du poste de pilotage et vérifia le voltmètre. Elle mit en route les moteurs et regarda les rotors commencer à tourner et à prendre de la vitesse. C'est alors que la silhouette toute de noir vêtue sortit par la porte du hangar, se courba pour avancer sous les pales et grimpa à bord.

Elle exhala un soupir silencieux, mais qui venait du plus profond de son cœur.

Il ne fallait donc jamais dire jamais...

2

Installée dans le cockpit, Becca sentait l'exaltation la gagner, à mesure que l'hélicoptère prenait de la hauteur et s'éloignait rapidement des lumières de la capitale, pour se retrouver au-dessus de l'immensité bleue du Pacifique. La mer n'était jamais loin, où que l'on se trouve, en Nouvelle-Zélande.

Tout était sous contrôle. Becca avait établi la communication avec les autorités basées sur le continent. La tour de contrôle avait supervisé son autorisation de décoller, confirmé son plan de vol et lui avait transmis un rapport détaillé sur les conditions météorologiques.

On lui confirma également qu'il lui serait possible de se ravitailler en fuel une fois sur l'île, en utilisant les réserves des Services de protection de l'environnement.

D'après le bilan que Richard lui avait présenté, l'état des blessés se révélait préoccupant. Il n'y avait donc pas de temps à perdre, chaque minute était précieuse, voire vitale.

Aussi Becca se concentra-t-elle sur sa tâche et, pendant près d'une heure, le seul son audible dans l'appareil fut le bruit des moteurs et des pales fendant l'air.

Jet portait un casque avec écouteurs intégrés et suivait avec attention les conversations échangées entre le pilote et la terre ferme. Grâce à un système parallèle, le pilote et le passager pouvaient également s'adresser l'un à l'autre sans être entendus du reste des interlocuteurs, mais Jet préféra ne pas l'actionner.

Il se contenta d'écouter et d'observer, stupéfait par le

professionnalisme dont Becca faisait preuve. Il avait eu lui-même l'occasion de piloter un hélicoptère, ce qui lui permettait d'apprécier d'autant mieux son self-control et ses compétences techniques. Il valait mieux, d'ailleurs, que le pilote de l'appareil soit expérimenté, la moindre manœuvre hasardeuse risquant de faire littéralement exploser leur habitacle rempli de réserves de carburant.

Becca Harding n'était décidément plus la jeune fille fragile qu'il avait connue. Elle était devenue un pilote d'hélicoptère qualifié. Mais ce goût pour l'aventure n'était-il pas un trait de famille ? Matt adorait prendre des risques et repousser les limites du danger sur sa moto. Un peu trop d'ailleurs, comme Becca et lui s'en étaient rapidement rendu compte.

Autrefois, il admirait la témérité de Matt, même s'il avait envie de le protéger comme on protège un frère plus jeune, afin qu'il ne lui arrive rien.

Pourtant, il lui était arrivé quelque chose...

Alors qu'il s'efforçait de repousser le sentiment de culpabilité qui l'assaillait, une fois encore, une multitude d'autres images lui revinrent à la mémoire.

Celle de la petite fille qu'il avait rencontrée, lorsqu'il était venu passer ses vacances chez Matt, une enfant solitaire élevée par des parents fortunés mais absents la plupart du temps.

Puis il l'avait revue, quelques années plus tard, lorsque Matt et lui s'étaient arrêtés dans leur résidence secondaire au cours d'une de leurs pérégrinations. Il n'oublierait jamais l'admiration et l'adoration qu'il avait lues dans les yeux de Becca lorsqu'elle avait retrouvé son grand frère, après une longue séparation. Tout comme il n'oublierait jamais l'image de Becca en maillot de bain, le lendemain, au bord de la piscine. C'est à ce moment-là qu'il avait pris conscience que la petite fille était devenue femme...

Au fur et à mesure que le passé refaisait surface, Jet se tassait sur son siège, croulant presque sous le poids d'une nostalgie empreinte de tristesse. Malgré le bruit assourdissant du moteur, il eut soudain l'impression qu'un silence de plomb avait envahi le cockpit.

Il se redressa brusquement. Dix années s'étaient écoulées, depuis ce jour où il avait eu l'intuition que les maux de tête de Matt n'étaient pas une simple gueule de bois, et où il avait insisté pour qu'il passe un scanner. Mais il s'était attiré les foudres de son médecin référent, qui avait estimé que Matt ne présentait pas de symptômes justifiant une telle démarche. Max, Rick et lui étaient alors internes. Ils avaient, déjà à l'époque, la réputation d'être brillants et non-conformistes. Aucun d'entre eux n'avait pu s'arranger pour être de garde ce soir-là et jeter un œil sur Matt, que l'on avait admis à l'hôpital, où les médecins s'étaient accordé à dire qu'une bonne nuit de sommeil suffirait à lui faire passer son mal de crâne.

C'est lui qui avait essayé de le réveiller, quelques heures plus tard, en vain. Personne n'avait alors remis en cause la nécessité de lui faire passer un scanner. Mais il était trop tard pour agir et Jet s'était retrouvé englouti sous l'horreur de la nouvelle : Matt avait subi une rupture d'anévrisme pendant son sommeil.

Les parents de Matt, confrontés à la double difficulté de consoler leur fille ravagée par la détresse et de devoir prendre une décision concernant les soins palliatifs et le don d'organes, avaient alors exclu Jet de la chambre de son ami.

Pourtant, ce n'était pas sa faute. Ni celle de Max et de Rick. Ils en avaient souvent reparlé tous les trois, et tenté de faire la paix avec leur conscience. Alors, pourquoi se torturait-il de nouveau avec ce drame ?

Voilà ce que le fait de revoir Becca avait provoqué. Elle le haïssait toujours. Quelle raison y avait-il que cela change ?

Le vol semblait s'éterniser. Il tendit la main vers le GPS pour connaître la distance qu'ils avaient déjà parcourue.

— Bas les pattes ! grogna Becca. Je suis la seule à manier les commandes, ici.

Sa main resta suspendue en l'air et une minute de silence interminable s'écoula. L'ambiance était tendue.

Il soupira intérieurement et ajusta son micro, tout en jetant un coup d'œil à son pilote.

— Et si tu perds connaissance, je suis censé me laisser mourir, alors que je sais parfaitement piloter un BK117 ?

Becca regardait droit devant elle, comme si elle conduisait une voiture et ne pouvait pas détacher son regard de la route.

— Si tu veux savoir quelque chose, tu demandes, rétorqua-t-elle froidement. C'est mon hélicoptère, c'est moi qui fixe les règles.

Quelle autorité ! L'attitude de Becca contrastait tellement avec l'image qu'il avait gardée d'elle ! La dernière fois qu'il l'avait vue, c'était quelques semaines avant la mort de son frère, au cours d'une fête qu'ils avaient organisée tous les quatre dans la vieille maison qu'ils louaient ensemble. Elle avait dix-huit ans et venait s'installer en ville pour commencer ses études d'infirmière. Il émanait d'elle l'excitation rayonnante des adolescents qui se lancent dans la vie adulte. Ce soir-là, elle s'était habillée et portait des talons incroyablement hauts. Ses boucles tombaient en cascade sur ses épaules. La chrysalide était devenue papillon et le regard ébahi dont il l'avait couvée n'avait pas échappé à Matt.

— N'y pense même pas, avait-il marmonné entre ses dents. Tu es exactement le genre de type dont je ne veux pas que ma sœur s'approche.

Il avait tempéré son avertissement par un regard en biais et un coup de poing amical sur l'épaule. Mais, quelques heures plus tard, il avait eu des sueurs froides lorsque Matt avait failli le surprendre avec Becca dans la cuisine...

Encore un souvenir...

Il jeta un coup d'œil à la cause de son trouble. Becca était toujours concentrée sur sa conduite. Sous son casque, ses cheveux étaient aussi courts que ceux d'un garçon et, d'après ce qu'il pouvait en voir, elle ne portait ni bijou ni maquillage. Comment son chef l'appelait-il, déjà ?

Bec.

Le diminutif le plus court et le plus radical qui soit. Pourquoi ne l'appelait-on plus Becca ? Etait-ce trop doux, trop féminin ?

En une décennie, ils étaient devenus des étrangers l'un pour l'autre. Mais à y bien réfléchir, était-ce si surprenant ?

Un coin de sa lèvre se leva légèrement, indépendamment de sa volonté. Il finit même par pouffer.

— Qu'est-ce qu'il y a ? Le fait que ce soit moi qui commande te pose un problème ? demanda-t-elle en tournant brusquement la tête.

— Pas le moins du monde.

— Qu'est-ce qui est si drôle, alors ?

— Je viens juste de me souvenir d'un détail.

— A quel sujet ?

— Tu te rappelles, quand tu as triché au jeu de l'oie ?

— Je n'ai pas triché !

— Non. Tu as juste inventé tes propres règles.

— J'avais huit ans. C'était il y a une éternité. Et puis, ajouta-t-elle en guise d'avertissement, garde tes souvenirs pour toi.

— *C'est mon jeu de l'oie, c'est moi qui fixe les règles...*, murmura Jet en souriant.

A ce moment précis, des turbulences secouèrent l'hélicoptère, et il ne put s'empêcher de jeter un regard suspicieux en direction de la jeune femme.

On lui avait imposé le pilote, il n'était pas non plus obligé de bien s'entendre avec lui...

Mince ! Et dire qu'elle commençait juste à se détendre.

Becca jeta un regard furtif à Jet, qui s'était rembruni. Il avait toujours été du genre taciturne. Dans le groupe, il faisait preuve d'initiative, mais il était plus enclin à écouter qu'à parler. C'était sa façon à lui de veiller sur tout le monde.

Cette force, teintée d'une certaine noirceur, l'avait intriguée depuis le début. La première fois qu'elle l'avait vu, elle avait même eu peur de lui, jusqu'au moment où il lui avait adressé un sourire. Depuis lors, elle n'avait eu de cesse de le faire sourire aussi souvent que possible. Et, comme c'était le cas avec son grand frère, elle parvenait toujours, à force de taquineries et de cajoleries, à lui faire faire ce qu'elle voulait — comme, par exemple, jouer au jeu de l'oie *à sa façon*.

Becca vérifia les cadrans et les voyants du tableau de commandes. Altitude et puissance. Fuel et vitesse. Vitesse de rotation du rotor principal et du rotor de queue.

Elle cherchait désespérément à penser à autre chose qu'au passager qui se manifestait un peu trop bruyamment à ses côtés. Il s'était tenu tranquille jusqu'à présent et même la tension qui émanait de lui avait été, jusque-là, supportable. Mais depuis qu'il avait tenté de toucher au tableau de commandes et que, de surcroît, il s'était mis à relater un souvenir dont elle se serait bien passée, elle avait du mal à contenir sa colère.

Etait-ce le souvenir qui la gênait, ou le fait que Jet puisse encore la considérer comme la petite sœur de son ami d'enfance ? Elle n'était plus la petite sœur de personne, à présent, et ce, par *sa* faute. De plus, elle n'avait pas envie de passer les prochaines heures de vol à ressasser des souvenirs de jeunesse et à remuer le couteau dans une plaie qui n'avait jamais vraiment cicatrisé. Sous son chagrin s'étaient logées des choses douces et agréables, qu'il fallait protéger à tout prix.

Des souvenirs, des sentiments, des espoirs et des rêves. Et surtout : son cœur.

La zone de turbulence qu'ils traversaient était étendue. Comme toujours, elle ressentit le moindre soubresaut et le moindre changement dans le bruit du moteur, comme si l'hélicoptère lui parlait directement. Quand elle volait, elle finissait par ne faire qu'un avec la machine.

Lorsque l'hélicoptère sortit de la zone de turbulences, la lune se reflétait sur la mer moutonneuse, et Becca sentit qu'elle avait, elle aussi, recouvré son équilibre intérieur.

Peu importait ce que Jet se rappelait ou pensait. Peu importait qu'il sourie du fait qu'elle soit la seule responsable de son appareil. Elle était aux commandes et c'était effectivement à elle de décider de la façon dont les choses se déroulaient dans son hélicoptère.

Elle tendit le bras vers le tableau de commandes et se mit en relation avec la tour de contrôle et sa base.

— Du nouveau sur l'état de santé des patients ? demanda-t-elle.

— Non, répondit Richard. La communication a été coupée.

— Roger. Du nouveau sur les conditions météo ?

— Seulement des répliques du tremblement de terre. Mais rien de grave.

— Roger. Je vous rappellerai quand nous serons plus près de l'île.

Elle coupa la communication avec le continent, mais laissa branchée la communication interne, au cas où elle aurait envie de parler à Jet.

Ce qui ne fut pas le cas.

A part l'objet de cette mission, ils n'avaient plus rien en commun. Si elle avait pris à bord n'importe quel autre passager, elle l'aurait harcelé de questions sur ses fonctions dans le commando d'intervention spéciale, sur son entraînement, ses missions précédentes. Tout cela l'aurait sans doute passionnée.

Mais faire parler Jet reviendrait à ouvrir la boîte de Pandore. Elle courrait le risque de se retrouver ensevelie sous le récit de dix ans de sa vie, qui ne la regardait pas et qui la ramènerait inéluctablement à un passé qu'elle voulait oublier.

Elle n'avait pas envie d'entendre parler du groupe que Matt et Jet formaient avec Max et Rick, dans lequel chacun avait une place particulière, mais où Matt et Jet avaient ceci en commun qu'ils occupaient le centre de son univers à elle. Un univers qu'elle avait cru inébranlable.

Or, cette solidité à toute épreuve s'était révélée n'être qu'une illusion.

Depuis qu'elle en avait pris conscience, elle s'efforçait de vivre dans l'instant présent.

Becca se mordit la lèvre. Pour l'heure, l'urgence était de se concentrer sur le caractère professionnel de la mission. Le silence devenait pesant. Peut-être ferait-elle mieux de le rompre en évoquant ce qui la rapprochait aujourd'hui de Jet, plutôt que de lutter pour empêcher leur passé commun de remonter à la surface ?

— Qu'est-ce que tu connais de l'île de Tokolamu ? demanda-t-elle à brûle-pourpoint.

Malgré elle, elle avait parlé avec une certaine agressivité. C'est sans doute la raison pour laquelle Jet se retourna pour la dévisager, un sourcil levé.

— Autant que nécessaire dans le cadre de cette mission, répondit-il. Elle est située sur un volcan susceptible d'entrer en éruption à n'importe quel moment et sur lequel sont coincés des hommes, qui attendent qu'on les sauve.

Sa voix résonna dans le petit habitacle, aussi sombre et profonde que le reste de sa personne. Il était à la fois désinvolte et confiant, ce que beaucoup de gens devaient trouver plus agaçant que séduisant.

— Certains d'entre eux sont blessés, poursuivit-il. Mon devoir est de m'occuper d'eux. Le tien est de me conduire jusqu'à eux.

Effectivement, il était agaçant. Arrogant, même.

— Tokolamu est davantage qu'une île posée sur un volcan, rectifia-t-elle. C'est une importante réserve naturelle, qui héberge plus de soixante-dix espèces d'oiseaux. C'est une zone protégée d'élevage de kiwis.

Il émit un son guttural, comme pour lui témoigner l'intérêt modéré qu'il portait à leur conversation. Elle avait au moins réussi à l'aiguiller sur des considérations neutres, impersonnelles, donc peu menaçantes.

— On trouve aussi des wekas et des kakapos. Savais-tu qu'ils étaient les perroquets les plus lourds du monde ?

— Pas vraiment, non.

— Ce sont également les seuls perroquets nocturnes et qui ne volent pas.

— Ils ne volent pas ?

— Non.

— Ils doivent bien s'entendre avec les kiwis, alors.

Il avait à présent un ton plus enjoué.

— Quand as-tu décidé d'être pilote, Becca ? reprit-il.

Becca. Plus personne ne l'appelait Becca. C'était Rebecca pour les inconnus et Bec pour ses collaborateurs les plus proches. Pourquoi faisait-il comme s'il s'agissait de son vrai prénom ?

Comme si tout le monde, y compris elle-même, avait employé un prénom erroné pendant toutes ces années ?

Elle chassa cette pensée de son esprit et chercha une réponse à la question qu'il venait de lui poser.

— Après mes études d'infirmière, j'ai travaillé dans le service des ambulanciers. Un soir, ils avaient besoin de quelqu'un sur un hélicoptère et ils m'ont désignée. Au bout de dix minutes de vol, j'ai eu une révélation. Je voulais voler, mais pas en tant que passager. Je voulais piloter.

Jet émit de nouveau un son. Cette fois, il s'agissait d'une approbation. De toute évidence, il la comprenait, ressentait les mêmes choses qu'elle.

Mais qu'était-elle en train de faire ? Précisément ce qu'elle voulait éviter, à savoir raconter sa vie et ressasser le passé. Elle devait à tout prix échapper à cette dérive.

C'est à ce moment-là que lui revint à la mémoire l'origine de son surnom, Jet. Il vouait une véritable passion pour tout ce qui allait vite : les motos, les voitures, les avions. Même les femmes finissaient rapidement dans son lit !

C'est d'ailleurs ce qui l'avait attirée, chez lui, ce goût pour le tumulte et le danger. Le frisson de n'être plus soumis aux lois de la pesanteur et le sentiment de liberté que procurent les déplacements dans les airs.

De là à dire qu'elle avait choisi d'être pilote à cause — ou grâce — à lui, il y avait un pas qu'elle n'était pas prête à franchir, mais il fallait bien avouer que le pilotage lui avait permis de comprendre à quel point elle lui ressemblait et à quel point ils avaient été proches l'un de l'autre.

Elle soupira. Elle n'était plus aussi sûre de pouvoir faire abstraction de ses sentiments ni de ses souvenirs. D'ailleurs, avait-elle seulement le choix ? L'armure qu'elle avait enfilée en apercevant Jet à la base aéroportuaire commençait à se fendre et, si elle continuait à se contenir avec la même âpreté, elle sentait qu'elle se retrouverait rapidement submergée sous des torrents de larmes et d'émotions incontrôlables.

— Et toi, depuis quand as-tu ton brevet de pilote, Jet ?

— Je ne l'ai pas.

— Mais tu as dit que tu pouvais piloter un BK.

— Je peux, en effet. Sans doute parce que j'ai des amis pilotes dans l'armée, qui étaient ravis d'enfreindre pour moi le règlement de temps à autre. Et puis, j'apprends vite.

Elle voulait bien le croire. De tous les « mauvais garçons » du groupe, Jet était incontestablement le plus intelligent. Il avait même obtenu une bourse pour entrer dans une école privée très élitiste.

— De toute façon, le brevet de pilotage était au-dessus de mes moyens, ajouta-t-il sèchement.

Rebecca se tourna vers lui. Outre qu'il était le plus intelligent, Jet n'avait pas le même passé que les copains de la bande. Les autres, y compris Matt, étaient allés en pension parce que leurs parents avaient largement les moyens de se décharger de la responsabilité, au quotidien, d'enfants dont l'éducation ne les intéressait pas outre mesure. Jet, comme elle l'avait appris des années plus tard, avait été adopté, et ses ressources n'avaient rien à voir avec l'opulence dans laquelle étaient élevés les autres.

Pourquoi faisait-il allusion à l'argent maintenant ? Etait-ce une façon de dresser une barrière entre eux ?

Elle haussa les épaules. Tout cela était de l'histoire ancienne. Jet avait largement prouvé depuis qu'il pouvait compter sur ses propres ressources. Il n'avait jamais renoncé, contrairement à tous ces gens qui pleurent sur leur passé et le laissent dicter leur vie. Et elle l'admirait pour cela. Jet était la preuve vivante que l'on peut construire sa vie en s'appuyant sur son propre potentiel, indépendamment de ce qu'on a vécu dans son enfance.

— Les études de médecine ne sont pas données non plus, me semble-t-il, répliqua-t-elle.

— Surtout si l'on passe ensuite dix ans de sa vie à rembourser le prêt qui a servi à les financer.

Il haussa les épaules et poursuivit d'une voix à peine audible, comme s'il s'adressait à lui-même.

— Je vais passer mon brevet bientôt. Maintenant, je peux

me le permettre. Je n'ai pas d'emprunts sur le dos, ni pour payer une maison, ni pour autre chose.

— Une vie de bohème..., murmura-t-elle, songeuse.

Ou plutôt, une vie menée selon ses propres choix, ses propres règles, périlleuse et un peu mystérieuse.

— Tu as bien dit que tu avais travaillé dans le service des ambulances ? demanda Jet après un moment.

— En fait, je travaille avec des équipes médicales très performantes. Ma mission consiste à les acheminer sur leur lieu de travail.

Le silence retomba dans l'habitacle, mais l'atmosphère avait changé. La conversation les avait imperceptiblement rapprochés et les rapprocherait encore l'un de l'autre, si elle se poursuivait. Tous deux le savaient. C'est sans doute pourquoi Jet demeurait lui aussi silencieux.

Plus les minutes s'écoulaient, plus le défi augmentait. Qui romprait le silence le premier ?

Un grésillement se fit soudain entendre dans les casques. Quelqu'un essayait d'entrer en contact avec eux, mais de toute évidence la liaison était mauvaise. Becca chercha une meilleure fréquence.

— Vol 033. Vous me recevez ? Over.

Après quelques tentatives, elle entendit la voix de Richard. Mais la communication était hachée et les parasites couvraient les rares bribes de phrases audibles. Elle ne put percevoir que les mots « retour à la base » et « activité sismique ».

Le volcan était-il entré en éruption ? Elle scruta l'obscurité qui les enveloppait. Ils étaient suffisamment proches de l'île, à présent, pour distinguer les lueurs d'un volcan en éruption. Elle constata avec soulagement que le ciel commençait à s'éclaircir légèrement au-dessus de la ligne d'horizon. L'aube qui s'annonçait rendrait les conditions d'atterrissage moins dangereuses.

— ... cisaillement de vent dans l'éventualité d'une éruption...

Rebecca serra la mâchoire. Le volcan ne s'était donc pas réveillé.

D'autres bribes de mots parvenaient laborieusement dans

les écouteurs et résonnaient comme autant d'avertissements : « cendres... pager... mobile... ».

Quelques minutes de silence s'écoulèrent ensuite. Elle pressentait que la mission risquait d'avorter, mais elle rechignait à suivre les instructions de la base. Ils étaient maintenant si proches du but, et elle ne décelait pas de véritable raison de ne pas atterrir.

— Tu vas vérifier ton pager et ton téléphone mobile ? demanda Jet.

— Oui, se contenta-t-elle de répondre.

Le ciel s'éclaircissait. Etait-il encore trop tôt pour apercevoir l'île de Tokolamu ?

Exhalant un profond soupir, elle décrocha son pager de sa ceinture et le tendit à Jet qui l'activa et fit défiler les messages.

— Il y a de vieux messages, on dirait... Quand es-tu allée à Cathedral Cove ?

— Hier. Des adolescents s'amusaient à sauter des falaises. L'un d'eux s'est manqué et a heurté des rochers. Il a fallu l'hélitreuiller.

— Et au sud de Bombay Hills ?

— C'était encore avant. Un carambolage.

— Alors il n'y a rien de nouveau.

— Cela ne m'étonne pas. La portée du pager n'est pas plus étendue que celle de la radio.

— Passe-moi le téléphone.

Elle lui tendit l'appareil, après un instant d'hésitation. Son téléphone ne contenait rien de personnel. Aucun message d'un éventuel petit ami. Cela dit, elle aurait peut-être préféré. Cela aurait mis d'emblée une barrière supplémentaire entre Jet et elle. D'autant qu'elle n'imaginait pas Jet autrement que célibataire, vu la vie professionnelle qu'il menait...

— Ah, voilà, reprit Jet.

Il lut le message à haute voix.

« Mission annulée. Activité sismique croissante. Eruption imminente. Risques inacceptables. Retournez à la base. »

— Pas question.

— Comment ? s'écria Jet, sur un ton qui exprimait autant l'admiration que la surprise.

— Regarde ! se contenta-t-elle de répondre en désignant l'horizon devant eux.

On distinguait des formes bosselées qui n'étaient pas des vagues et qui grossissaient à vue d'œil. C'était l'archipel dont Tokolamu était l'île principale. Becca aperçut le sommet du volcan, aussi noir que le reste de l'archipel.

— Nous n'avons pas assez de fuel pour revenir à la base, dit-elle calmement. Personnellement, j'opterais pour un atterrissage sur l'île plutôt que pour un crash en plein océan.

Pendant un instant, Jet resta silencieux, comme s'il soupesait le pour et le contre. Elle tourna la tête vers lui et, à sa grande surprise, il lui adressa un large sourire.

— C'est ton hélico, c'est toi qui fixes les règles, dit-il d'un air amusé.

Son visage semblait s'être ranimé. Ses yeux noirs brillaient sous la visière de son casque. Jet et elle étaient sur le point d'enfreindre les règles et de se jeter dans la gueule du loup et, de toute évidence, il aimait cela.

Face à un tel sourire, elle se sentait maintenant prête à faire n'importe quoi, quelque soit le niveau de danger auquel elle s'exposait...

Elle fronça les sourcils. Ne serait-il pas plus raisonnable de rebrousser chemin ? Après tout, l'appareil était équipé d'un canot de sauvetage. Ils pourraient transmettre leurs coordonnées, afin qu'un autre hélicoptère les rejoigne et les recueille à son bord.

D'un autre côté, les îles étaient si proches ! Et leurs occupants dans une telle détresse qu'elle n'avait pas le courage de les abandonner à leur sort. Elle devait essayer. Si la fumée l'empêchait ensuite de redécoller, elle prendrait à ce moment-là les décisions qui s'imposent.

Le juron que poussa Jet mit brusquement fin à ses conjectures.

Le ciel s'était soudain assombri. Le rougeoiement du volcan le faisait même apparaître noir, par contraste.

En une seconde, la cendre envahit le ciel. Le moteur de

l'hélicoptère risquait d'être endommagé à tout moment. Becca fit descendre l'appareil dans le but d'atterrir sur l'île la plus proche. Mais ne s'agissait-il pas précisément de Tokolamu ? Si c'était le cas, le danger ne proviendrait pas des cendres, mais de l'éruption elle-même, ainsi que des cisaillements de vent qui risquaient de les projeter dans la mer ou contre les rochers.

De fait, le vent se mit à pousser l'hélicoptère avec une violence telle que ses efforts pour le redresser se révélèrent vains. Le ciel était en flammes et le paysage se rapprochait d'eux à une allure folle. Dans l'urgence, elle ne fit aucune remarque à Jet quand il se pencha pour l'aider à redresser l'appareil. Le bruit était assourdissant, au point qu'elle vit Jet crier mais n'entendit pas son cri.

Elle était sur le point de mourir, et Jet Munroe faisait tout ce qui était en son pouvoir pour la sauver.

La cacophonie de sons et de lumière prit brutalement fin et tout devint noir.

3

Il luttait pour sa survie.

Et pour la survie de Becca. La détermination qu'il avait lue dans son regard ne laissait pas la moindre place au doute ni à la peur. Il aurait pu en sourire, s'il en avait eu le temps. Mais son cerveau était trop occupé à mobiliser toutes les ressources nécessaires à leur survie.

Dans la bousculade de ses pensées, l'une d'entre elles se fraya néanmoins un chemin jusqu'à sa conscience.

Il devait survivre pour Matt. S'il était trop tard pour empêcher son meilleur ami de mourir, il avait encore le temps de sauver la personne qui lui était la plus chère. La petite fille solitaire pour laquelle il jouait le rôle du grand frère protecteur et de l'ami. Matt aurait donné sa vie pour sauver sa sœur.

C'était bien le minimum que Jet pouvait faire pour lui.

Il avait ajouté son poids à celui de Becca pour tenter de reprendre le contrôle de l'appareil et l'espace d'un instant, il était parvenu à regarder droit devant lui. Il avait aperçu l'écume des vagues se brisant sur de sombres écueils et, plus loin, une minuscule tache blanche. A choisir, il préférait un atterrissage sur une plage de galets plutôt que dans une mer glaciale où les courants risquaient de les malmener et de les engloutir.

L'évaluation de toutes les options possibles occupa les quelques secondes précédant l'inéluctable descente.

Et le choc.

Lorsqu'il reprit conscience, sa tête tournait au milieu d'un grand vrombissement et de flashes de lumière intense. Combien de temps s'était-il évanoui ? Etait-il encore possible de fuir pour échapper à une mort certaine ?

Une sensation étrange s'empara de lui, suffisamment forte pour éclipser les autres : il n'était pas seul.

— Becca… *Becca !*

Il tenta d'ouvrir les yeux, mais une douleur l'en empêcha. La visière de son casque était défoncée et faisait pression sur son visage. Ignorant la douleur et le sang chaud et collant sur son front, il parvint à retirer précautionneusement son casque.

Il fut surpris de recouvrer la vue aussitôt. Tout autour de lui, c'était l'enfer. Le plafond de l'hélicoptère était percé d'un énorme trou, à travers lequel il apercevait l'une des pales, qui pendait, tel un fil de fer tordu. Une vague vint soudain s'abattre sur l'appareil, suffisamment froide pour lui faire recouvrer ses esprits tout à fait. S'étaient-ils écrasés en pleine mer ?

Il eut plutôt l'impression que l'hélicoptère était posé sur quelque chose de solide, sur lequel il se balançait en grinçant.

Ils avaient dû s'échouer sur des rochers, non loin de la terre ferme. Ce qui signifiait qu'ils n'étaient pas encore en sécurité. Une vague pouvait soulever l'appareil d'une minute à l'autre et le livrer en pâture à l'océan, qui se chargerait de le faire définitivement sombrer dans ses profondeurs.

— Becca… Becca, tu m'entends ? demanda-t-il en voyant soudain son corps inerte.

Le grognement qu'il reçut en réponse fut le son le plus merveilleux qu'il lui ait été donné d'entendre.

Elle était vivante.

Le tableau de commandes était plié en deux, mais un clignotement attira son attention. Deux voyants étaient allumés : l'un signifiait que la balise de localisation était activée. L'autre, que la radio était encore en état de marche. Il tira sur le fil du micro relié au tableau.

— Mayday, mayday, dit-il. L'appareil 033 s'est écrasé.

Hélas, même si ce message était réceptionné par ses destinataires, aucun autre hélicoptère ne serait envoyé dans la zone à leur recherche. Il était impossible de piloter dans un nuage de cendres. Le seul espoir d'assistance résidait donc dans le navire de la Marine qui faisait cap sur Tokolamu et dont le trajet serait de... trente-six heures.

Autant dire qu'ils étaient seuls et qu'ils devraient s'en sortir seuls. Les rares personnes qu'ils risquaient de croiser sur cet archipel étaient les rescapés du tremblement de terre qui, eux-mêmes, attendaient qu'on vienne les secourir...

Il mit de nouveau le micro en service.

— Nous abandonnons l'appareil, dit-il d'une voix ferme.

Au moins, si leur message était entendu, personne ne perdrait de temps à chercher leurs corps dans l'épave de l'hélicoptère.

Une deuxième vague pénétra dans l'habitacle. Il lâcha le téléphone. Becca avait besoin de lui. Il fallait qu'il l'examine.

Il avait déjà eu l'occasion de donner les premiers soins à des blessés dans des conditions bien pires que celles-là. Becca poussa un autre gémissement et marmonna des mots incompréhensibles. Ses efforts pour parler étaient le signe positif que ses voies respiratoires étaient dégagées.

Il passa ses mains sous ses côtes pour contrôler que ses poumons s'emplissaient d'air correctement et que sa respiration était régulière.

Comme elle était menue et fragile !

Il palpa son abdomen et posa ses mains sur ses jambes pour s'assurer qu'elles n'avaient subi ni fracture, ni hémorragie. Il ne trouva rien d'alarmant, jusqu'au moment où il examina son bras gauche. Lorsqu'il la toucha au-dessus du coude, Becca poussa un cri et ouvrit les yeux.

— Ce n'est rien, la rassura-t-il. Ton bras est blessé.

Cassé, peut-être même, vu la force avec laquelle elle s'était agrippée aux commandes lors du crash. Sa combinaison était déchirée et du sang s'écoulait abondamment sur sa manche. Il déchira un morceau de tissu et le noua autour de la plaie. Il ne pouvait guère faire plus dans ces conditions. Ces premières vérifications n'avaient pris que quelques instants mais chaque minute comptait et il était grand temps de quitter l'hélicoptère naufragé.

— Becca, tu m'entends ?

Elle entrouvrit les yeux mais ne dit rien.

— As-tu mal au cou ?

Toujours muette, elle roula néanmoins la tête de droite à gauche.

— Peux-tu bouger les pieds ?

Il sentit qu'elle essayait de remuer tandis qu'il la débarrassait de son casque et de son harnais. De toute façon, même si elle était gravement blessée, il devait la sortir de là.

Mais comment ? La portière du côté du pilote était encastrée dans les rochers. L'appareil était légèrement incliné vers l'avant et l'autre portière, également bloquée par le récif. Les seules issues semblaient être la porte latérale et la trappe d'accès arrière, sous la queue.

Une vague vint frapper l'hélicoptère, qui s'inclina davantage, rendant impossible une sortie par l'arrière.

Jet se pencha au-dessus de Becca. Ses yeux, grands ouverts, reflétaient les inquiétantes lueurs rougeoyantes de l'éruption. Elle semblait revenir à elle et commencer à comprendre la situation, lorsqu'il vit une lueur d'effroi traverser son regard.

Ce fut pour lui comme une nouvelle décharge d'adrénaline. Il devait la protéger, coûte que coûte. A l'aide de ses chaussures de sécurité à bout renforcé, il se mit à taper sur le plexiglas pour agrandir le trou, par lequel il comptait bien sortir, avec, dans ses bras, une femme blessée et vulnérable.

Becca entendait son cœur cogner dans sa poitrine. Le monde avait basculé et menaçait de l'écraser, sans qu'elle ne puisse rien y faire.

Elle n'avait pas eu aussi peur depuis… Depuis le jour où elle avait appris que Matt allait mourir.

Depuis, personne ne l'avait prise dans ses bras et serrée, comme lui seul savait le faire pour la protéger ou calmer ses peines.

Peut-être était-elle en train de rêver, mais si elle devait mourir maintenant, elle préférait que cela lui arrive dans ces bras puissants qui la soutenaient et lui donnaient l'impression — l'illusion ? — que sa vie était la chose la plus importante aux yeux de quelqu'un d'autre, plutôt que seule, aux commandes d'un hélicoptère écrasé quelque part au milieu du Pacifique.

Elle avait dû perdre connaissance dans le crash et ses derniers souvenirs étaient aussi étranges que fragmentés, tout comme les images qu'elle gardait de son réveil.

La main de Jet posée sur sa poitrine, sur son ventre, puis se promenant sur tout son corps.

Elle savait qu'il s'agissait de *ses* mains. Elle les avait rêvées tellement de fois ! Le rêve était enfin devenu réalité… jusqu'au moment fatidique où il avait déplacé son bras. La douleur avait alors été si forte qu'elle l'avait sortie brutalement de sa torpeur. C'est à ce moment-là qu'elle avait réalisé ce qui s'était passé.

Puis la peur avait supplanté la douleur.

Jet s'était alors mis à donner des coups de pied dans le plexiglas du cockpit : il s'apprêtait à s'enfuir, comme il l'avait fait quand Matt s'était retrouvé dans le service des soins intensifs. L'idée d'avoir à se sortir de cet enfer toute seule l'avait littéralement terrorisée.

En fait, au lieu de prendre la fuite, Jet s'était penché sur elle, l'avait soulevée et hissée, avec toutes les peines du monde, pour la faire passer, avec lui, dans le trou aux bords tranchants, en se contorsionnant afin qu'elle ne se blesse pas. Il avait dû affronter les rochers, glissants et coupants, en prenant régulièrement appui sur une main, tout en la portant sur son autre bras. Elle avait passé son bras blessé autour de son cou et enfoui sa tête dans le creux de son épaule.

Tandis qu'elle reprenait ses esprits, un grondement s'éleva soudain autour d'eux, qui ne pouvait être le bruit de la mer. Puis le sol se mit à trembler par saccades. Comment Jet parvenait-il encore à avancer sans tomber ? Elle s'agrippa à lui en évitant de le serrer trop fort, chaque fois que survenait l'une de ces effrayantes secousses.

— Voilà, dit-il. Nous sommes hors de danger, maintenant. Tu peux me lâcher.

Elle desserra son étreinte à contrecœur, et prit conscience qu'il venait de la déposer délicatement sur le sol.

Tremblante, elle jeta un coup d'œil autour d'elle. C'était comme s'ils se trouvaient sur une autre planète, composée de roches noires se détachant sur un ciel flamboyant. Puis elle leva les yeux et aperçut, au milieu des rochers, régulièrement baignée par les vagues, l'épave de son magnifique hélicoptère.

— Mon Dieu !

La situation était grave.

— Montre moi ton bras, lui dit-il doucement.

Comment en était-elle arrivée là ? Elle se sentait perdue, vulnérable, dépendante d'une situation qui lui avait totalement échappé.

Manifestement, elle n'avait pas su se protéger. Elle n'avait pas su *les* protéger. Elle aurait dû faire demi-tour quand il en était encore temps. En fait, elle était responsable de cette catastrophe, dans laquelle elle avait mis en jeu non seulement sa vie, mais aussi celle de Jet. Il était blessé : du sang coulait sur son visage. Instinctivement, elle tendit le bras pour évaluer la gravité de sa blessure.

— Non, pas ce bras, l'autre ! dit Jet, qui voulait examiner son bras gauche. Becca, tu es avec moi ?

— Oui, répondit-elle, embarrassée.

— Tu as été choquée, je vais procéder à un GCS. Peux-tu me dire où nous nous trouvons ?

— Sur l'île. Tokolamu.

— Bien. Quel est mon nom ?

— Jet, répondit-elle, en savourant le plaisir de prononcer enfin ce nom après se l'être interdit trop longtemps.

— Mon vrai nom ?

— James Frederick Munroe.

— Oh ! Comment fais-tu pour te souvenir de mon nom entier ?

— Je me souviens de beaucoup de choses, répliqua-t-elle en pouffant.

C'était le moins que l'on puisse dire ! Pensait-il réellement qu'elle avait fait table rase de tout son passé ?

En fait, elle n'avait rien oublié. Ni la façon dont il se renfrognait chaque fois qu'une émotion enfouie refaisait surface. Ni l'intensité de son regard lorsque quelque chose l'intéressait. Elle se rappelait ses cheveux ruisselants après un plongeon dans la piscine ; sa patience, quand il jouait avec des enfants plus petits que lui, alors qu'il aurait pu s'adonner à des activités d'adolescents, comme passer des heures devant des jeux vidéo ou faire razzia sur les bouteilles d'alcool de ses parents, par exemple. Elle se rappelait ses propres rêves, qui s'étaient manifestés bien avant que leur relation ne prenne une tournure nouvelle.

Bien avant cette soirée si particulière.

Elle s'était habillée comme une femme et s'était sentie suffisamment mûre pour sauter sur l'occasion qui s'était présentée dans la cuisine, lorsqu'elle avait tourné la tête vers lui et l'avait embrassé.

Un pur délice, qui avait pris fin brusquement, lorsque Matt était arrivé en trombe en demandant pourquoi les bières mettaient autant de temps à arriver. Elle avait bondi et Jet s'était pratiquement retrouvé dans le réfrigérateur, en s'efforçant d'avoir l'air naturel. Puis il ne lui avait plus adressé la parole de toute la soirée...

Jet souffla, la ramenant au présent.

— Ta mémoire rétrograde est trop bonne. Ecoute bien et mémorise ces mots, que je vais te redemander dans cinq minutes. Un chien marron, le nombre six et le prénom Reginald. Et maintenant, donne-moi ton bras. Il saignait, tout à l'heure.

Elle remarqua, sur son bras, une sorte de garrot, mais elle n'eut pas le souvenir d'avoir vu Jet le nouer.

Il desserra la bande de tissu et le sang se remit à couler.

— Il faut suturer, murmura-t-il, tandis qu'elle regardait son bras, horrifiée.

— Mais tu n'as pas de gants, s'écria-t-elle.

Il leva un sourcil.

— Qu'est-ce que tu essaies de me dire ? Es-tu porteuse d'une maladie honteuse ? Qu'avez-vous fabriqué pendant toutes ces années, Rebecca Harding ? la taquina-t-il.

Il parlait avec le même ton que lorsque, petite, elle revenait avec un genou égratigné ou des vêtements pleins de boue. Cela dit, il faisait à présent allusion à sa vie d'adulte. Malgré le froid qui la faisait frissonner, elle sentit une vague de chaleur la submerger.

— Rien du tout, répondit-elle.

Ce qui, malheureusement, était la stricte vérité. Mais quel besoin avait-il de savoir à quel point sa vie amoureuse avait été déplorable ?

— Enfin, pas récemment, en tout cas, ajouta-t-elle sur un ton qu'elle espérait détaché. Ne t'inquiète pas, je ne vais pas te transmettre de maladies. L'usage des gants fait juste partie des bonnes pratiques médicales.

— Ce n'est pas une priorité, vu les circonstances..., dit-il en renouant le garrot autour de son bras. Remue les doigts, s'il te plaît...

Elle s'exécuta.

— C'est douloureux ?

— Un peu, mais ça va aller. Toi aussi, tu t'es blessé ? Tu saignes.

De toute évidence, il n'avait pas l'intention de se laisser distraire de la tâche qu'il s'était assignée.

Il prit sa main et la plia.

— Aïe ! cria-t-elle.

— Il se peut que ton bras soit cassé, ou qu'il soit juste foulé. Je te ferai un pansement compressif quand le sang aura cessé de couler. As-tu mal ailleurs ?

— Non.

— Pas de maux de tête ?

— Un peu, peut-être.

— Quelles sont les trois choses que je t'ai demandé de retenir, tout à l'heure ?

— Un chien marron, le nombre six et le prénom...

Elle l'avait sur le bout de la langue.

— Frederick, finit-elle par dire avec malice.

Jet soupira bruyamment mais elle crut déceler dans son regard une lueur de soulagement, face à sa tentative de plaisanter pour détendre l'atmosphère.

— Ne bouge pas, dit-il. Je vais chercher ma trousse.

— Où est-elle ?

— Dans l'hélico. Avec le matériel que je vais essayer de récupérer. Nous avons toujours rendez-vous avec des gens qui attendent d'être soignés. Ils ne doivent pas se trouver très loin d'ici.

— Mais...

Derrière lui, la lumière était plus vive, quoique moins rouge. L'air était difficilement respirable. Un masque leur permettrait de mieux se protéger des cendres qui saturaient l'air.

Elle jeta un œil à l'hélicoptère, posé en équilibre précaire sur les rochers, avec sa pale pliée en l'air comme le bras d'un nageur de crawl. Chaque vague le faisait tanguer.

— Jet, c'est trop dangereux.

Mais il n'avait pas l'air de vouloir renoncer, et Becca sentit son cœur se serrer. Que se passerait-il s'il lui arrivait quelque chose ? Si une vague, plus grosse que les autres, faisait basculer l'appareil, et le prenait en otage à l'intérieur du cockpit ?

Alors elle n'aurait plus que ses yeux pour pleurer, en attendant qu'une coulée de lave vienne l'ensevelir sur la plage.

— Jet, je t'en prie, n'y va pas !

Elle l'avait supplié dans un murmure, mais il l'entendit. Il s'accroupit derrière elle et posa ses mains sur ses épaules.

— Il faut que j'y aille, dit-il d'une voix calme. Ce ne sera pas long.

S'il voulait la rassurer, c'était manqué.

— Je reviens vite, ajouta-t-il avec une fermeté absolue. Et je m'occuperai de toi, d'accord ?

Elle opina mais se mordit la lèvre en même temps. Elle n'était pas censée avoir besoin qu'on s'occupe d'elle. Elle était adulte et, de surcroît, un pilote d'hélicoptère expérimenté. Une femme ayant la maîtrise totale de sa vie. Du moins jusqu'à ce que son hélicoptère s'écrase sur des récifs, parce qu'elle n'avait pas suivi les instructions de la tour de contrôle.

A cet instant précis, la promesse que Jet revienne s'occuper d'elle lui procura un sentiment de gratitude et de réconfort intense.

Il se releva et la fixa, le visage à moitié recouvert de sang, avec une expression qui aurait pu être sinistre si son regard n'avait pas été aussi vif.

— Nous sommes sur la terre ferme, à présent. C'est mon aire de jeu, c'est moi qui fixe les règles...

Puis il s'éloigna et, en l'espace de quelques secondes, sa silhouette agile disparut entre les rochers.

Jet courait presque. Laisser Becca toute seule sur les rochers avait été une décision difficile à prendre. Mais quel autre choix avait-il ?

Il fallait qu'il aille récupérer son matériel médical, afin de lui venir en aide. Avec un peu de chance, il aurait l'occasion de soigner aussi les sinistrés du tremblement de terre. De toute façon, il ne prendrait que ce qu'il était capable de porter tout seul, même si Becca avait encore un bras valide.

En s'agrippant aux rochers, il sentit que ses mains lui faisaient mal. Il serait bon de récupérer les gants de cuir qu'il avait enlevés pour donner les premiers soins à Becca dans l'hélicoptère.

La pauvre avait l'air si perdu quand il l'avait secourue. Par chance, elle n'était pas très gravement blessée.

Il sentait que le soulagement qu'il en avait éprouvé n'était pas d'ordre purement professionnel. Tout comme la façon dont il l'avait serrée dans ses bras avant de la déposer sur les galets ou encore, le déchirement qu'il avait ressenti en la laissant seule sur la plage, un instant plus tôt.

Il avait lu, dans ses yeux, une demande, une supplication, même. Elle ne voulait pas qu'il s'éloigne, elle avait besoin de lui.

Arrivé devant l'hélicoptère, il regarda le trou qu'il avait agrandi pour pouvoir y faire passer Becca et sourit. Aurait-il été capable de déployer une telle force, s'il n'avait pas dû la sortir de là au plus vite ?

Avec précaution, il contourna l'appareil. Il attendit le ressac d'une vague qui venait de se briser contre sa jambe, avant de s'approcher de la trappe arrière. Une deuxième vague vint frapper l'épave et la fit tanguer. Il fallait faire vite, mais cela l'arrangeait : il n'aurait ainsi pas le temps d'avoir peur. Ni de penser à Becca, momentanément abandonnée sur la plage.

Il n'eut pas de mal à trouver sa trousse, qui avait glissé sous le brancard. Il la lança par le trou béant pour la mettre au sec. L'eau avait empli l'habitacle à moitié. Jet jeta néanmoins un coup d'œil circulaire et saisit un sac de médicaments, un tuyau et des poches à perfusion, ainsi qu'une boîte de masques, et fourra le tout dans sa combinaison. Puis il tendit la main pour attraper des pansements supplémentaires, mais l'hélicoptère tangua brutalement et lui fit presque perdre l'équilibre. Il prit une profonde inspiration en réalisant que seule une pale tordue retenait l'hélicoptère aux rochers. Sous ses pieds, l'appareil pouvait d'une minute à l'autre se détacher des rochers dans lesquels il était coincé et sombrer dans la mer.

Lorsqu'il sortit enfin de l'hélicoptère, sa cheville lui faisait mal. Il avait dû se la fouler en perdant l'équilibre. Malgré la douleur, elle pouvait heureusement encore supporter son poids. Il leva les yeux et vit Becca debout, sur la plage, regardant dans sa direction. Elle avait dû voir l'hélicoptère glisser et devait être morte d'inquiétude.

En espérant qu'elle le verrait de la plage, Jet tendit le bras vers elle, pouce levé.

Il avait réussi à braver le danger pour atteindre l'objectif qu'il s'était fixé.

Il ne lui restait plus qu'à retourner auprès de Becca. Elle s'apercevrait qu'il était capable de tenir ses engagements et de réaliser ses promesses. Il allait enfin s'occuper d'elle.

4

La mer et le ciel étaient de la même couleur.

Rouge sang.

Becca distinguait à peine la silhouette sombre de Jet. Seuls ses mouvements le différenciaient des rochers noirs et immobiles. Mais lorsqu'il s'était arrêté pour lui faire signe qu'il était en sécurité, on aurait dit une statue de pierre.

Un roc humain.

La vision de Matt lui revint à l'esprit. Son frère avait été, lui aussi, un roc, un véritable point d'ancrage dans son monde à elle, mouvant et solitaire. Mais, du plus loin qu'elle se souvienne, il n'avait jamais vécu sans Jet à ses côtés. Jet avait toujours été derrière lui, telle une ombre qui le suivait ou le précédait partout où il allait. Au point qu'il était impossible de penser à l'un sans penser à l'autre.

Au fond, c'était comme si une partie de son frère se trouvait là, sur l'île, en cet instant précis, promettant de veiller sur elle. Mais comment croire aux promesses lorsqu'on sait que les serments peuvent être rompus ?

Pendant les quelques secondes où elle avait vu l'épave glisser en pensant que Jet se trouvait à l'intérieur, elle avait ressenti à la fois la terreur de se retrouver seule et la foi en ses propres chances de survie, qui dépendaient autant de sa force psychique que de ses ressources physiques.

Maintenant qu'elle savait Jet en vie, l'idée de ne pas lui faire confiance était trop douloureuse. Mais lui accorder sa confiance reviendrait à lui ouvrir son cœur, donc à se rendre vulnérable. D'autant qu'elle ignorait combien de temps ils mettraient à quitter cette île.

L'homme qui avançait vers elle sur les rochers lui semblait soudain presque aussi dangereux que le volcan crachant ses flammes au-dessus d'eux.

— Désolé, ça va piquer...

— Tu peux recoudre directement, ne gaspille pas l'anesthésiant.

Amusé par le ton détaché de Becca, Jet ricana.

— Je n'ai rien que tu pourrais mordre, à portée de main. Ne bouge pas... Cette lumière est infernale !

— Je suis certaine que tu pourrais faire cela les yeux fermés. Ta réputation t'a précédé, tu sais. Oh, mais tu portes des gants, cette fois !

Se moquait-elle de lui ? Il lui jeta un regard suspicieux mais elle avait la tête baissée. Comptait-elle vraiment le regarder recoudre son bras, sans anesthésiant local, qui plus est ?

Ils portaient tous les deux des masques, qu'il avait rapportés de l'épave. Il avait l'habitude de travailler masqué, dans les zones sinistrées où la poussière et la fumée saturaient l'air. Mais ce devait être une expérience inédite pour Becca, de se retrouver blessée sur une plage au milieu de nulle part, à devoir affronter les éléments déchaînés, dans le froid et la détresse. Et pourtant, elle était là, tel un vaillant petit soldat, prête à se faire opérer dans des conditions plus que précaires. Il en éprouva un grand respect pour elle.

— Tu es une dure à cuire, pas vrai ?

— Quand il le faut, répondit-elle avec un haussement d'épaule.

Il la vit tressaillir lorsqu'il enfonça l'aiguille. Il n'avait pas l'habitude de ressentir de l'empathie pour tous les patients sur lesquels il exerçait des actes douloureux, mais dans ce cas précis il eut envie que cette épreuve se termine le plus vite possible.

En attendant que l'anesthésiant local commence à faire effet, il prépara les pansements et bandages dont il aurait besoin par la suite, ainsi que le matériel de suture et quelques fioles de sérum physiologique. Puis il ouvrit l'une des fioles, dont il versa le contenu sur la plaie. Au contact du liquide, Becca serra les dents et il ne put s'empêcher de grimacer.

— Apparemment, ton bras n'est pas encore endormi…

— Ça va aller, dit-elle entre ses dents. Continue. Il faut que nous sortions de là.

Après quelques instants de silence, elle reprit la parole, sur un ton nettement moins assuré.

— Penses-tu que nous allons pouvoir regagner le Centre de recherches ?

— Un jeu d'enfant ! dit Jet avec enthousiasme. De toute façon, que pouvons-nous faire d'autre ? Qu'est-ce que tu sais sur ce volcan ? demanda-t-il en versant la deuxième fiole de sérum sur la plaie.

— A quel niveau ?

— Je me demandais combien de cratères il possède, par exemple, et si certains d'entre eux contiennent des lacs.

Tout en parlant, il sécha la plaie du mieux qu'il put et ouvrit le paquet contenant l'aiguille courbe et le fil de suture. Afin d'éviter que le sang continue à couler, il était plus prudent de faire quelques points en profondeur avant de refermer la plaie en surface.

Les yeux de Becca étaient toujours rivés sur son bras.

— Qu'est-ce que ça change, qu'il y ait des lacs ou non ? demanda-t-elle.

— Pas mal de choses. Les lacs peuvent générer des lahars, c'est-à-dire des coulées de boue et de débris volcaniques très rapides, qui peuvent provoquer de lourds dégâts et dévaster des villages entiers.

— Il faut donc que nous arrivions au Centre avant qu'il ne soit trop tard, dit Becca.

Inquiet, Jet ne répondit pas. Ils n'arriveraient peut-être jamais là-bas, mais ils devaient essayer coûte que coûte.

— Les coulées de lave sont presque plus souhaitables, reprit-il. Elles progressent plus lentement et laissent le temps aux gens de s'enfuir. Mais elles risquent aussi de bloquer l'accès au lieu de l'accident.

— Et les gaz que les volcans dégagent ? Sont-ils nocifs ?

— Certains d'entre eux le sont, admit Jet. Mais nous ne risquons pas grand-chose. Il vaut mieux rester debout, car ces gaz sont plus lourds que l'air et s'accumulent près du sol. Des masques à oxygène seraient plus adaptés mais estimons-nous heureux d'avoir au moins ces masques antiviraux sur le visage. Ils sont de bonne qualité et, si nous les humectons, ils nous protégeront aussi bien des gaz que des cendres.

La suture était terminée. Il appliqua un pansement propre sur la blessure.

— Je ne mets qu'un bandage, pour le moment. Si la douleur s'intensifie, je poserai une attelle. Tâche de ne pas forcer.

— Merci, docteur. J'y veillerai.

Jet sourit. Décidément, elle ne manquait pas d'humour, vu l'entreprise qui les attendait. Ils auraient peut-être à escalader des falaises ou à dévaler des ravins. Et il lui faudrait peut-être utiliser son bras, ne serait-ce que pour éviter une blessure ou un accident bien pire.

— J'aurais dû te laisser ton casque sur la tête. Quel idiot je fais !

— J'ai des lunettes de soleil, répondit-elle en tapotant l'une des poches de sa combinaison. Et toi ?

— Je dois bien en avoir une paire quelque part…

— Cela protégera au moins nos yeux. Les miens commencent à piquer.

— Les miens aussi, avoua-t-il en déchirant le bandage d'un coup de dents, avant de le fixer sur le bras de Becca. Voilà, cela devrait tenir quelque temps, conclut-il en rangeant le matériel.

— Jet, garde le sérum, suggéra Becca. Et un pansement. As-tu aussi des stéristrips ?

— Pour quoi faire ?

— Parce que tu as une vilaine entaille sur le front.

— Cela peut attendre.

— Tu passes ton temps à essuyer le sang qui coule sur ton

visage. Nous allons avoir besoin d'y voir clair. Et puis, un pansement propre minimiserait le risque d'infection.

Il grimaça. Becca avait raison. A l'aide d'une compresse de gaze, il tamponna donc sa blessure et se rendit compte qu'elle n'était pas aussi insignifiante qu'il le croyait.

— Donne-moi ça, dit-elle. Tu vas te faire encore plus mal si tu frottes la plaie de cette façon.

Il grogna de frustration mais s'assit, pour laisser Becca inspecter la plaie. Son visage, à présent presque collé au sien, exprimait sa détermination. Elle avait des cils épais et longs, même sans mascara. Et son nez était si fin qu'il ne laissait presque pas de marque sur son masque. Se mordait-elle toujours le bout de la langue, comme quand elle était petite, lorsqu'elle concentrait son attention sur une chose précise ?

Il pouvait sentir la chaleur que dégageait son corps, ainsi que le contact léger et rapide de ses doigts sur son visage.

— Dépêchons-nous, murmura-t-il, avant qu'une coulée de boue nous emporte.

— Je pense qu'il te faudra quelques points de suture, mais les stéristrips feront l'affaire en attendant que nous trouvions quelqu'un de plus qualifié que moi.

Elle saisit le sachet de stéristrips mais ne parvint pas à l'ouvrir du premier coup. Ses mains tremblaient. Etait-ce à cause du froid ? Ou de la proximité de leurs deux corps, qui la rendait aussi nerveuse que lui ?

— Donne, je vais le faire, dit-il en lui prenant le sachet des mains.

Leurs doigts se frôlèrent, faisant brusquement resurgir un souvenir.

Le baiser dans la cuisine. Ils avaient un peu bu, ce soir-là. Tous deux savaient quelle serait la réaction de Matt s'il les surprenait. De toute façon, aller plus loin n'était même pas imaginable. Becca était toute jeune et il n'était pas censé se comporter avec elle comme autre chose qu'un deuxième grand frère.

Cela dit, pendant les semaines qui avaient suivi cette soirée, il n'avait cessé de penser à cet épisode de sa vie et d'imaginer ce qu'il adviendrait si, un jour, Matt se faisait à l'idée que sa sœur et son meilleur ami puissent un jour...

Mais Matt n'avait jamais deviné les pensées qui se bousculaient dans l'esprit de son ami, car il était mort avant qu'elles ne puissent se concrétiser.

Depuis, Jet les avait remisées dans un coin de sa mémoire, d'où elles n'étaient jamais plus ressorties.

Du moins jusqu'à aujourd'hui.

Il s'éclaircit la voix en espérant dégager aussi ce souvenir de sa mémoire.

— Dis-moi, dit-il sur un ton badin, tu ne portes pas de gants !

Sans se laisser distraire, elle appliqua le stéristrip sur un côté de l'entaille et rapprocha les bords de la plaie avant d'appliquer l'autre partie du pansement.

— Ce serait plutôt à moi de m'inquiéter ! répondit-elle. Tu dois avoir eu plus d'occasions de contracter des maladies que moi !

Sa voix avait-elle pris une intonation particulière ou se faisait-il des idées ? Y avait-il de la désapprobation dans sa remarque ? Ou de la provocation ?

Se pouvait-il qu'elle ait été aussi attirée par lui que lui par elle, et que leur baiser, ce soir-là, n'ait pas été la simple conséquence d'un excès de champagne et de curiosité ?

Jet secoua la tête. Quoi qu'il en soit, c'était de l'histoire ancienne. Si ancienne qu'elle avait perdu toute sa pertinence aujourd'hui. D'autant que cela faisait plus de dix ans que Becca le haïssait.

Certes, la vie les avait réunis de nouveau, mais ils n'avaient pas choisi de l'être. On les avait désignés l'un et l'autre pour leurs compétences professionnelles, afin qu'ils mènent à bien une mission délicate.

A présent, l'urgence et la détresse de la situation les rapprochaient, comme elles auraient rapproché n'importe quels êtres humains. Et puis, Becca avait besoin de lui, qu'elle le veuille ou non. Tout comme lui avait besoin d'elle. Il s'apprêtait à affronter l'un des plus gros défis de sa vie. Et, qui sait, s'il parvenait à la sauver, peut-être changerait-elle d'avis sur lui...

— Je ne crois pas, répondit-il. Vu les risques que je prends à longueur d'année dans mon métier, je fais des analyses de sang très régulièrement. Je ne suis porteur d'aucune maladie, si cela peut te rassurer.

— Tant mieux. Et maintenant, tu auras une cicatrice de pirate sur le front. Je suis sûre que tu n'en auras que plus de succès auprès des femmes.

Elle arracha la protection d'un pansement d'un mouvement aussi sec que le ton qu'elle venait d'employer.

— Parfait, ne put-il s'empêcher de répondre. Je n'oublierai pas de t'envoyer un petit mot de remerciement.

— Il te faudra d'abord trouver un bureau de poste, poursuivit-elle sur un ton tout aussi provocateur, en rangeant le matériel de soin.

Puis elle mit ses lunettes de soleil et se leva d'un bond. Cherchait-elle à se soustraire à son regard ?

— Alors ? Qu'est-ce que tu attends ? Je crois qu'il est grand temps de lever le camp, non ?

Jet se leva à son tour et lui tendit un sac en plastique épais, d'ordinaire réservé aux déchets dangereux.

— Tiens. Range tout là-dedans.

Puis il balaya les alentours du regard en plissant les yeux.

Le ciel et la mer étaient moins rouges, au fur et à mesure que le jour se levait. Il parvint même à distinguer le point de départ de l'éruption.

Il tourna ensuite lentement sur lui-même afin de deviner d'où venait le vent. Même légère, une petite brise leur permettrait de respirer plus aisément. Il fallait également qu'ils montent en altitude, non seulement pour limiter les risques de se faire emporter par un lahar, mais également pour avoir une meilleure vue d'ensemble et pouvoir repérer plus facilement les bâtiments du Centre de recherches, ou du moins ce qu'il en restait.

— Viens, dit-il avec autorité. Suis-moi.

Leur progression était loin d'être aisée. L'île était couverte de pentes escarpées et fortement boisées, entrecoupées de ravins caillouteux et de corniches vertigineuses.

Becca avançait aussi vite qu'elle le pouvait. Elle avait insisté pour porter le sac de matériel mais elle éprouvait des difficultés à suivre Jet, dont les pas étaient plus assurés que les siens. De plus, son masque rendait sa respiration plus difficile.

Les rayons du soleil commençaient à se frayer un chemin dans l'épaisse frondaison des palmiers sous lesquels ils marchaient. La mer était loin derrière eux, à présent. Une légère brise agitait les feuilles des arbres au-dessus de leur tête, mais sans parvenir jusqu'à eux.

Elle avait de plus en plus chaud, au fur et à mesure qu'elle gravissait, derrière Jet, les flancs d'une montagne qui se révélait plus imposante qu'elle n'avait semblé au départ. La marche lui paraissait interminable.

Le sang lui battait les tempes et son bras était redevenu douloureux.

Jet, lui, n'avait pas l'air de souffrir. Il fallait donc qu'elle continue à avancer, qu'elle se montre forte et courageuse. Par chance, il ne lui adressait pas la parole. Mais le silence n'en était pas moins inconfortable. Avait-il, lui aussi, conscience de l'incongruité de la situation ? Sentait-il, comme elle, la présence de Matt ?

— Hé... Jet !

— Oui ? répondit-il quelques instants plus tard, l'air étonné, comme s'il venait de prendre conscience qu'il n'était pas seul.

Tel un soldat, il avançait, concentré sur sa mission et sur les objectifs à atteindre, sans se préoccuper de ce qui l'entourait. C'était une facette de sa personnalité qu'elle découvrait et qui contrastait avec le Jet qu'elle avait connu, toujours attentif aux autres et à ce qui se passait autour de lui.

Peut-être l'avait-il oubliée parce qu'il aurait préféré qu'elle ne se soit pas là...

— Crois-tu qu'il faille garder nos masques ?

Tandis que Jet considérait la question en silence, elle leva les yeux vers la canopée vert vif et s'arrêta. Plusieurs oiseaux qu'elle ne connaissait pas chantaient.

— Quelle journée magnifique ! s'exclama-t-elle.

— Oui, finit par répondre Jet. Nous avons de la chance. L'éruption a l'air de s'être calmée et la brise a balayé le ciel. Les cendres doivent flotter dans l'autre partie de l'île. J'espère que les bâtiments sont de ce côté.

Il retira son masque.

— Tu as raison, reprit-il. L'air est redevenu pur. Nous pourrons toujours les remettre plus tard.

Plus tard. C'est-à-dire, dans un laps de temps qui, pour le moment, demeurait indéfinissable. Elle prit une grande inspiration pour se redonner du courage. Au moins respiraient-ils plus librement, désormais.

— Dommage que nous n'ayons pas pu contourner l'île par la côte, dit-elle.

— C'était trop dangereux. Il valait mieux s'élever et s'éloigner un peu du volcan.

— A ton avis, combien de temps va-t-il nous falloir pour rejoindre les sinistrés du tremblement de terre ?

— Nous en saurons plus quand nous aurons atteint ce sommet. Nous y sommes presque.

Il jeta un coup d'œil par-dessus son épaule.

— Tu peux avancer encore un peu ?

Elle était au bout de ses forces mais n'eut pas le cœur de s'arrêter, par égard pour lui. Alors ils continuèrent à grimper.

Au bout d'un moment, la côte s'adoucit et le sol s'aplanit sous leurs pas. Les épaisses frondaisons se raréfièrent et la forêt s'éclaircit, laissant place à une tout autre végétation.

Des taches rouges attirèrent brusquement le regard de Becca.

— Oh, des pohutukawas ! Je ne suis pas dépaysée, au moins !

Jet, qui n'avait pas l'air d'être un passionné de botanique, ne répondit pas. En revanche, il tendait l'oreille.

— Tu as entendu ?

— Quoi ? Les oiseaux ?

— Non. On dirait plutôt de l'eau qui coule.

L'idée qu'ils puissent se trouver à proximité d'un torrent rendit soudain insoutenable la soif qui lui brûlait la gorge depuis des heures. Elle s'imaginait déjà se jetant dans l'eau fraîche, buvant, éclaboussant Jet qui la rejoindrait et la prendrait dans ses bras en riant.

Becca secoua la tête. L'image de Jet en train de rire était absurde. Elle ne l'avait jamais entendu manifester sa joie autrement que par un sourire réservé.

— On va s'arrêter là, suggéra-t-il d'une voix grave qui mit fin à sa rêverie.

Comment était-il possible qu'elle n'ait pas entendu ce son plus tôt ? A quelques mètres d'elle coulait bien une petite cascade, dont l'eau éclaboussait les rochers alentour avant de disparaître dans le sol.

— D'où vient-elle ? Nous sommes pourtant au sommet...

— En fait, il y a un sommet plus haut. Tu vois ? Il y a une sorte d'escalier. Nous ne sommes que sur un palier.

Elle scruta le paysage dans la direction qu'il indiquait. Le ruisseau disparaissait derrière les arbres, indiquant qu'un ravin les séparait du prochain sommet à rejoindre. Ils ignoraient naturellement sa profondeur et même, s'il était franchissable à pied, sans équipement.

Découragée, elle soupira.

Ils mettraient peut-être des jours pour atteindre leur but et se rendre compte que les rescapés avaient été secourus par une autre équipe venue par bateau. Est-ce que quelqu'un penserait à envoyer des secours à leur recherche ou aurait-on la conviction que leur hélicoptère s'était abîmé en mer, avec eux à son bord ?

Elle se laissa tomber, toujours agrippée à son sac de matériel. Jet, lui, avait posé son sac à dos par terre. Il s'étira avant d'avancer vers le torrent.

Il n'avait pas l'air particulièrement fatigué. Comment était-ce possible ? De son côté, elle avait l'impression que plus une seule partie de son corps n'avait encore l'énergie de se mouvoir.

Jet tendit ses mains sous le jet d'eau et s'aspergea abondamment le visage et la nuque.

— Ça fait un bien fou, dit-il d'un air satisfait en se retournant. Tu devrais essayer.

— Mmm...

Mais ses jambes flageolèrent lorsqu'elle essaya de se relever. Etait-ce à cause de la fatigue physique ou de l'idée d'aller rejoindre Jet, dont les cheveux gouttaient à présent sur ses épaules, comme s'il sortait de sa douche ?

Il revint sur ses pas et lui tendit la main.

— En revanche, je pense que nous ferions mieux d'utiliser les comprimés désinfectants avant de boire cette eau. On ne sait jamais.

Le contact de sa main chaude et ferme lui donna la force de se hisser sur ses pieds.

Cette cascade était une bénédiction. Elle s'aspergea à plusieurs reprises, tandis que Jet mettait un comprimé dans une poche en plastique emplie d'eau. Puis elle le rejoignit près du rocher où il l'avait posée en attendant la dissolution du cachet.

— Je n'avais jamais ouvert ce kit de survie. C'est fou tout ce qu'on y trouve !

— Quoi, par exemple ? demanda-t-elle en se penchant vers le sac.

— Ces comprimés, un couteau suisse, un briquet...

— Je pense que nous n'aurons pas besoin de faire du feu...

Jet ouvrit un autre compartiment.

— On ne sait jamais. Cela dépend de notre progression. Je ne me vois pas escalader des falaises en pleine nuit.

Becca le fixa, effarée. Il n'avait pas l'air accablé par l'idée que leur marche dure plus d'une journée. Il semblait évaluer simplement les moyens à leur disposition pour parer à toute éventualité.

— Je suppose que nous n'avons pas de chocolat en réserve ? demanda-t-elle comme si c'était là le besoin le plus pressant qu'elle avait à satisfaire.

— Nous avons mieux : des barres de céréales, un peu rassises, peut-être, mais c'est mieux que rien.

— Ce sera parfait, répondit-elle en attrapant la barre qu'il lui tendait, sans ouvrir le sachet. Mais il faut que je boive, d'abord.

Elle avait la gorge tellement sèche qu'elle ne pourrait rien avaler de solide avant de s'être réhydratée.

Jet examina le contenu de la poche d'eau avant de la lui tendre.

— Tiens, il y a une valve au fond. Tu peux boire comme à une gourde.

Elle lui lança un regard entendu. Elle savait encore boire, tout de même.

Tandis qu'elle portait la poche d'eau à sa bouche, Jet la fixait avec une expression indéchiffrable sur le visage. Comme si quelques gouttes avaient suffi à étancher sa soif, elle lui tendit rapidement la poche.

Puis elle le regarda poser ses lèvres à l'endroit où elle-même avait aspiré l'eau et sentit son ventre se contracter. A quoi pensait-il lorsque, quelques instants plus tôt, lui-même l'avait regardée boire ?

L'image de sa bouche se posant sur la sienne lui revint soudain à la mémoire. Elle l'avait totalement désarçonné, ce soir-là, dans la cuisine, à en juger par la tension qu'elle avait perçue dans ses lèvres. Mais elle avait eu la conviction que la surprise ne lui avait pas déplu. Ses lèvres s'étaient détendues et unies aux siennes avec une volupté troublante. Mais le charme avait été brutalement interrompu par des bruits de pas dans le couloir et la voix de Matt qui approchait.

Elle sentit ses joues s'empourprer et baissa la tête pour se concentrer sur l'ouverture du petit sachet de céréales.

— J'espère qu'on a de quoi dîner, au cas où nous serions encore dehors quand la nuit va tomber.

Qui aurait pensé qu'elle passerait une nuit, seule avec Jet, en pleine nature ?

Elle n'osa pas lever les yeux de peur de croiser de nouveau son regard.

— Cela te contrarie ? demanda-t-il.

— Non, mentit-elle. Pas vraiment.

Un silence pesant retomba entre eux. Elle chercha un moyen de le rompre au plus vite.

— J'ai suivi un cours de survie, au cours de ma formation de pilote. Je sais construire un igloo.

— Cela peut servir.

— Je peux aussi faire un abri avec des broussailles.

— Et une cabane avec des branches d'arbre ?

Elle leva les yeux vers lui. Pourquoi ne la prenait-il pas au sérieux ? Avait-il l'intention de la considérer éternellement comme une enfant ?

— Au cas où tu n'aurais pas remarqué, rétorqua-t-elle hargneusement, j'ai grandi, Jet.

Un sourire flottait encore sur ses lèvres mais ses yeux étaient soudain devenus sombre et graves.

— J'ai bien remarqué, en effet.

Becca sentit sa gorge se serrer. Par chance, elle avait englouti sa barre de céréales. Mais il lui était difficile de respirer normalement.

De nouveau, elle repensa au baiser. A l'instant où leurs lèvres s'étaient séparées et où leurs yeux s'étaient croisés. Même si ce moment avait été fugace, elle avait lu dans le regard de Jet que le désir qu'elle éprouvait pour lui était réciproque.

Et là, sur la face escarpée d'une montagne, au beau milieu de l'océan, elle replongeait dans ce même regard.

Impossible de détacher ses yeux des siens. Il venait de reconnaître qu'elle était une femme, mais pas seulement. Ses yeux lui disaient qu'elle était une femme désirable, une femme qu'il désirait.

Elle avait tant rêvé de ce moment. Mais quelles chances y avait-il que son rêve se concrétise ? La situation, les circonstances, tout était trop compliqué.

Becca finit par tourner légèrement la tête et se mit à regarder dans le vague. La priorité était de recouvrer une respiration normale et de se recentrer.

Pourtant, la voix de Jet la fit frissonner comme la brise.

— Il est là, Becca. Il est toujours là, murmura-t-il.

5

Lorsque Becca trébucha pour la deuxième fois, Jet se trouvait suffisamment près d'elle pour la rattraper de justesse.

— On fait une pause ? demanda-t-il gentiment.

— Non, plus tard.

Ils avaient marché pendant deux heures le long de la corniche et descendaient à présent jusque dans le fond d'un ravin, pour pouvoir ensuite remonter sur le versant d'une autre montagne, qui les rapprocherait de leur destination finale.

— Laisse le sac, alors. Ce sera plus facile de garder l'équilibre.

Elle secoua la tête. Son bras gauche la lançait mais elle n'avait pas porté le sac jusqu'ici pour renoncer maintenant.

— Tu vas encore avoir besoin du matériel.

— Ils auront probablement un kit de premiers secours au Centre de recherches.

— A condition qu'il ne soit pas enseveli sous les décombres, la boue ou la lave…

Chaque heure qui s'écoulait les rapprochait du volcan. Juste au-dessus de la cime des arbres, le ciel s'était de nouveau chargé, sans que l'on sache s'il s'agissait de cendres ou du mauvais temps. Mais l'air était respirable et ils n'avaient pas éprouvé le besoin de remettre leurs masques sur leurs visages.

Elle dut se contenter d'un grognement pour toute réponse. Déjà, Jet s'était retourné et reprenait la marche. C'est à lui que revenait la tâche ardue de choisir le chemin à emprunter, de tester la stabilité de certains rochers et de s'aventurer dans des broussailles touffues et griffues.

— Fais attention, la prévenait-il à intervalles réguliers en désignant des racines, des branches et autres irrégularités du chemin.

Se concentrer sur l'endroit où elle mettait les pieds était exactement ce qu'il fallait qu'elle fasse, non seulement pour éviter de se tordre une cheville, mais également pour empêcher son esprit de ressasser le commentaire étonnant qu'avait fait Jet juste avant de reprendre la marche.

Il est là. Il est toujours là.

Jet avait donc la même conscience qu'elle de la présence de Matt à ses côtés. Certes, leurs retrouvailles, après des années de séparation, les incitaient à penser davantage à lui, mais les mots de Jet sous-entendaient également que Matt continuait à faire partie de sa vie quotidienne.

La tristesse avec laquelle il les avait prononcés l'avait bouleversée. Pour la première fois, elle comprenait qu'elle n'avait pas été la seule à être affectée par la perte de son frère.

Certes, Matt avait été la personne la plus importante de sa vie, et elle avait très tôt compris qu'il prenait soin d'elle bien plus que leurs parents ne le faisaient. Mais c'est avec Jet que Matt avait passé la majeure partie de sa vie d'adolescent et de jeune adulte. Jet et Matt avaient été envoyés en pension très tôt et ils avaient fait toutes leurs études ensemble. Les semaines de vacances au cours desquelles Matt rentrait à la maison étaient bien peu de choses, au regard du temps qu'il passait avec Jet. Au lycée, à la faculté de médecine, en pension : ils avaient été ensemble, jour et nuit, pendant des années. D'ailleurs, à partir d'un certain âge, ils ne parvenaient même plus à se séparer pendant les vacances. Leur relation était la conséquence d'une amitié solide et choisie, non pas de liens de parenté imposés.

Jet avait dû aimer Matt autant qu'elle l'avait aimé, et le perdre l'avait probablement dévasté, lui aussi.

Mais elle n'en avait pas eu conscience, à l'époque, lorsqu'elle l'avait rendu responsable de la mort de Matt, ni lorsqu'elle lui avait dit à quel point elle le haïssait et qu'elle ne voulait plus jamais le revoir.

En fait, elle s'était trompée sur toute la ligne. Elle s'en rendait compte à présent, et cette prise de conscience la plongeait dans un tourbillon d'émotions et de larmes qui lui brouillaient la vue et la faisaient parfois trébucher.

Jet était donc la personne la plus à même de comprendre la tragédie qui l'avait affectée.

Outre leur relation privilégiée avec Matt, qu'avait-elle en commun avec lui ? L'addiction à l'adrénaline, peut-être, qui leur procurait le sentiment terrible d'être vivants, eux ?

Jet s'était-il, comme elle, empêché d'aimer, par peur que la vie lui retire un jour cet amour ?

Elle ne le saurait jamais.

Au fond, le fait qu'elle se trouve auprès de lui sur les flancs escarpés de cette montagne devait être un poids pour Jet, parce qu'elle brandissait le spectre d'un passé commun devenu trop douloureux pour qu'il ait envie de l'exhumer des profondeurs où il l'avait sans doute enfoui. Il n'allait certainement pas, en outre, lui ouvrir son cœur et son âme.

Quant à elle, elle sentait que son regard sur lui avait changé. En premier lieu parce qu'elle se sentait maintenant terriblement coupable de l'avoir traité de la sorte pendant toutes ces années.

— Je suis désolée.

— Pardon ?

Venait-elle de parler à haute voix ? Jet s'était arrêté et retourné.

Impossible de lui dire les raisons de sa tristesse soudaine, pour le moment du moins, alors qu'elle avait elle-même besoin de temps pour accepter l'idée qu'elle s'était à ce point trompée.

— Je n'avance pas vite... Je te ralentis, enchaîna-t-elle pour faire diversion.

— Tu te débrouilles très bien, la rassura-t-il.

— Tu peux me laisser quelque part, si tu veux, et m'envoyer des secours dès que le navire sera arrivé.

A peine eut-elle prononcé ces mots qu'elle regretta d'avoir

parlé. L'idée de rester seule et de regarder Jet sortir de sa vie une seconde fois la glaça d'effroi.

Il exhala un soupir plein d'un dédain rassurant.

— N'y compte pas. S'il le faut, je te porterai.

En s'imaginant dans les bras de Jet, elle sentit les battements de son cœur s'accélérer.

— Nous ferions mieux de regagner le Centre avant que le navire arrive, sans quoi ils risquent de repartir sans nous, remarqua-t-elle.

— Pourquoi feraient-ils une chose pareille ?

— Ils peuvent penser que nous nous sommes abîmés en mer.

— Si la balise de localisation a fonctionné, ils ont dû voir que nous avions atteint le littoral de l'île. De plus, j'ai envoyé un message.

— Un message ? Quand ? Comment ?

— Tu étais inconsciente. Un voyant clignotait sur la façade de la radio et j'ai envoyé un mayday. J'ai également dit que nous nous dirigions vers le Centre de recherches.

Elle s'accroupit pour dévaler un talus un peu raide entre les arbres. Jet l'attendait en bas, la main tendue, au cas où elle aurait besoin d'aide. Elle le rejoignit sans encombre et leva les yeux vers lui.

— Merci, pour les messages radio.

— Je t'en prie. Je l'ai fait aussi pour sauver ma peau, tu sais. Je ne suis pas simplement ton ange gardien.

Mais il l'était aussi, assurément.

Il l'avait sortie de l'épave de l'hélicoptère, soignée et était prêt à traverser la jungle et à escalader des montagnes avec elle sur son dos s'il le fallait.

Elle lui devait bien plus que des excuses pour les insultes et les accusations qu'elle avait proférées contre lui.

Elle pencha la tête, comme si elle ployait sous le poids de sa dette envers Jet et lui emboîta le pas, marchant le plus vite possible pour ne pas le retarder.

Jet jeta un regard vers Becca. Quelque chose avait changé.

Depuis qu'ils avaient commencé à marcher, quelques heures auparavant, l'atmosphère s'était graduellement modifiée, à l'image du ciel qui s'était dégagé des lourds nuages de cendres qui le saturaient, et de l'air redevenu limpide et frais.

Il avait pris conscience de ce changement lorsque Becca l'avait remercié avec un grand sourire. Jamais il n'aurait imaginé trouver dans ses yeux autant de douceur et de chaleur. Sa reconnaissance lui était allée droit au cœur et il en avait presque ressenti un élancement. Mais elle lui avait également donné le courage de reprendre la marche et d'oublier l'échauffement de ses muscles et la douleur de sa cheville probablement foulée.

Penser au sourire de Becca constituait une excellente distraction, qui le ramena à l'époque ancienne où, pour la première fois de sa vie, il avait éprouvé un sentiment de sécurité et d'unité familiale, auprès de Matt et de sa sœur. Sentiment auquel Becca avait très largement contribué.

La petite fille brillante et courageuse, devenue par la suite une femme à la beauté renversante, le considérait, à l'époque, comme la deuxième personne la plus importante sur la terre.

Il adorait ce sentiment. Dès le départ, il avait comblé une place vacante dans l'existence solitaire de la petite fille. La première fois qu'il l'avait vue, c'était pendant les vacances. Matt l'avait emmené chez eux, en l'absence de leurs parents, partis en Egypte pour une conférence, à laquelle s'était greffée une croisière sur le Nil. Le fait de laisser leurs deux rejetons seuls à la maison pendant toutes les vacances n'avait pas semblé leur poser de problème majeur.

Matt et Becca n'étaient pas tout à fait livrés à eux-mêmes, néanmoins. Un bataillon d'employés — femme de ménage, cuisinier et autres gardiens — veillaient sur eux et sur l'immense propriété qui comprenait, entre autres, des stalles, dans lesquelles était abrité le poney de Becca, une piscine intérieure et une piscine extérieure, une salle de projection et un billard.

Un paradis pour des adolescents, ainsi que l'opportunité,

pour Jet, de goûter à des activités et à des plaisirs auxquels, jusque-là, il n'avait jamais eu accès.

C'est sur les sentiers sillonnant la campagne alentour qu'était née leur passion commune pour la moto.

Ces vacances avaient été un don du ciel pour l'adolescent troublé et sombre qu'il était, notamment parce qu'il y avait fait l'expérience de l'amitié et de la fraternité et qu'il avait eu l'impression, pour la première fois de son existence, d'être important aux yeux de quelqu'un.

Avec le plus grand plaisir, il avait renoncé à quelques chevauchées en moto ou à des parties de billard pour rester avec la petite sœur de Matt. Voir les trésors d'ingéniosité et de détermination qu'elle employait pour parvenir à ses fins ne cessait de l'émerveiller et de l'amuser. Matt et lui taquinaient sans cesse Becca, l'agaçant parfois jusqu'à ce qu'elle se fâche ou se mette à bouder. Mais ils finissaient toujours par se réconcilier.

Le lien qui les unissait, tous les trois, était bâti sur une loyauté sans failles et la joie partagée d'être ensemble. Ce n'était pas de l'amour, tel que la plupart des gens le définissent, mais plutôt une force vitale, aussi inéluctable que le soleil et la pluie, grâce à laquelle la vie ressemblait davantage à une oasis luxuriante qu'à un terrain vague stérile et désolé.

C'était une époque merveilleuse, se dit Jet en tapant un caillou de son pied.

La pente du ravin se faisait maintenant moins raide. Ils arrivaient à l'endroit où ils devraient recommencer à grimper. Jet sentait qu'ils approchaient du but, mais il était encore impossible de dire s'ils l'atteindraient avant la nuit. Une pause serait bientôt nécessaire, pour boire et remettre les masques, car l'air s'épaississait de nouveau.

Mais, pour l'heure, il avait envie d'avancer. La marche lui était nécessaire pour faire le point sur ses idées et ses souvenirs. D'autant que le sourire de Becca lui donnait la force de soulever des montagnes.

Il avait déjà éprouvé cet élan de vie avec d'autres gens : Max et Rick, Ellie, Sarah et leurs enfants, Josh et Mattie. La présence de tout cet amour autour de lui était aussi magique que le sourire que Becca lui avait adressé.

Même si ce sourire provoquait autant de douleur que de joie. Une nostalgie terrible de l'époque où il n'avait pas encore été déchu de son piédestal et accusé de la mort de son meilleur ami.

Cela faisait plus de dix ans que Becca le détestait. Et, bien sûr, il ne suffisait pas d'un sourire pour gommer le passé. Mais, au fond de lui, il ne pouvait s'empêcher d'espérer qu'elle le regarde un jour avec d'autres yeux.

Le terrain se remit à monter, encore plus abrupt qu'auparavant.

Il faudrait déployer encore bien des efforts, avant qu'ils atteignent leur but. Et que cet espoir ait une chance de se concrétiser.

Le jour commençait à tomber mais Becca le remarqua à peine.

Elle était trop occupée à mettre un pas devant l'autre et à inspirer et expirer le plus régulièrement possible, pour atténuer la sensation de brûlure dans sa gorge. Elle avait envie d'ôter ses lunettes, mais l'air était redevenu âcre et ses yeux lui piquaient. C'est pourquoi Jet lui avait donné un nouveau masque, lors de leur dernière halte, lorsque, assoiffés, ils avaient bu, jusqu'à la dernière goutte, l'eau potable de leur gourde.

Elle n'aurait pas su dire à quand cette pause remontait. Elle avait perdu la notion du temps. Concentrée sur sa marche, elle faisait tout pour ne pas avoir à demander à Jet de la porter. Devant elle, il boitait et elle l'avait vu, quelques instants plus tôt, s'arrêter, fermer les yeux et grimacer de douleur après avoir pris appui sur son pied fragilisé pour se hisser sur un rocher.

Il faudrait qu'elle regarde sa cheville de plus près lorsqu'ils s'arrêteraient. S'ils s'arrêtaient un jour...

Ils avaient l'espoir que, une fois arrivés au sommet de cet escarpement, ils auraient une vue plongeante sur la partie sinistrée de l'île. Il leur tardait de voir, même de loin, des signes de civilisation. Non seulement les rescapés du tremblement de terre attendaient toujours leur aide, mais eux-mêmes avaient également besoin d'eau potable, de nourriture et de repos.

Rester debout et avancer était devenu un défi extrême pour Becca. Elle trébuchait souvent. A un moment, son pied glissa et elle perdit l'équilibre. La branche à laquelle elle se raccrocha céda et elle eut l'impression que la terre bougeait sous ses pieds. Elle lâcha son sac, dont le contenu roula sur le chemin en pente, et se retrouva à quatre pattes. Au même instant, ses oreilles se mirent à bourdonner.

— Jet, laisse-moi. Continue tout seul, dit-elle en sentant des bras la hisser sur ses pieds.

Mais il ne répondit pas et, laissant sur place son sac à dos, il se mit à la traîner.

Le bourdonnement devint un grondement assourdissant, alors que le sol continuait à trembler. Puis le ciel changea de couleur et se teinta d'un rouge irréel.

Un objet tomba lourdement à quelques pas d'eux. Jet poussa un juron en accélérant le pas, tandis qu'elle luttait pour ne pas s'effondrer.

— Jet..., murmura-t-elle.

— Dépêchons-nous ! Il faut trouver un abri.

Un autre objet tomba du ciel.

— Vite, Becca ! Ce sont des pierres !

Une pluie de pierres se déversa dans un fracas terrible, au milieu d'un jaillissement d'étincelles. Une odeur âcre de brûlé emplissait déjà l'air.

Par miracle, Becca comprit ce qui se passait et se ressaisit. Ses muscles recouvrèrent leur mobilité et leur force comme par enchantement.

Le volcan entrait de nouveau en éruption et projetait des missiles qui atterrissaient tout près d'eux. Des armes mortelles qui pouvaient atteindre la taille d'une voiture.

Ils étaient proches du sommet, et la végétation était clairsemée. Impossible de s'abriter sous un arbre.

— Là ! s'écria Jet en lui tendant la main. Sous les rochers !

Les rochers en question formaient une sorte de surplomb, sous lequel ils se glissèrent en priant pour que cet abri de fortune les protège des chutes de pierres qui s'intensifiaient. Si la situation n'avait pas été aussi dangereuse, ils auraient eu l'impression d'assister à un gigantesque feu d'artifice.

Mais tout cela avait plutôt des allures de fin du monde.

Une autre secousse ébranla fortement le sol et arracha à Becca un cri de terreur. Ils allaient mourir.

— Je suis désolée.

Jet referma ses bras sur Becca, pelotonnée contre lui et tremblant de tous ses membres. Et il fut soudain envahi par un profond sentiment de honte.

Non qu'il ait honte de finir sa vie de cette façon, dans l'ombre d'un volcan en éruption. Au contraire, c'était une belle façon de quitter ce monde, pour quelqu'un qui avait toujours vécu sur le fil du rasoir. Même s'il aurait préféré différer son départ de quelques décennies.

Il avait honte de n'avoir pas su protéger Becca et d'avoir failli à sa promesse envers Matt.

Il décevait son ami, comme il la décevait, elle. Et, pire, il se décevait lui-même.

Il resserra ses bras autour de Becca et se positionna de façon à être touché en premier en cas d'impact. Elle enfouit sa tête dans son cou et, la joue posée sur sa tête, il se mit à la bercer doucement. Il avait envie de la protéger, mais il se rendit compte que son besoin à lui d'être réconforté était aussi criant que la détresse de Becca. Il ne voulait pas mourir. Il avait encore trop de choses à découvrir, à apprendre, à vivre.

Il n'avait jamais tenu une femme dans ses bras comme il tenait Becca à ce moment précis. Cette étreinte était incroyablement tendre et lui procurait une sensation étrange. Il avait l'impression d'être... vulnérable ?

Non, malgré la menace du volcan au-dessus de sa tête, il ne se sentait pas vulnérable. La vulnérabilité était un sentiment qu'il avait appris à ne pas ressentir dès sa plus tendre enfance, depuis qu'on était venu lui dire que sa maman était partie et que des gens très gentils allaient dorénavant s'occuper de lui.

En imaginant qu'il serrait dans ses bras n'importe quelle femme apeurée, et non pas Becca, il parviendrait peut-être à se débarrasser de cette désagréable sensation. Il fallait qu'il se protège et qu'il apaise les tourbillons d'émotions qui se bousculaient dans sa poitrine. A moins que ce ne soient les battements de son cœur ?

Becca passa les bras autour de son torse et le serra à son tour. Elle leva alors les yeux vers lui.

Toutes les pensées rationnelles auxquelles il essayait désespérément de se raccrocher s'évanouirent aussitôt.

Becca était là, avec lui et, malgré les années qui les avaient séparés, elle était toujours celle qu'il avait adorée et choyée, petite. Comment avait-il pu imaginer que des liens aussi forts pourraient se défaire un jour ?

Embrasser Becca n'était pas un acte réfléchi, mais naissait plutôt de cette promiscuité dans laquelle ils se trouvaient à présent et de la conscience aiguë qu'ils étaient en train de vivre les dernières secondes de leur existence.

C'était aussi, et surtout, un événement inéluctable.

Destiné, depuis toujours, à se produire un jour.

La réalité s'évanouit dès l'instant où il posa ses lèvres sur les siennes.

Becca frémit. Le cauchemar se métamorphosait en rêve. Ou plutôt il prenait la forme de tous les *rêves* qu'elle avait faits et qui ne s'étaient jamais réalisés. Tous les désirs, tout l'amour qu'elle avait enterrés des années auparavant rejaillissaient avec la même force que le volcan crachait ses projectiles au-dessus de leur tête.

Mais la situation était bien réelle. Le frottement de la barbe de trois jours de Jet, l'incroyable douceur de ses lèvres, la délicatesse de ses mains encadrant son visage, comme si c'était la chose le plus précieuse qu'il ait jamais touchée.

Ils étaient aussi crasseux l'un que l'autre, blessés, meurtris, exténués, mais ils étaient vivants. Il ne s'agissait plus de la fin du monde, mais bien du début d'une histoire qui aurait dû être écrite depuis longtemps. Une barrière venait de sauter, qui les avait, des années durant, empêchés de vivre ce à quoi ils étaient pourtant l'un et l'autre destinés.

Ils échangèrent un baiser affamé, comme s'ils goûtaient enfin à un plaisir qu'ils s'étaient toujours interdit. A peine leurs lèvres s'écartaient-elles qu'ils se rapprochaient avec fougue l'un de l'autre, incapable de mettre un terme à ce baiser.

A l'instar de leurs bouches, leurs corps se pressaient l'un contre l'autre. Elle voulait autre chose qu'un simple baiser, aussi ardent fût-il. Elle avait envie de le sentir près d'elle. *En* elle.

Son désir était si impétueux qu'elle avait l'impression qu'elle mourrait si elle ne lui obéissait pas.

Oubliant son bras cassé et toutes les limites de son corps, Becca glissa ses mains sous la veste de Jet et l'ouvrit afin de pouvoir caresser sa peau nue.

Mais Jet saisit ses mains et les retint. Choquée, elle plongea son regard dans le sien. Leurs yeux brillaient d'un seul et même feu. Lui aussi avait envie d'elle. Autant qu'elle avait envie de lui. En fait, il retenait ses mains comme pour s'en assurer et lui demander la permission de se débarrasser une fois pour toutes des obstacles qu'ils ne s'étaient jamais autorisés à franchir.

Elle ferma les yeux et renversa la tête. Jet posa sa bouche sur son cou, tandis que ses mains ouvraient sa combinaison pour se glisser sous son T-shirt et caresser ses seins.

Elle laissa échapper un cri. Son désir était si intense qu'il en devenait douloureux.

Jet gémit à son tour, comme si ses mains touchaient enfin ce qu'elles cherchaient depuis toujours.

Becca ne savait plus si les sons et la chaleur émanaient d'eux ou du volcan qui continuait à projeter ses flammes et ses débris. Mais peu lui importait.

Elle se livra au plaisir jusqu'à l'extase. Le monde pouvait bien s'arrêter de tourner.

Un jour, il sourirait sans doute en repensant à la nuit la plus explosive de sa vie.

Mais, pour l'heure, la situation était grave.

La nuit était tombée et aucun reflet de lave en fusion ne scintillait dans la nuit noire. L'éruption semblait terminée. Le grondement du volcan s'était tu et le silence était si intense qu'il entendit le frottement de la combinaison de Becca qu'elle essayait tant bien que mal de rajuster.

Le feu d'artifice avait fait place à un vide sidéral. Jet bougea à son tour pour se défaire de cette impression vertigineuse et épousseta ses vêtements.

Comment diable avaient-ils réussi à faire l'amour dans ce trou, tout en restant pratiquement habillés ?

Le silence s'intensifiait de minute en minute. Il devait dire quelque chose. Mais quoi ? Il sentit le regard de Becca posé sur lui et ravala les seuls mots qui lui venaient à l'esprit.

Que penserait Matt de tout cela ?

Il venait de faire l'amour avec la petite sœur de son meilleur ami. Elle était adulte, consentante et autonome, certes, mais il ne pouvait s'empêcher de se sentir coupable.

— Tu crois que c'est fini ?

— Le volcan ?

Il tourna la tête et croisa son regard. Quel idiot ! Bien sûr qu'elle parlait du volcan !

Car ce qui venait de se passer entre eux n'était qu'un début. Une aventure qui était loin de se terminer.

6

Jet inspira profondément. Il fallait reprendre la route.

D'autant que l'alternative était de rester là, en silence, avec Becca. Après ce qui venait de se passer, mieux valait se mettre en mouvement et changer d'air. D'autant qu'il lui semblait avoir perçu comme un avertissement dans le regard de la jeune femme.

Tellement de choses étaient restées en suspens entre eux qu'ils n'en finiraient jamais de rouvrir des vieux dossiers pour faire la lumière sur tout ce qui était arrivé.

Or, depuis qu'il était monté à bord de son hélicoptère, ils n'avaient jamais abordé les questions délicates de leur passé commun. La vie venait pourtant de leur fournir une bonne occasion de parler, mais au lieu d'en profiter pour mettre enfin les choses à plat, ils s'étaient sauvagement jetés l'un sur l'autre, dans une ambiance cataclysmique invraisemblable.

A présent, il était trop fatigué et trop secoué pour trouver le moyen de dénouer cet écheveau d'émotions violentes et de souvenirs.

C'était un peu comme s'il avait soulevé un énorme couvercle sans oser regarder au fond de la marmite. En fait, il avait peur. Il devait attendre le bon moment pour une conversation sérieuse. Si tant est que Becca ait envie de parler avec lui. Ne lui avait-elle pas conseillé de garder ses souvenirs pour lui ?

Pour le moment, le passé ressemblait à une impasse, l'avenir était incertain, et la seule chose à laquelle il pouvait encore se raccrocher était le présent d'une nuit redevenue étrangement noire, sur un flanc de montagne escarpé.

— J'ai une torche dans mon sac, dit-il. Je vais monter jusqu'au sommet. Reste là, je reviens te chercher.

Becca secoua la tête.

— Je viens avec toi, répondit-elle sur un ton qui coupait court à toute tentative de contradiction.

— D'accord.

— Jet, peux-tu me prêter la torche, un instant ? Je vais voir si je peux retrouver les affaires qui sont tombées du sac avant l'éruption.

Au bout de quelques minutes de recherches, ils n'avaient pu récupérer que la moitié du contenu du sac.

— Nous perdons notre temps, dit Jet. Viens, on s'en va, ce n'est pas grave.

L'air était chargé d'une forte odeur de soufre. Ils humidifièrent les masques avec le sérum physiologique et les enfilèrent. Les lunettes de soleil n'étaient pas suffisantes pour les protéger de la fumée mais ils durent s'en contenter, à défaut d'autre matériel plus adéquat.

— Je vais garder du sérum dans ma poche. Nous en mettrons régulièrement dans nos yeux.

Comme il le pressentait, reprendre la marche lui donna l'impression d'abandonner derrière eux tout ce qu'ils venaient de partager. Une fois parvenus au sommet de la montagne, ils aperçurent, quelques centaines de mètres plus bas, les flammes d'un feu de camp, qui ne pouvait être que l'œuvre d'êtres humains.

Au-dessus d'eux, quelques traînées incandescentes s'écoulaient du centre rouge du volcan. L'air était épais et Jet ne sut dire si son mal de tête lancinant provenait de sa blessure, de l'épuisement ou des fumées toxiques.

— Comment te sens-tu ? demanda-t-il à Becca. Physiquement, je veux dire.

— J'ai déjà été plus en forme, ironisa-t-elle sous son masque. Mais ne t'inquiète pas, je vais y arriver.

Jet sourit. Il n'en doutait pas un instant.

Ce qu'il ignorait, en revanche, c'était à quel jeu ils jouaient, à présent, et qui en fixait les règles.

Il leur fallu quelques heures de plus pour rejoindre le campement des employés du Centre de recherches.

Becca eut presque envie de rire quand elle aperçut le petit groupe assis autour du feu qui les regardait s'approcher en silence, bouche bée.

Voir des êtres humains était une expérience soudain ahurissante.

Des odeurs de nourriture flottaient dans l'air. Dans quelques heures, un navire accosterait sur l'île et les emmènerait loin d'ici.

Elle était vivante et n'en revenait toujours pas.

Si elle n'avait pas été convaincue qu'elle allait mourir d'une minute à l'autre, quelques heures auparavant, se serait-elle jetée dans les bras de Jet avec autant de passion ?

Les derniers événements de sa vie lui paraissaient maintenant surréalistes, comme si elle les avait vécus dans un état second. Et pourtant, elle se souvenait dans les moindres détails du contact des mains de Jet, du goût de sa bouche, de son corps étreignant le sien. Il lui semblait sentir encore son souffle dans son cou et les battements de son cœur. Pour la première fois depuis longtemps, elle s'était sentie... vivante.

Elle avait ensuite oublié ses douleurs, sa fatigue et l'épreuve de la marche ne lui avait plus semblé aussi insurmontable. De plus, aucune parole n'était venue ternir la magie du moment. Ni cliché ni regret.

Puis le silence s'était installé et, pas après pas, face au mutisme de Jet, elle avait fini par se demander s'il ne préférait pas faire comme si rien n'avait eu lieu.

Peut-être avait-il considéré cette parenthèse comme un moyen agréable de passer le temps, en attendant qu'une accalmie leur permette de reprendre leur marche.

Elle donnerait cher pour savoir ce qu'il pensait d'elle et de ce qui s'était passé entre eux.

Mais l'idée d'aborder directement le sujet avec Jet lui paraissait aussi terrifiante qu'inéluctable. Il fallait qu'ils parlent. Mais comment pouvait-il parler de cet épisode sans évoquer tout ce qui le précédait ?

De toute façon, ils n'étaient plus seuls. L'occasion de discuter calmement du passé était peut-être déjà irrémédiablement perdue...

Becca voulut saluer les personnes qui commençaient à se lever, mais sa tentative échoua. Elle avait la gorge trop serrée. Elle pourrait toujours dire que c'était à cause de la fumée, de la fatigue, du contrecoup. Si elle ne pouvait retenir ses larmes, elle avancerait les mêmes excuses.

Elle jeta un coup d'œil à Jet qui n'avait pas l'air d'être particulièrement bouleversé. Ce qui semblait confirmer que ce qui s'était passé ne l'avait pas affecté outre mesure.

— Désolé, nous sommes en retard, déclara-t-il en posant son sac à dos sur le sol. Nous avons eu quelques problèmes à l'atterrissage.

— Mon Dieu ! s'écria une femme en avançant vers eux, les mains tendues. Nous avons été informés de votre arrivée, avant que l'éruption ne débute. Nous étions persuadés que vous aviez eu un accident et que vous n'aviez pas survécu...

Elle s'approcha d'eux et les dévisagea.

— Ça va ?

— Un verre d'eau ne serait pas de refus, répondit Jet. Puis vous m'expliquerez la situation et quelles sont les urgences.

Les gens se mirent à s'agiter autour d'eux.

— Vous devez avoir faim, dit l'un d'eux. Il y a des saucisses sur le feu, du pain et de la sauce tomate.

Jet attrapa la bouteille qu'on lui tendait et but goulûment. Puis il essuya une goutte d'eau qui coulait sur son menton.

— Mettez-m'en un peu de côté. Je dois m'occuper des blessés.

— La priorité, c'est Jack, dit une jeune femme d'une voix saccadée. Il est blessé à la tête. Puis Roger. Sa jambe est en mauvais état.

— Jack est conscient, mais il délire et a envie de dormir, ajouta une autre femme.

— Où est-il ? demanda Jet.

— Là-bas.

Becca tourna la tête vers la direction qu'on leur indiquait et prit soudain conscience que peu de gens se trouvaient auprès du feu. Une grande tente avait été montée à quelques mètres de là, sous laquelle des corps étaient allongés ou recroquevillés sur eux-mêmes. Plus loin, d'autres personnes s'agitaient autour d'une construction de bois à moitié écroulée d'où on entendait des coups de marteau.

Elle vit Jet parcourir lui aussi la zone du regard et froncer les sourcils en entendant les coups.

— Il y a encore des gens sous les décombres ?

— Trois personnes sont sorties avec des blessures mineures, mais Adam est toujours coincé. Ils sont en train d'étayer le bâtiment pour pouvoir scier la poutre sous laquelle il est coincé.

Jet fronça de nouveau les sourcils.

— Ils savent ce qu'ils font ?

— Bruce est spécialisé dans le secourisme en milieu urbain. C'est lui qui s'en occupe.

— Est-ce qu'Adam est conscient ?

— Oui. Il souffre terriblement. On lui a donné des analgésiques mais ils n'ont pas eu l'air de faire beaucoup d'effet.

— Je vais m'en occuper. Mais les cas de Jack et Roger sont plus urgents, non ? Est-ce que quelqu'un peut apporter ça ? demanda-t-il en montrant le sac à dos posé par terre, tout en se dirigeant vers la tente, son sac de matériel à la main.

Becca refusa le hot dog qu'on lui tendait d'un signe de tête. Elle avait bu : manger pouvait attendre. Elle attrapa le sac à dos et emboîta le pas de Jet.

Etait-ce une façon pour elle de se faire pardonner d'avoir perdu une partie du matériel ? Ou simplement l'envie d'être auprès de lui pour l'aider ?

Trois personnes étaient allongées sous l'auvent éclairé par des lampes à kérosène. On les avait enveloppées dans des couvertures, la tête posée sur des oreillers. Seul l'un d'entre eux, qui devait être Jack, avait l'air inconscient. Sa tête était couverte d'un bandage maculé de sang et une femme, assise auprès de lui, lui tenait la main.

— Bonjour, je m'appelle Erica, dit-elle en adressant un grand sourire à Jet qui avançait vers elle. Je suis infirmière.

— C'est parfait, répondit Jet, content d'être entouré de gens compétents. Je suis James Munroe, médecin. Et voici Becca.

Puis il se mit à ouvrir les différentes poches de son sac.

Après avoir accordé un coup d'œil poli à Becca, Erica se tourna de nouveau vers Jet. De toute évidence, elle était en admiration devant lui.

Becca eut soudain le sentiment d'être de trop. Jet était médecin, une infirmière l'assistait, jeune et belle, qui plus est. L'abri de fortune n'était pas immense et ses compétences de pilote d'hélicoptère n'étaient pas utiles en ces circonstances.

Il valait mieux qu'elle retourne près du feu et qu'elle se nourrisse enfin. Mais, contre toute attente, elle n'avait pas faim.

Personne ne sembla remarquer qu'elle reculait d'un pas, puis de deux, jusqu'à se retrouver dans un coin, où elle s'assit en croisant ses bras autour de ses genoux. Elle était exténuée et étrangement détachée de tout ce qui se passait autour d'elle. Comme si elle flottait, invisible aux yeux des autres, en dehors de la scène.

Elle ne pouvait cependant quitter Jet des yeux. Il sortit une paire de gants du sac et en enfila un. Puis il marqua une pause et leva les yeux en enfilant le second. La cherchait-il pour lui montrer qu'il portait enfin des gants et sourire avec elle de ce qui était devenu un sujet de plaisanterie entre eux ? Ou jetait-il simplement un coup d'œil circulaire pour prendre acte de tout ce qu'il avait à faire et décider de ce par quoi il commencerait ?

Il s'attela à la tâche sans que ses yeux aient croisé les siens. S'il avait eu une pensée pour elle à ce moment-là, il avait certainement dû l'imaginer auprès du feu, en train de manger quelque chose ou de se reposer.

En réalité, elle n'était pas capable d'avaler quoi que ce soit, et encore moins de se détendre. Elle n'était pas suffisamment connectée à son corps pour même y penser.

De loin, elle regarda Jet endosser son rôle de médecin hautement qualifié et se concentrer sur les gens qu'il devait soigner. Il passait de l'un à l'autre, échangeait quelques mots avec eux, tout en évaluant la gravité de leurs blessures.

Puis il revint vers le premier patient et posa des électrodes sur son torse.

— A quel moment a-t-il perdu connaissance ? demanda-t-il à l'infirmière, tout en se retournant promptement pour découper les vêtements collés sur la jambe cassée du deuxième.

Il agissait rapidement, mais avec une grande concentration. Ces gens avaient de la chance d'être pris en charge par un médecin qui était également un soldat. Sa réputation n'était plus à faire, au sein des quartiers généraux. C'est pourquoi on affrétait des avions privés pour aller le chercher, où qu'il soit, dès qu'une catastrophe se produisait quelque part. C'était un héros.

Elle sentit une larme couler sur sa joue. Pourquoi, alors qu'il était si brillant, n'avait-il pas réussi à sauver Matt ? Pourquoi n'avait-il pas mis toutes ses compétences au service de son meilleur ami ?

Elle serra la mâchoire. Les vieilles rancœurs n'avaient pas disparu. Elles étaient toujours là, tapies dans l'ombre, prêtes à resurgir. Sans compter qu'elles avaient quelque chose de familier, donc de bien plus facile à apprivoiser que le maelstrom d'émotions qui tourbillonnaient dans sa tête et son cœur, depuis qu'elle avait fait l'amour avec Jet.

Elle regarda Jet avec colère et se sentit encore plus distante par rapport à la scène qu'elle était en train d'observer.

Erica et Jet prenaient la tension du troisième patient, un homme plus âgé, mais qui ne semblait pas présenter de blessures graves. Jet posa ensuite un cathéter sur son bras, tandis qu'Erica tenait en hauteur la poche de fluide.

— Sa tension est remontée ?

— Un peu. 10,5/6. Je pense qu'il faut lui administrer de la morphine. Pouvez-vous la préparer, s'il vous plaît ?

— Bien sûr, répondit l'infirmière avec un empressement manifeste.

L'admiration d'Erica pour Jet sautait aux yeux. Elle avait une façon particulière, par exemple, de le dévisager lorsqu'il injecta la morphine. N'aurait-elle pas dû plutôt observer la procédure ou la réaction du patient ?

Mais quelle femme ne se comporterait pas de la sorte, face à un homme doté d'un tel charisme ?

Becca réprima un sourire. Quelle serait la réaction d'Erica si elle lui apprenait qu'elle avait fait l'amour comme jamais avec Jet, au cours de la dernière éruption du volcan ? Elle ne la croirait pas, bien entendu. Becca avait déjà du mal à y croire elle-même ! D'ailleurs, qu'est-ce qui lui prouvait qu'elle ne s'était pas évanouie et qu'elle n'avait pas rêvé toute la scène ?

Quoi qu'il en soit, rien ne servait de s'accrocher à l'idée que Jet ait pu ressentir les mêmes choses qu'elle, et que leurs retrouvailles étaient écrites. C'était idiot et puéril.

En voyant Erica, elle se rappelait que Jet avait toujours eu — et aurait probablement toujours — un parterre de femmes à ses pieds. Comment avait-elle pu imaginer un instant qu'elle pourrait être l'élue ?

En souvenir du bon vieux temps ? Quelle ironie ! Le bon vieux temps était si douloureux qu'ils étaient incapables, une décennie plus tard, d'aborder sereinement le sujet.

Elle était à bout de forces et commençait à se sentir nauséeuse. Il fallait qu'elle mange, sa vue se brouillait. Elle ne vit donc pas Jet s'approcher et sursauta lorsqu'il s'accroupit devant elle et prit ses mains dans les siennes.

— Tout va bien ? Qu'est-ce que tu fais ici ?

— Je regarde.

— Oh...

Apparemment, il était aussi harassé qu'elle et n'avait pas la force d'en dire davantage.

Il passa la main sur son visage.

— Tout est à peu près sous contrôle, pour le moment. Erica continue à surveiller l'évolution des patients. Je vais voir où ils en sont avec Adam, mais il est grand temps que nous allions nous nourrir et nous reposer, avant de tomber d'inanition.

Il tendit la main et aida Becca à se relever. Puis il se dirigea vers le bâtiment à moitié démoli, tandis qu'elle allait s'asseoir près du feu, pour l'attendre.

— Comment va-t-il ? s'enquit-elle quand Jet la rejoignit.

— Il est toujours sous les décombres, mais ils ont peut-être trouvé le moyen de le hisser sans faire s'écrouler les poutres autour de lui. Je lui ai administré un analgésique et l'ai mis sous perfusion. J'ai demandé à l'équipe de me prévenir lorsqu'il sera temps de le sortir de là. Mais ce n'est pas pour maintenant. J'ai le temps de faire une pause.

Il s'assit près d'elle et accepta de bon cœur les hot dogs qu'une des femmes leur tendait. On leur avait même préparé une tasse de thé. Puis les personnes qui ne s'activaient pas pour soigner les autres étaient toutes allées se reposer.

Ils se retrouvèrent seuls, près du feu.

— J'adore les feux, murmura Becca, les yeux rivés sur les flammes.

Jet exhala un soupir, dont elle ne sut dire s'il exprimait le contentement ou l'épuisement. Elle tourna la tête et leurs regards se croisèrent. Des ombres dansaient sur son visage et soulignaient ses traits fatigués. Le coin de sa lèvre se releva en un demi-sourire.

— Quoi ? demanda-t-elle dans un murmure.

— Je sais à quel point tu aimes les feux. C'est moi qui ai allumé ton premier, tu te souviens ?

Et comment ! C'était un souvenir joyeux et réconfortant, comme le feu autour duquel ils étaient assis. Elle devait avoir neuf ou dix ans et Jet était, une fois de plus, rentré avec Matt pour les vacances. Ils avaient décidé de camper dans les collines, à l'extrémité du terrain, et Becca avait été autorisée à les accompagner. Les garçons avaient monté une canadienne exprès pour elle, tandis qu'ils comptaient dormir à la belle étoile, en vrais baroudeurs. Ils avaient construit un cairn et étaient allés ramasser du bois. Tous les trois, à des kilomètres de toute autre présence humaine, avec pour seuls témoins les étoiles brillant dans le ciel comme des diamants sur du velours.

Mais la nuit était fraîche et Becca avait commencé à regretter, en frissonnant, de ne pas être allée se coucher dans son lit chaud et douillet, comme tous les soirs. Jusqu'à ce qu'elle se retrouve happée par la magie du feu.

— Tu regrettes toujours de ne pas être un garçon ? demanda Jet doucement.

Elle avait dit cela, à l'époque, en effet. Crié, même, tout en dansant autour du feu, un long bâton à la main pour remuer les braises.

— Je voudrais être un garçon !

— Pourquoi ?

— Pour pouvoir allumer des feux quand je veux !

Matt et Jet avaient ri, jusqu'à se rouler par terre, pendant un moment qui lui avait paru être une éternité, alors qu'elle continuait à les regarder avec le plus grand sérieux.

— Tu allumeras autant de feux que tu veux quand tu seras grande.

— Pourquoi faut-il que j'attende si longtemps ?

— Les feux sont dangereux. On ne peut pas les allumer n'importe où, n'importe comment. Il faut aussi apprendre à les maîtriser et à les éteindre.

Matt avait complété les explications de Jet.

— Le feu est dangereux. Les choses dangereuses peuvent être excitantes, mais il faut faire vraiment attention.

Les images du présent se superposaient maintenant à celles du passé. Le feu ardent qui les avait dévorés quelques heures auparavant, dans la montagne, avait été l'un des plus excitants qu'elle ait eu l'occasion d'expérimenter. Fallait-il faire attention pour autant ? Oui, car ce feu pouvait la rendre vulnérable. Elle avait envie d'accorder sa confiance à Jet, de lui ouvrir son cœur. Mais n'était-ce pas s'exposer de nouveau à la désillusion et à la souffrance ?

— Non, répondit-elle enfin. Je suis contente de ne pas être un garçon.

Jet continuait à la regarder dans les yeux.

— Moi aussi.

Son regard lui disait clairement qu'il ne regrettait pas d'avoir fait l'amour avec elle. Peut-être même avait-il envie de plus.

Le cœur de Becca se mit à tambouriner dans sa poitrine. Tout tournait autour d'elle. Elle détourna les yeux et scruta les braises et les flammes vacillant devant elle.

— J'allume mes feux moi-même, maintenant.

— Bien sûr, acquiesça-t-il. Tu es une femme, plus une petite fille.

Becca retint sa respiration. Que sous-entendait-il ? Qu'ils étaient à présent adultes tous les deux, libres de jouer avec le feu s'ils en avaient envie, de se frotter au danger en toute connaissance de cause ?

Le silence retomba. De toute évidence, il n'avait pas envie d'évoquer ce qui s'était passé entre eux. Peut-être même ne s'était-il rien passé d'important à ses yeux. C'était mieux ainsi. Cela simplifiait les choses. De toute façon, ce n'était ni le lieu ni le moment de jouer les amoureuses transies.

Elle se retint de rire tout en cherchant comment elle pourrait poursuivre la conversation.

— En fait, tu adores ça ! Tu aimes vivre dangereusement.

— C'est l'hôpital qui se moque de la charité ! Piloter des hélicoptères n'est pas de tout repos non plus…

— Nous sommes tous les deux drogués à l'adrénaline. Il n'y a rien de mal à cela, n'est-ce pas ?

— Rien du tout ! Il n'y a rien de mieux que de frôler la mort pour se sentir vivant, avoua Jet en souriant.

Becca soupira.

— Je ne suis pas certaine de me sentir vivante, en ce moment.

C'était la première fois depuis le crash de l'hélicoptère qu'elle se détendait. Son corps était perclus de douleurs qui recommençaient à se manifester les unes après les autres. Elle leva doucement un bras et écarta les doigts.

Jet prit alors sa main dans la sienne. Elle essaya de se dégager mais la douleur lui arracha un cri.

— La douleur a empiré ?

— Non.

— Serre mes doigts.

Becca s'exécuta. Il s'agissait d'un examen médical, elle n'avait rien à craindre. Mais elle tourna la tête et, croisant de nouveau le regard de Jet, elle sentit que le contact de leurs mains n'avait plus rien de professionnel. La profondeur de son regard était troublante. Elle révélait les tourments d'un homme face à ses choix. L'hésitation de quelqu'un qui se trouve au bord d'un précipice et qui, pour une fois, ne se sent pas en sécurité. Comme s'il pressentait qu'il allait tomber.

— Tout va bien, Jet. Nous sommes en sécurité, tant que nous sommes ensemble. Nous ne tomberons pas. Nous pouvons même... nous envoler...

Elle prit une profonde inspiration.

— Jet...

— Oh, mon Dieu ! s'écria soudain une voix de l'autre côté du feu de camp.

Becca se leva en même temps que Jet. Deux silhouettes émergeaient de l'obscurité, d'un autre endroit que celui par lequel ils étaient tous les deux arrivés.

— Mandy ! Steve ! Ce n'est pas possible !

Des gens accouraient maintenant de tous les côtés et, face à la joie des retrouvailles, Becca comprit que Mandy et Steve étaient deux des quatre membres de l'équipe partie en mission de nuit pour nourrir les kiwis. On avait perdu leur trace depuis la première éruption du volcan. Ils étaient là, couverts d'ecchymoses mais vivants, après avoir réussi la gageure de contourner l'île par la côte, comme ils s'empressèrent de le raconter.

Devant cette scène, Becca sentit les larmes lui piquer les yeux. Au même moment, elle réalisa que Jet lui tenait toujours la main. En avait-il seulement conscience ? se demanda-t-elle tandis qu'un homme, qu'elle n'avait pas encore vu, s'approchait d'eux.

— Jet ? Nous allons libérer Adam, dit-il.

Jet lâcha alors la main de Becca.

— Je vais chercher mon matériel. Avez-vous soulevé la poutre ?

— Non, pas encore.

— J'arrive.

L'homme opina. Il avait l'air épuisé. Mais lorsqu'il se retourna et aperçut l'attroupement bruyant autour des deux nouveaux rescapés, son visage s'illumina et il s'empressa d'aller les rejoindre.

Jet partit à son tour, dans la direction du bâtiment qui s'était effondré sur Adam. Becca n'eut pas la force de lui proposer son aide, qu'il n'avait d'ailleurs pas sollicitée.

Déjà, elle regrettait de ne pas avoir eu le temps de dire quoi que ce soit. Mais Jet était-il seulement prêt à l'écouter ? Il s'était levé précipitamment, pour relever ce qui serait sans doute le dernier défi majeur de cette mission de sauvetage. Il avait probablement éprouvé un certain soulagement à s'éloigner d'elle, avant qu'elle ne prononce les mots fatidiques.

Elle avait l'impression de marcher au bord d'une falaise et de ne pas savoir à quelle branche s'accrocher pour ne pas tomber.

Et si tout cela n'était qu'une illusion ? Peut-être se leurraient-ils en imaginant pouvoir retrouver la sécurité et les sentiments qu'ils partageaient une dizaine d'années plus tôt...

Peut-être leur chute avait-elle commencé dès qu'ils s'étaient touchés.

7

Becca s'apprêtait à lui dire quelque chose… mais quoi ?

Qu'elle lui pardonnait ?

Qu'il lui avait manqué ?

Elle l'avait regardé avec une telle intensité qu'il s'attendait presque à l'entendre dire « je t'aime ». Des mots qu'il avait attendus toute sa vie.

Mais ses espoirs étaient retombés d'un coup lorsque les miraculés étaient arrivés. En un éclair, la magie s'était dissipée. Elle n'avait duré qu'un instant et il se demandait, à présent, s'il n'avait pas rêvé.

Qu'aurait-il répondu, si elle lui fait l'un ou l'autre de ces trois aveux ? Il se serait probablement écoulé plusieurs interminables minutes de silence, comme lorsqu'ils avaient fait l'amour. Un silence religieux, signifiant que quelque chose d'important venait d'avoir lieu. Un silence gêné, aussi, comme le prélude à des mots qui n'étaient pas venus, que chacun avait gardés pour soi.

Et, comme toujours, il avait enchaîné sur ce qu'il avait à faire, non sur ce qu'il aurait dû faire.

Il retourna à l'endroit où l'immeuble s'était effondré et donna à Adam des analgésiques supplémentaires. Il s'assura que la perfusion délivrait régulièrement les fluides qui devaient faciliter la dilution des toxines qui seraient libérées au moment où l'on dégagerait sa jambe. Ensuite, il vérifia son cœur, sa respiration et sa pression sanguine.

Puis vint le moment le plus délicat.

Depuis l'accident, la circulation artérielle était régulée par le poids de la poutre qui écrasait son pied. Elle serait impossible à contrôler une fois qu'Adam serait sorti des décombres.

Jet batailla pendant un long moment en appuyant directement sur le membre déjà à moitié amputé, puis à l'aide d'un tourniquet, avant d'essayer de trouver l'artère pour la ligaturer.

Adam, qui perdait beaucoup de sang, s'évanouit.

Jet eut alors recours à une anesthésie par blocs nerveux périphériques pour compléter l'amputation. Le jeune homme avait de toute façon perdu son pied, mais il était encore en vie et Jet savait qu'il remporterait au moins cette victoire-là. Lorsque l'opération prit fin, le jour se levait.

Cela faisait plus de vingt-quatre heures que Jet n'avait pas dormi. Il fallait qu'il aille se reposer absolument, sans quoi il ne serait bientôt plus utile à personne. Erica était fatiguée, mais elle proposa de rester au chevet d'Adam qui, lui, dormait enfin paisiblement. L'état de l'ensemble des patients s'était stabilisé, à l'exception de celui de Jim, le plus âgé d'entre eux, qui demeurait préoccupant. Sa rate était probablement atteinte.

Jet passa la main dans ses cheveux poussiéreux. Son urgence à lui était de grappiller quelques heures de sommeil. Un nouveau jour commençait et on allait peut-être apercevoir le navire de la Marine sur la ligne d'horizon, avec, à son bord, du matériel et du personnel médical, ainsi qu'un bloc opératoire mobile, utile s'il fallait procéder à une splénectomie d'urgence sur Jim.

La personne qui lui apporta une couverture et un oreiller lui conseilla de se coucher près du feu pour ne pas avoir froid. C'est là que ses pas l'avaient de toute façon conduit, car c'est là que se trouvait Becca, la dernière fois qu'il l'avait vue. En partant s'occuper d'Adam, il avait cru déceler une ombre de déception dans son regard.

Il la retrouva à l'endroit exact où il l'avait laissée. Elle était à présent recroquevillée près du feu, endormie, un bras replié sous la tête. Son visage — une frange de cils sur sa joue pâle, sa bouche arborant presque un sourire — était détendu et juvénile.

Jet s'allongea près d'elle et ferma les yeux. Mais le sommeil ne vint pas. Il se hissa sur un coude et la contempla. Il n'avait qu'à tendre la main pour caresser son visage.

Becca battit des cils et ses paupières s'entrouvrirent. Elle tourna la tête et posa son visage sur la main de Jet en un geste tendre, peut-être pour exprimer ce qu'elle ne pouvait formuler par des mots ?

Jet se pencha vers elle et déposa un baiser délicat sur ses lèvres.

— Rendors-toi, chuchota-t-il. Tout ira bien, je te le promets.

Plusieurs secondes furent nécessaires à Becca pour se réveiller tout à fait. Ce dont elle prit conscience en premier lieu fut la dureté du sol sous son dos. Puis la douleur qui se manifestait dans tout son corps, et enfin, la soif.

Le soleil était déjà haut dans le ciel. Elle tendit le bras.

Il lui semblait que Jet s'était allongé à côté d'elle et l'avait embrassée, avant qu'elle ne sombre de nouveau dans le sommeil avec délice, rassérénée.

Mais Jet n'était plus là. Aurait-elle rêvé ?

Elle eut toutes les peines du monde à se relever pour s'asseoir. Elle n'avait jamais été aussi courbatue de sa vie. La lumière du jour blessait ses yeux rendus sensibles par la fatigue et l'accumulation des fumées dans l'air, la veille.

Elle parvint malgré tout à distinguer les formes et les couleurs autour d'elle. La mer était bleue et plus proche qu'elle ne l'imaginait. Au-dessus de sa tête, des mouettes effectuaient de grands cercles dans un ciel limpide. Il n'y avait pas de plage et les vagues venaient se briser directement sur les rochers sombres, mais on avait construit un ponton, au bout duquel était arrimé un hors-bord.

Becca étira son dos et remua les jambes. De l'autre côté, une forêt luxuriante recouvrait le flanc escarpé d'une montagne qui, lorsqu'elle leva les yeux, se révéla être le volcan, dont s'échappait un filet de fumée.

Il était calme, à présent, mais elle n'oublierait jamais le

vacarme assourdissant qu'il avait produit en projetant des gerbes de pierres et d'étincelles.

Elle n'oublierait jamais non plus ce qui s'était passé dans l'abri, dans lequel elle s'était réfugiée avec Jet. Malgré ses courbatures, son corps avait gardé la mémoire du plaisir intense qui l'avait submergée et dont le souvenir faisait encore, plusieurs heures plus tard, battre son cœur.

— Vous êtes réveillée ? Vous voulez un café ?

— Avec plaisir, dit Becca en clignant des yeux.

— Je m'appelle Mandy. Je n'étais pas là, hier, au moment où vous êtes arrivés. Nous étions en train de suivre les traces des kiwis lorsqu'une coulée de lave nous a surpris. Nous avons mis des heures à revenir par le rivage. Vous, vous êtes venus par l'intérieur, à ce qu'il paraît ?

— Mmm..., se contenta de répondre Becca, qui concentrait toute son énergie à essayer de se lever. Quelle heure est-il ?

— Ma montre a pris l'eau. La matinée semble bien avancée. Il doit être à peu près 11 heures.

— J'ai dormi quatre heures ! s'exclama Becca.

— Vous deviez en avoir besoin ! dit Mandy en souriant. Du sucre ? demanda-t-elle, en lui tendant une tasse de café.

— Avec plaisir.

Elle avait besoin d'une bonne dose d'énergie.

— Vous voulez une tartine ? Nous avons de la confiture et du beurre de cacahuètes.

Becca secoua la tête. Le café suffisait pour l'instant.

— Non, merci, il faut que je...

Il fallait qu'elle trouve Jet. Rien qu'en croisant son regard, elle saurait si elle avait rêvé ou s'il l'avait vraiment embrassée.

— Il faut que j'aille voir où en sont les blessés. Merci pour le café, en tout cas.

— Je viens avec vous, répondit Mandy. Attendez-moi une seconde, je vais chercher un café pour Jet. Il en a bien besoin. Noir, sans sucre, c'est cela ?

Becca acquiesça. De toute évidence, Mandy connaissait bien les habitudes de Jet et avait hâte de lui rendre service. Comment parvenait-il à s'entourer aussi vite d'autant de femmes tout en affichant cet air renfrogné et inaccessible, qu'il arborait en permanence ?

Comme si elle ne le savait pas, elle qui avait dépassé toutes les limites de son corps, pour le suivre sur les chemins les plus impraticables d'une île volcanique en plein séisme !

Elle était curieuse de savoir comment sa nuit de travail avec Erica s'était déroulée. Elle entra sous la tente, qui, depuis la veille, avait été transformée en hôpital miniature et aperçut Jet, accroupi auprès d'un jeune homme barbu dont la jambe bandée reposait sur une pile d'oreillers.

Erica entra derrière elle, une bouteille d'eau à la main, et lui sourit.

— J'espère que vous avez réussi à dormir.

Becca opina, un peu honteuse, tandis qu'Erica poursuivait.

— Vous en aviez besoin. En tout cas, votre homme est un vrai héros.

Votre homme.

En rêve, peut-être...

Dans la réalité, il ne l'avait été que l'espace d'un instant, une nuit, sous une pluie de cailloux.

Son regard revint se poser sur Jet, qui prenait la tension d'Adam et elle sentit les larmes lui monter aux yeux, tandis qu'un sourire se formait sur ses lèvres en même temps.

Elle aimait tout chez cet homme, y compris l'air peu commode qu'il affichait lorsqu'il se concentrait sur le cadran du tensiomètre. Avec elle, néanmoins, il avait ri. Combien d'autres femmes pouvaient-elles se targuer de cette distinction ?

— Il a fallu opérer Adam. Il perdait trop de sang.

— Ah ? se contenta-t-elle de répondre sans le quitter des yeux.

Adam avait l'air serein et sourit même en réponse à ce que venait de lui dire son médecin. Sa tension devait être à un niveau acceptable. Comment Jet avait-il réussi à transformer un patient à l'article de la mort en un convalescent souriant, dans des conditions aussi aléatoires et avec aussi peu de moyens ?

— Il l'a amputé, précisa Erica.

— Oh, non… C'est terrible !

Erica secoua la tête.

— Ç'aurait été plus terrible encore s'il ne l'avait pas fait. Adam ne serait plus là, à l'heure qu'il est. Il est conscient de la chance qu'il a eue de croiser Jet sur son chemin.

Visiblement le prestige de Jet avait atteint des sommets.

— Comment se portent les autres rescapés ?

Le sourire d'Erica s'évanouit.

— Jack a un mal de crâne, pire que toutes les gueules de bois qu'il a eues dans sa vie, d'après lui. Ce qui n'est pas peu dire ! Une commotion cérébrale, selon Jet, mais rien de dramatique. Il devra passer un scanner à l'hôpital.

Jet s'était déplacé jusqu'au chevet de Jack, justement, dont il auscultait les yeux à l'aide d'une petite torche.

— Combien de doigts ? demanda-t-il ensuite, la main levée face à lui.

— Un seul. C'était une question piège, n'est-ce pas, docteur ?

— Fixez-le le plus longtemps possible.

Jet déplaça son doigt de haut en bas, puis de gauche à droite, tout en observant la façon dont les yeux de Jack le suivaient.

Becca jeta un coup d'œil circulaire à l'hôpital de fortune et constata que toutes les personnes présentes, elle comprise, avaient les yeux rivés sur Jet.

Elle éprouva une grande fierté pour cet homme brillant et courageux, qui employait toute son énergie et ses compétences à sauver des vies. Elle l'aimait, comme elle n'avait jamais aimé personne. Pourquoi, dans ce cas, n'était-elle pas sereine et joyeuse ? Pourquoi se sentait-elle si troublée ?

Elle leva les yeux. Jet avait terminé l'examen de Jack et la regardait fixement.

Elle décela une lueur au fond de son regard, différente de celle qui l'avait embrasée sur les pentes du volcan, la veille, et qui, à présent, exprimait plutôt de la gêne et de la douleur.

Alors Becca comprit.

Il venait, une fois de plus, de sauver la vie d'un homme,

comme il avait dû le faire des centaines de fois dans sa carrière. Pourquoi n'avait-il pas été capable de sauver son meilleur ami ?

Elle quitta la tente. Elle n'avait rien à y faire, après tout, contrairement à tous les gens dont c'était le métier de soigner et de tenir compagnie aux blessés.

Dehors, on lui tendit un café et des tartines de miel et de beurre de cacahuètes, qu'elle accepta sans rechigner.

Mais un nœud serrait sa gorge et l'empêcha d'avaler sa bouchée. Au fond, elle n'avait toujours pas pardonné à Jet ce qui s'était passé plus de dix ans plus tôt.

Certes, elle avait fini par comprendre qu'il avait été aussi touché qu'elle par la disparition de Matt, et que les accusations qu'elle avait portées contre lui avaient été cruelles et en partie injustes. Cette prise de conscience avait atténué la haine qu'elle lui vouait mais n'avait pas suffi à dissiper le malaise qui la tenaillait encore aujourd'hui.

Il aurait pu et dû faire davantage pour Matt. Il aurait pu et dû éviter la tragédie, elle en demeurait persuadée. Elle avait vu, depuis qu'ils avaient atterri en catastrophe sur cette île, à quel point il était capable de soulever des montagnes, de se sortir de situations inextricables. Et de sauver la vie d'un homme se noyant dans son sang.

Se sentait-il lui-même coupable de n'avoir rien tenté de plus avec Matt ? Etait-ce cette culpabilité qu'elle avait lue au fond de ses yeux ?

Comment pouvait-elle envisager un avenir avec un homme à qui elle était incapable de pardonner ?

Elle l'aimait, et il lui semblait aussi que Jet ne l'aurait pas embrassée avec une telle douceur s'il n'avait pas partagé ses sentiments.

Mais le pardon impliquait la confiance. Or, elle n'était pas prête à accorder sa confiance et à se mettre en position de vulnérabilité, après avoir passé autant d'années douloureuses à panser ses plaies, jour après jour. Jamais elle ne retomberait dans ce gouffre.

Elle avait rêvé que Jet la prenne dans ses bras. Le rêve était devenu une réalité qui leur laisserait un souvenir magnifique à tous les deux. Pourquoi ne pas en rester là ?

Le navire de la Marine apparut en début d'après-midi et, lorsqu'il jeta l'ancre au large de l'île, le soleil était encore suffisamment haut dans le ciel pour que l'on procède à l'évacuation des blessés en toute sécurité.

En dépit de la bonne volonté des personnes présentes, le transfert des rescapés des rochers sur la jetée, puis de la jetée sur le zodiac, s'avéra délicat, en particulier pour les blessés reposant sur des civières, qu'il fallut ensuite hisser à bord du navire à l'aide d'un treuil.

Jet fit d'abord le voyage avec Adam, puis avec Jim, et enfin Jack, qu'il remit entre les mains du chirurgien du navire. La nuit tombait lorsque le dernier groupe de personnes, dont Becca faisait partie, monta à bord du zodiac. Steve était aux commandes, tandis que Jet stabilisait tant bien que mal l'embarcation afin que les passagers puissent embarquer.

Au moment où il tendit la main à Becca, le roulis fit tanguer le zodiac et elle perdit l'équilibre. Jet lâcha la corde pour la rattraper et protéger son bras blessé d'un choc éventuel.

Ils se redressèrent sous les applaudissements des autres passagers qui, entre le soulagement d'être enfin secourus et l'épuisement, se sentaient soudain euphoriques. Deux autres passagers embarquèrent ensuite et le canot prit la direction du navire, laissant définitivement derrière lui l'île de Tokolamu et son cœur rugissant.

Sur le navire, on assigna à tous les nouveaux arrivants des cabines, qu'ils investirent dans un joyeux désordre. Ils purent enfin prendre des douches et se changer.

Jet s'assura tout d'abord que ses patients étaient bien installés. L'état de Jim continuait à le préoccuper.

— Sa pression a chuté, l'informa le chirurgien du navire. Je dispose de plasma frais mais je doute que cela soit suffisant.

Nous le ferons transférer par hélicoptère dès que possible, c'est-à-dire demain matin au plus tôt.

— Vous pourriez l'opérer ici, si nécessaire ?

— Oui. Mais nous n'avons jamais opéré en mer pour autre chose qu'une appendicite.

— Une splénectomie n'est pas très différente.

— Vous en avez déjà pratiqué ?

— Quelques-unes.

— Bien, approuva le médecin. Tenez, prenez ce bip. Je vous tiendrai informé de l'évolution de son état. En attendant, voulez-vous que je jette un coup d'œil sur votre plaie au front ?

— Cela peut attendre. Je vais d'abord la nettoyer.

Jet alla prendre une douche et enfila le pantalon gris et le T-shirt blanc qu'on lui avait fournis. Il aperçut le ciel rose par le hublot et, après avoir accroché son bip à la taille de son pantalon, il quitta sa cabine et monta sur le pont. Il avait envie de jeter un dernier regard sur l'île et le volcan qui lui avaient procuré tant d'émotions fortes.

En posant la main sur le garde-corps, à la poupe, il se rendit compte qu'il n'était pas seul.

Becca était là, vêtue elle aussi d'un pantalon gris et d'un T-shirt blanc, dans lesquels elle flottait. Ses vêtements, le coucher de soleil teintant le ciel de rose, l'immensité de la mer avec, en toile de fond, l'île de Tokolamu, tout cela la faisait paraître toute petite.

Jet eut aussitôt envie de la prendre dans ses bras et de la protéger.

Mais de quoi ? Ils étaient en sécurité, à présent.

Le danger était derrière eux et chaque mile parcouru les éloignait des mésaventures incroyables qu'ils avaient affrontées ensemble sur l'île. D'où provenait, dans ce cas, le sentiment de devoir la protéger malgré tout ?

Elle allait rentrer chez elle, reprendre le cours de sa vie, conduire d'autres hélicoptères, qui transporteraient d'autres médecins sur d'autres îles.

Sans lui.

Il s'approcha d'elle et ils demeurèrent un moment silencieux, côte à côte, contemplant la silhouette de l'île que la nuit engloutissait peu à peu.

De toute façon, il n'avait jamais envisagé de s'engager dans une relation à long terme. Les histoires qu'il avait eues avec les femmes finissaient toujours par tourner court.

Il ne se voyait pas inviter Becca à partager sa vie pour la quitter quelque temps plus tard. S'il franchissait le pas avec elle, ce serait pour la vie. Et son existence à lui en serait totalement bouleversée.

Mais serait-il capable de lui donner ce qu'elle attendait de lui ?

C'était fort improbable, étant donné qu'il n'y était jamais parvenu avec aucune des femmes qui étaient entrées dans sa vie. Il avait fini par se faire une raison et par accepter d'être un loup solitaire, que rien ne pourrait faire renoncer à sa précieuse liberté.

Jamais il ne pourrait risquer de lui faire du mal. Elle lui en avait déjà tellement voulu ! Il ignorait dans quel état d'esprit elle se trouvait, à présent, mais il doutait que ces quelques heures, si mouvementées qu'elles aient été, aient pu modifier en profondeur un sentiment ancré en elle depuis plus de dix ans.

Comment les choses pourraient-elles changer s'ils continuaient à éviter toute discussion ?

Sans s'en rendre compte, il s'était rapproché de Becca. Il sentit la chaleur de sa main contre la sienne et leva les yeux. Elle le regardait.

La nuit était tombée et la brise tropicale faisait voleter quelques mèches de ses cheveux. Ses yeux brillaient d'une émotion indéfinissable. Le soulagement, peut-être, de s'éloigner de l'île, après le traumatisme qu'ils y avaient vécu ?

Sa bouche s'entrouvrit et elle humecta ses lèvres du bout de sa langue. Peut-être s'apprêtait-elle à prendre la parole, mais Jet ne lui en laissa pas le temps. Il ne voulait pas la laisser dire quoi que ce soit qui puisse rompre le charme de cet instant magique.

Il se pencha vers elle et déposa un baiser sur ses lèvres. Il voulait qu'elle comprenne que ce qu'il ressentait à son égard était plus profond qu'une attirance purement sexuelle. Mais le contact avec Becca, si ténu fût-il, déchaîna une vague de chaleur dans tout son corps. Il prit son visage dans ses mains, qu'il fit ensuite descendre le long de son cou, sur ses épaules, ses bras... Il les glissa ensuite sous son T-shirt et sentit la peau douce de son ventre. Becca émit un petit gémissement lorsque sa main remonta jusque sur son sein et elle se pressa contre lui.

Jet distingua alors le son régulier du biper accroché à sa ceinture. On avait besoin de lui. Probablement pour s'occuper de Jim.

Se détacher de Becca fut la chose la plus difficile qu'il eut à effectuer de sa vie.

— Je dois y aller, dit-il d'une voix rauque.

Becca opina et recula d'un pas. Puis elle se retourna et prit de nouveau appui sur le garde-corps. Il l'entendit pousser un long soupir.

C'est alors qu'il comprit.

Becca avait effectivement besoin d'être protégée.

De lui.

8

Becca retint son souffle, tandis que l'hélicoptère réalisait un atterrissage parfait sur la zone prévue à cet effet, à la poupe du navire.

— Joli, commenta-t-elle à mi-voix.

Plusieurs personnes étaient rassemblées autour de la civière censée repartir en hélicoptère avec, à son bord, le blessé. Le vacarme des rotors couvrit ses paroles mais Jet leva les yeux vers elle.

Il était probablement le seul capable d'apprécier les compétences d'un pilote atterrissant avec autant de brio sur une cible mouvante.

Une fois l'hélicoptère posé, elle soupira. Elle n'avait plus rien à faire sur le pont. On allait hisser la civière à bord de l'appareil, qui repartirait comme il était venu, chargé, cette fois, d'un homme blessé.

Jet était toujours auprès de son patient, avec qui il avait passé la majeure partie de la nuit, d'après ce qu'elle avait entendu dire dans les coursives du navire.

Il avait fallu l'opérer d'urgence. Comme la plupart des autres rescapés de l'île, Becca était restée debout jusqu'à la fin de l'opération. Puis elle était retournée dans la cabine qu'elle partageait avec Mandy et s'était littéralement écroulée.

L'opération avait évidemment été un succès. Maintenant qu'il avait sauvé une autre vie, Jet allait embarquer à bord de l'hélicoptère et accompagner son patient jusqu'à l'hôpital le plus proche.

Voilà. C'est ainsi qu'il sortirait de sa vie pour la deuxième fois.

Avait-elle vraiment envie de regarder l'hélicoptère décoller ?

Elle déglutit. C'était une bonne chose qu'il parte. Depuis le moment où elle avait reconnu Jet, deux jours plus tôt, sa vie s'était retrouvée sens dessus dessous. Autant elle était habituée à affronter le danger, autant les montagnes russes émotionnelles la déstabilisaient. Elle n'avait pas été préparée à sortir indemne des turbulences que provoquait chez elle la présence de Jet. S'il disparaissait, elle pourrait reprendre le cours normal de son existence.

Elle était vraiment exténuée. D'ailleurs, en dépit d'une bonne nuit de sommeil, elle n'avait même pas la force de mettre un pied devant l'autre et de quitter le pont du navire. Aussi regarda-t-elle les hommes hisser la civière et Jet s'adresser à l'équipe médicale à bord. Mais au lieu de monter à bord, il recula d'un pas, tandis qu'on verrouillait toutes les issues de l'appareil. Le pilote mit les rotors en route et leva son pouce. Puis l'appareil s'éleva en douceur, fit du sur-place pendant quelques secondes avant de s'éloigner et de bientôt disparaître tout à fait dans le ciel.

Etonnée, Becca demeura immobile après le départ de l'appareil et regarda la foule, venue saluer Jim, se disperser. Tous quittèrent le pont, à l'exception de Jet, qui s'approcha d'elle. Elle chercha laborieusement quelque chose à dire mais les mots tardaient à venir.

— Tu n'es pas parti ? demanda-t-elle enfin.

— Son état était stable et je sais qu'il est entre de bonnes mains. De toute façon, ils vont revenir chercher les autres.

— Alors tu partiras avec eux ?

Jet haussa les épaules.

— Je préférerais prolonger un peu ma croisière…

Elle ne parvint pas à déchiffrer l'expression de son visage. Il la regardait fixement. Attendait-il une réaction, une réponse de sa part ? Sa décision de rester ou non sur le navire dépendait-elle d'elle ?

Elle détourna le regard et le posa sur le bleu apaisant de la mer. Ses jambes chancelaient, non pas à cause du roulis, mais de l'éventualité que Jet passe une autre nuit sur le navire. Elle s'était préparée à l'idée de ne plus le voir et de reprendre le cours de son existence, mais les règles du jeu venaient soudain de changer.

Avait-il perçu le trouble qui l'agitait ? S'il décidait de rester cette nuit à cause d'elle, c'est qu'il reconnaissait l'existence d'un lien particulier entre eux. Mais, une fois encore, il semblait tourner la chose en dérision.

Qu'allait-elle pouvoir répondre à cela ? Il était clair que l'heure n'était pas aux discussions sérieuses et que sa plaisanterie sur la *croisière* appelait une réponse sur le même ton. Mais elle n'était pas sûre d'être d'humeur facétieuse. S'il s'agissait d'un jeu, les enjeux lui paraissaient trop importants. Qu'elle perde ou qu'elle gagne, elle devrait en assumer les conséquences pour le restant de ses jours.

Ce qui lui paraissait aussi effrayant que le volcan de Tokolamu.

Jet fixait attentivement Becca. De toute évidence, elle ne s'était pas attendue à ce qu'il reste à bord du navire.

Mais comment aurait-il pu partir et la laisser derrière lui, accrochée au garde-corps, le visage décomposé et le regard absent ?

Aussi difficile que cela semblait être, il fallait tout de même qu'ils se parlent avant de se quitter, sans quoi le fantôme de Matt continuerait à hanter leurs jours et leurs nuits.

Certes, il n'entendait pas faire de promesses qu'il ne pourrait pas tenir, mais il voulait lui faire comprendre qu'il ne l'oublierait jamais, qu'il serait toujours là pour elle et qu'il remuerait ciel et terre pour lui venir en aide.

La perspective de se quitter en bons termes lui avait semblé tout à fait envisageable, le matin même, lorsqu'il se trouvait assis dans l'infirmerie du navire, au milieu des moniteurs bipant tranquillement et des patients endormis.

Maintenant qu'il se trouvait près d'elle, sur le pont, il avait l'impression d'avoir divagué. N'était-il pas plutôt en train de chercher un prétexte pour prolonger son séjour sur le bateau, parce que l'idée de ne plus jamais revoir Becca lui avait soudain paru insupportable ?

— Juste une nuit, dit-il en s'efforçant d'avoir l'air détendu. Le capitaine m'a invité à dîner à sa table. Il aurait été impoli de refuser...

— Quelle chance !

— L'invitation vaut pour deux personnes, bien entendu...

— Oh...

Si seulement elle cessait de regarder la mer et se retournait, il pourrait au moins savoir ce qu'elle pensait ! Elle avait replié ses bras autour d'elle comme si elle avait besoin de réconfort.

Il fut tenté de s'approcher d'elle mais se retint. Becca avait changé, elle n'était plus la toute jeune fille qu'il avait connue. Elle n'attendait peut-être plus rien de lui. Peut-être même aurait-elle préféré qu'il reparte au plus vite avec l'hélicoptère.

— Tu pensais à quelqu'un en particulier ? demanda-t-elle.

— Oui, toi.

Elle tourna la tête et il décela une lueur inquiète dans son regard. Alors, mû par une impulsion subite, il s'approcha d'elle et la prit dans ses bras. Son corps était raide mais elle ne le repoussa pas. Il ferma les yeux et ils restèrent enlacés un moment.

— Je n'ai pas envie de partir maintenant, Becca. Il faut que nous parlions et nous n'aurons peut-être pas d'autres occasions de le faire.

Il sentit qu'elle se détendait, toujours serrée contre lui. Puis, d'un imperceptible hochement de tête contre son torse, elle sembla approuver ce qu'il venait de dire.

— Alors, tu veux bien m'accompagner ?

— Pour le dîner ?

— Oui, et après le dîner, afin que nous puissions parler tranquillement.

— En fait, je partage ma cabine avec Mandy.

— Moi, je suis seul, dit-il en relâchant son étreinte. Je crois qu'on m'a donné une suite réservée aux officiers. La cabine est grande. Il y a même des fauteuils.

— Alors, à ce soir. En revanche, je risque de ne pas être très habillée…

— Tu es parfaite telle que tu es, murmura-t-il.

Mais Becca était déjà loin. Elle ne l'entendit pas.

Cette journée en pleine mer aurait dû être une belle journée de détente pour Becca. Elle n'avait rien d'autre à faire que se reposer et se nourrir. On avait mis à la disposition des passagers de la lecture, des DVD et la télévision par satellite, mais elle ne parvenait pas à se concentrer sur quoi que ce soit.

Jet était allé aider le chirurgien du navire à établir des bilans de santé pour tous les rescapés de l'île dont l'état nécessitait une prise en charge rapide à l'hôpital. Mais elle avait l'impression qu'il était toujours là à ses côtés, sa main dans la sienne, uni à elle par un lien très fort.

Lorsque l'heure du dîner arriva, elle fut quelque peu gênée de prendre place à la table des officiers, accoutrée comme elle l'était. Mais on ne tint pas compte de ses excuses. Les hommes attendirent qu'elle soit assise pour s'installer à leur tour.

— Les vêtements élégants sont un déguisement dont certaines personnes se passent parfaitement bien, dit galamment l'un des officiers.

— Tous nos hôtes sont habillés de la même façon, ajouta un autre. Cela nous évite de les confondre avec le personnel et de les mettre d'emblée au travail !

Elle opina en souriant et chercha du regard Jet qui était assis en face d'elle, dans le même accoutrement. Ils formaient vraiment la paire !

Elle l'imagina assis à la même table en smoking. Elle ne doutait pas qu'il porte magnifiquement le smoking, mais le fait qu'il soit en jogging ne changeait en rien sa façon d'occuper l'espace. Il restait lui-même, y compris lorsque son regard lui disait à quel point ils formaient un couple, avec ou sans vêtements de soirée.

Ils étaient un peu comme les deux revers d'une même médaille, faite d'une alliance de désir et de chagrin. Et cette soirée était peut-être la dernière qu'ils passeraient ensemble.

Sur le point d'éclater en sanglots, elle détourna le regard et s'efforça de penser à autre chose.

Le dîner était raffiné, tout comme les vins qui l'accompagnaient, mais elle n'avait pas faim. Elle picora du bout des lèvres et participa poliment aux conversations. Tout son être était tendu par l'impatience de se retrouver seule avec Jet.

Lorsqu'elle sortit enfin de table, elle ne se souvenait d'aucun des sujets qui avaient été abordés à table. Seules deux informations l'avaient marquée au cours du dîner : d'une part, le navire allait aborder au milieu de la nuit et les passagers seraient libres de débarquer dès leur réveil. Des moyens de transports seraient alors mis à leur disposition pour les conduire à l'endroit de leur choix. D'autre part, Jet devait retourner à sa base militaire. Il allait être déployé sous quarante-huit heures pour une nouvelle mission, dont la destination la plus probable était l'Afghanistan.

Et, apparemment, cette perspective le réjouissait.

Ils allaient donc passer quelques heures dans sa cabine à parler de choses dont elle n'avait jamais parlé à personne, avant de se séparer définitivement et de retourner vaquer à leurs occupations respectives.

Jet pourrait évidemment ne pas survivre à cette mission des plus dangereuses. Mais, même en envisageant qu'il survive à ses dix prochaines missions, quel temps aurait-il à consacrer à une relation avec une femme ?

Comment était-il possible de lui dire adieu ?

Comment était-il possible de ne pas le quitter ?

En entrant dans la cabine de Jet, qui était d'un grand luxe selon les critères de la Marine, Becca se sentit curieusement intimidée. Le lit était un peu plus large qu'un lit une place ordinaire et deux fauteuils encadraient une petite table, disposée près d'une porte séparant probablement la chambre d'une salle de bains. Le laiton du hublot réfléchissait la lumière tamisée d'une lampe de chevet.

Cela dit, les meubles n'étaient séparés les uns des autres que de quelques dizaines de centimètres. Se retrouver seule avec Jet dans cet espace exigu lui parut soudain incongru. Ses jambes refusèrent de la porter jusqu'au fauteuil. Avait-elle vraiment envie d'être là ?

Elle leva la tête. Jet la regardait d'un air interrogatif et inquiet. Il avait la même lueur dans le regard que deux jours plus tôt, lorsqu'ils se trouvaient dans le campement de fortune. Une vulnérabilité qui ressemblait fort à celle qu'elle-même essayait à tout prix de dissimuler. En fait, c'était comme s'il reflétait la partie perdue et solitaire d'elle-même.

Oui, elle avait envie d'être là, comment avait-elle pu en douter ?

Elle avait envie de rassurer Jet, de lui dire qu'il ne risquait rien, avec elle à ses côtés, qu'il pouvait se laisser aller à aimer sans crainte de souffrir encore.

Jet demeurait silencieux. La pièce se chargea d'une tension palpable. Sans qu'elle sache comment, ses pas la guidèrent lentement jusqu'à lui, et elle vit qu'il éprouvait des difficultés à déglutir.

— Tu... Tu veux que nous parlions ? demanda-t-il d'une voix rauque.

— Je veux...

Je te veux, toi ! hurla son corps. A moins que ce ne fût son cœur. Toujours est-il que ses yeux devaient être suffisamment éloquents car le regard de Jet, rivé au sien, exprimait une tension incoercible, comme s'il se retenait, lui aussi, de l'approcher et de la toucher.

Mais pour quelle raison ?

Il s'agissait d'une soirée, à l'issue de laquelle ils se quitteraient pour toujours. C'était comme s'ils allaient mourir d'une seconde à l'autre sous les jets de pierre d'un volcan en éruption, à la différence près qu'ils étaient en sécurité, au chaud, dans une chambre...

Becca entendait les battements de son cœur cogner dans sa

poitrine. Ils avaient toute la nuit devant eux. Ils trouveraient le temps de parler. Mais comment échanger des mots maintenant alors que tout son corps criait son désir de caresser et d'être caressée ?

Que Jet ait perçu ce qu'elle ressentait ou qu'elle ait effectivement émis un son sans s'en rendre compte, il répondit à son appel et plaqua avec fougue sa bouche contre la sienne.

Qu'était-il en train de faire ?

Il avait invité Becca dans sa cabine pour qu'ils aient enfin une conversation entre adultes. Il voulait lui dire qu'il serait toujours là pour elle mais qu'il ne pourrait pas lui donner ce qu'elle attendait d'un compagnon ou d'un mari.

Mais elle l'avait regardé comme si elle ne désirait rien de plus au monde que lui.

Et ils étaient maintenant étroitement enlacés. Il pourrait évidemment lui offrir son corps, pour cette nuit, du moins. De toute façon, il était incapable, pour le moment, d'avoir une pensée cohérente. Comment pourrait-il, a fortiori, aligner deux phrases qui se tiennent ?

Que lui arrivait-il ? Cette fois, il ne pouvait pas imputer son état à la terreur et au danger qui les avaient jetés dans les bras l'un de l'autre, sur la montagne. Ni au genre de pulsion qui l'avait parfois poussé à partager des moments torrides avec les femmes qu'il avait connues.

Non, ce qui le poussait irrépressiblement vers Becca était d'un autre ordre. Etait-ce le fait de l'immense tendresse, qu'il éprouvait pour elle depuis toujours et qui lui donnait envie de la prendre et de la serrer dans ses bras dès qu'il la voyait ?

Il avait également le sentiment diffus que cette relation comportait quelque chose d'illicite et de condamnable.

Pourtant, il n'était pas capable de condamner cette relation, pas plus que Becca, à en juger par sa réceptivité à ses regards, à ses caresses. Par la façon dont elle s'offrait à lui et dont elle cria soudain son nom.

Il éprouva la sensation de perdre totalement le contrôle de son corps et de son esprit, lorsque, à l'unisson, ils atteignirent le point de non-retour. Le point où il sut que c'était elle.

Enfin.

Les larmes jaillirent de nulle part.

Becca les sentit glisser doucement le long de ses joues tandis qu'elle se pelotonnait dans les bras de Jet en revenant peu à peu à la réalité.

Les choses étaient un peu différentes de ce qui s'était passé sur la montagne. Elle n'avait jamais douté que faire l'amour avec Jet serait une expérience extraordinaire. Mais là, dans cette cabine, la tendresse et l'attention avec lesquelles il l'avait caressée et enlacée lui avaient fait comprendre à quel point elle comptait pour lui. Dans ses bras, elle s'était sentie aimée, et c'est probablement ce qui faisait couler ses larmes, à présent.

En fait, depuis la mort de son frère, elle n'avait plus aimé ni été aimée. Pourtant, ses sentiments étaient en train de prendre une nouvelle dimension, une dimension dont elle s'était coupée mais qui n'aurait, en fin de compte, jamais dû déserter sa vie.

— Tu pleures ? demanda doucement Jet en passant son pouce sur sa joue humide.

— Non, répondit-elle en repoussant sa main pour essuyer elle-même son visage. Je ne pleure jamais.

Un silence éloquent s'ensuivit. Jet devait être, lui aussi, en train de se remémorer un épisode qui la contredisait. Elle avait pleuré, et comment, lorsqu'elle avait appris qu'on allait mettre un terme aux soins palliatifs de Matt. Rien ne semblait pouvoir tarir le flot de larmes qu'elle avait versées sans discontinuer.

Puis son désespoir avait peu à peu pris la forme d'une colère incurable, qu'elle avait impitoyablement retournée contre Jet.

C'est à ce moment-là qu'elle avait cessé de croire en l'amour et qu'elle s'était juré de ne plus aimer autrement qu'en saisissant les occasions fugitives de passer un bon moment lorsqu'elles se présentaient.

C'est d'ailleurs ce qui venait de se produire. Pourquoi gâcher ce moment en ressassant le passé ?

Elle se hissa sur un coude, regarda Jet dans les yeux et l'embrassa.

— Je suis heureuse, tu sais. C'était...

Comment décrire ce qu'elle venait de vivre et qu'elle ne revivrait probablement jamais ?

Rien que d'y penser, ses yeux s'embuaient de nouveau.

— Je ne te le fais pas dire, répondit Jet en la serrant dans ses bras.

Becca sentit ses lèvres s'étirer en un sourire. Un sourire un peu hésitant, empreint de tristesse.

— Qui l'eût cru ?

— Pas moi, répondit Jet.

Puis il soupira.

— Enfin, ce n'est pas tout à fait exact. J'ai déjà pensé un jour que ce serait possible.

— Quand ?

— Au cours de cette fête, tu te souviens ? Quand je t'avais embrassée dans la cuisine.

— Je me souviens très bien, mais c'est *moi* qui t'avais embrassé.

— Ah ? demanda Jet en souriant. Tu vois, c'était tellement bon que j'ai voulu m'en attribuer l'initiative !

Becca pouffa.

— Tellement bon, en effet, que tu n'as rien trouvé de mieux à faire que de m'ignorer tout le reste de la soirée !

— Je n'avais pas le choix. Ton frère me lançait des regards incendiaires. Il m'avait clairement mis en garde : j'étais exactement le genre de type qui ne devait pas s'approcher de sa sœur.

— Oh...

Jet aurait-il passé tout ce temps à lui cacher qu'il était attiré par elle ? Si seulement elle l'avait su plus tôt ! Le souvenir revêtait soudain une dimension et une signification nouvelles.

— Il avait raison : je ne suis pas un bon parti. Je ne reste jamais longtemps au même endroit. Ni avec la même personne. Je crois que je suis un solitaire.

Becca demeura silencieuse un moment, dans la chaleur du

corps de Jet. Elle sentait sa poitrine se soulever et s'abaisser au gré des respirations et leurs cœurs cogner doucement l'un contre l'autre.

Il était vraiment différent de tous les hommes qu'elle avait croisés sur sa route. Il était à la fois gitan, pirate, héros, rebelle. Mais solitaire ?

Non. Rien ne comptait plus pour lui, à l'époque, que son groupe d'amis. Jet était un être tout à fait capable d'aimer. Le problème était peut-être qu'il n'avait pas envie d'être aimé en retour.

— C'est difficile de faire suffisamment confiance à quelqu'un pour l'aimer, murmura-t-elle comme pour elle-même. Et encore plus difficile de se laisser aimer.

Elle sentit le corps de Jet se contracter imperceptiblement, comme s'il s'éloignait d'elle.

— C'est parfois pour cela qu'on est seul, ajouta-t-elle.

Cette fois, il se détacha d'elle et roula de l'autre côté du lit. Une fois assis, il se pencha pour ramasser son pantalon.

— Tu veux boire quelque chose ? Il y a un mini-bar.

— Non, merci, dit Becca en se redressant contre la tête de lit.

Elle tira les draps et regarda Jet ouvrir une canette de bière. Il finit par poser ses yeux sur elle.

— Je ne suis pas solitaire, dit-il calmement. J'ai simplement la vie que j'ai envie d'avoir. Et je suis entouré. J'ai de très bons amis.

— Max et Rick ? demanda Becca, pour qu'il continue de parler.

— Oui.

— Eux aussi, ils mènent ce genre de vie ? Jamais longtemps au même endroit, jamais longtemps avec la même personne ?

— Plus maintenant.

Jet but une longue gorgée de bière.

— Ils sont toujours médecins ?

— Oui.

— Spécialistes ?

— Oui. Nous avons tous su assez tôt dans quelle branche nous voulions nous orienter. Max est urgentiste, comme moi. Et Rick est devenu neurochirurgien.

Elle cligna des yeux. Ils avaient tous choisi une spécialité qui avait un rapport avec la maladie de Matt. Etait-ce une coïncidence ?

— Ils sont tous deux pères de famille, maintenant.

— C'est vrai ? s'exclama-t-elle.

Une bouffée d'espoir l'envahit. Si ses amis avaient changé, Jet changerait peut-être un jour lui aussi.

— Oui, confirma Jet, apparemment plus détendu depuis que la conversation ne tournait plus autour de lui.

Il s'assit dans l'un des fauteuils et fixa la canette de bière qu'il tenait dans sa main.

— Rick est avec Sarah. Ils ont un petit garçon, Josh, atteint de leucémie. Rick lui a fait don de sa moelle osseuse. Je l'ai eu tout à l'heure au téléphone. Il y a eu une crise, mais il semble que Josh aille mieux maintenant.

— Ils doivent être soulagés !

— Plus que soulagés ! J'ai l'impression que les choses sont vraiment sérieuses entre eux. C'est peut-être moi qui vais être témoin, cette fois.

— Cette fois ?

— Rick était le témoin de Max à son mariage.

— Avec qui s'est-il marié ?

— Avec Ellie. C'est une fille aussi courageuse que toi. Elle a accouché sur le seuil de sa porte.

Becca écarquilla les yeux.

— Nous étions allés faire un tour à moto et, à notre retour, elle était là, frappant à sa porte. Rick et moi étions de garde ce jour-là. J'étais au service des urgences quand j'ai vu arriver Max avec Ellie, en plein travail, dans une mare de sang.

— Max était le père ?

— Il l'est, maintenant. Tu aurais dû le voir quand le bébé est né. Il était prématuré et avait besoin de soins kangourou. Max s'est installé dans le service de néonatologie pour garder cette minuscule crevette contre lui. J'ai l'impression qu'il est tombé amoureux de ce petit Mattie avant même de se rendre compte qu'Ellie existait.

Becca déglutit.

— Comment s'appelle le bébé ? demanda-t-elle, le souffle coupé.

Jet détourna les yeux.

— Mattie. Le diminutif de Matilda.

Ou de Matthew.

— Comment a-t-il osé ? s'écria-t-elle soudain en bondissant hors du lit. Il n'avait pas le droit ! dit-elle en ramassant rageusement ses vêtements.

Il fallait qu'elle sorte de cette chambre. Elle se rendait compte que sa réaction était épidermique, irrationnelle, mais c'était plus fort qu'elle.

Max avait eu l'occasion d'appeler son enfant Mattie ! En réalité, ce qui la blessait n'était-il pas que l'occasion ne s'était encore jamais présentée à elle ? Et qu'elle ne se présenterait peut-être jamais ?

— Becca, nous n'avons pas à nous en vouloir pour la mort de Matt.

Jet s'était levé et la regardait se débattre avec ses vêtements.

— Nous avons fait tout ce que nous pouvions faire. *Tout*. Si j'avais pu prendre sa place, je n'aurais pas hésité.

Il marqua une pause.

— Mais c'est une chose que tu ne veux pas entendre, n'est-ce pas ?

Becca perçut l'amertume avec laquelle il avait prononcé cette dernière phrase, mais les mots glissèrent sur elle comme s'ils étaient dénués de sens. Elle était sous le choc. Quelle injustice ! Max possédait quelque chose de Matt qu'elle n'aurait jamais.

Trop de pensées se bousculaient dans sa tête, trop de sentiments contradictoires la submergeaient. Elle ne savait plus faire la part des choses. La jalousie se mêlait à la colère.

Elle leva les yeux vers Jet, toujours immobile face à elle, mais ne sut que lui dire. Comment pouvait-elle expliquer ce qu'elle ressentait à un homme qui serait toujours prêt à défendre ses amis, quoi qu'il arrive ?

Elle n'avait jamais fait partie d'une bande. Et il était désormais trop tard pour ça. Tous ses amis avaient poursuivi leur vie sans elle, en emportant une partie de Matt avec eux.

Elle sentit les larmes lui monter aux yeux. Il fallait éviter à tout prix de pleurer devant Jet et de lui donner une image pathétique d'elle-même. De toute façon, sa rage était telle que tout ce qu'elle dirait ne ferait qu'empirer la situation.

Alors elle se retourna et quitta la cabine.

9

Rien n'était comme avant.

Jet soupira. Même sa moto préférée refusait de démarrer. Certes, elle avait passé des semaines sous une bâche, dans l'entrepôt qu'il partageait avec Rick. Toujours est-il qu'il n'avait pas besoin d'une contrariété supplémentaire ce jour-là.

Il actionna de nouveau la pédale de démarrage et l'engin se mit à toussoter puis à rugir. Jet fit un sourire, mi-satisfait, mi-désabusé.

Quelque chose ne tournait pas rond.

Il s'apprêtait à faire le plus grand voyage qu'il ait jamais fait, depuis la pointe sud de l'île du sud de Nouvelle-Zélande jusqu'au nord de l'île du Nord.

Mais il partait... seul.

La chose aurait été inimaginable un an plus tôt. Il n'aurait eu aucune difficulté à convaincre Rick et Max de l'accompagner dans son périple. Ensemble, ils auraient traversé les îles, pris le ferry, dormi à Wellington, visité Auckland. Et, depuis le phare du Cap Reinga, il leur aurait même indiqué la direction de l'île de Tokolamu.

— Vous avez manqué quelque chose ! leur aurait-il dit en riant.

Et ils n'auraient absolument pas regretté d'être passés à côté de cette folle aventure.

Mais la situation avait changé.

Il n'aurait même pas dû rentrer à Dunedin.

Il avait quitté le navire suffisamment tôt, le matin, pour ne pas croiser Becca. Mais, en arrivant à la base militaire où il était attendu et où il devait se voir confier une nouvelle mission, il s'était rendu compte que l'on n'avait rien à lui proposer.

Rien, du moins, qui éveille son intérêt et lui donne envie de se jeter à corps perdu dans son travail. On lui proposait une carrière de formateur pour les médecins militaires d'élite. Un emploi à plein temps qui mettrait un terme à ses déploiements sur le terrain.

L'armée avait besoin de ses services mais une personne en haut lieu avait décidé des modalités de son activité, qui ne correspondaient pas tout à fait à son engagement initial.

Il avait une semaine pour donner sa réponse.

Alors il était revenu non loin de chez lui, et consulté quelques annonces. Mais, là non plus, il n'avait rien trouvé d'engageant. On cherchait un urgentiste à l'hôpital, mais comment aurait-il pu concilier ce travail avec ses missions, qui impliquaient qu'il parte au pied levé aux quatre coins de la planète ?

Quoi qu'il en soit, il lui restait une dizaine de jours pour déposer sa candidature à l'hôpital, si jamais il changeait d'avis.

Il se demanda si l'administration de l'hôpital n'était pas entrée en contact avec une personne influente dans l'armée. Quelqu'un avait-il décidé qu'il était temps que Jet Munroe se range ?

Il attacha son casque et enfila ses gants, puis roula jusqu'à la route.

Qui d'autre que lui pouvait décider de la carrière qu'il voulait mener ?

La route était dégagée. Jet appuya sur l'accélérateur et quitta Dunedin dans la lumière de l'aube.

Rien n'était comme avant.

Becca avait retrouvé son appartement, son travail, son uniforme. Elle mangeait les mêmes aliments et fréquentait les mêmes personnes qu'auparavant.

Mais plus rien n'avait le même goût. Tout semblait fade et sans intérêt.

— Tu es bien calme, Bec, constata Richard, son supérieur. Tu es sûre que tu es en état de reprendre le travail ?

— Je tourne en rond, chez moi.

On lui avait accordé quelques jours de congé à son retour de Tokolamu. Mais elle les avait employés à ressasser ce qu'elle avait vécu sur l'île, notamment ce qu'elle avait vécu avec Jet.

— Je comprends, dit Richard sans grande conviction. Mais un crash n'est pas une expérience anodine. Cela justifierait même que tu ailles voir un psychologue.

— Je n'ai pas besoin d'un psychologue. Vous n'imaginez tout de même pas que je vais rester chez moi, alors qu'on vient juste de livrer un nouvel hélicoptère, flambant neuf ! dit-elle sur un ton qu'elle voulait enjoué. On dit bien que ce qui ne vous tue pas vous rend plus fort, non ?

— Certes, mais le stress post-traumatique existe. Et il faut le prendre en considération.

— Je sais, dit Becca sur un ton plus sérieux. Ne vous méprenez pas : j'ai conscience d'avoir vécu quelque chose de terriblement éprouvant. Mais je m'en suis sortie. Je vais bien, maintenant.

Elle leva le bras gauche et remua la main.

— Ce n'était qu'une entorse et peut-être une légère commotion cérébrale. Mais tout est rentré dans l'ordre.

Richard leva un sourcil.

— Je ne parlais pas des séquelles physiques.

— Je suis solide. J'ai vécu des choses plus dures.

Richard la regarda d'un air pensif, puis retourna à son bureau en soupirant.

Une fois seule, Becca dégagea les cheveux qui lui tombaient sur le front. Elle avait besoin d'aller chez le coiffeur. Mais ce dont elle avait encore plus besoin, c'était d'un peu d'action pour la sortir de la léthargie dans laquelle elle se trouvait.

Elle était arrivée à la base à 6 heures du matin et n'avait pour l'instant reçu aucun appel. Pas même un simple transfert d'un hôpital de campagne vers une structure en ville. Elle s'était contentée d'admirer le nouvel hélicoptère, de monter à bord, de mettre les rotors en route et de décoller à peine du sol, juste pour le plaisir. Puis elle était restée avec l'équipe médicale qui avait vérifié, dans les moindres détails, tout le matériel, tout en faisant des blagues plus ou moins douteuses sur toutes les épreuves auxquelles elle avait dû se soumettre, pour obtenir tous ces nouveaux jouets.

En désespoir de cause, elle était retournée dans son bureau pour y trouver de quoi s'occuper et avoir l'impression d'être de nouveau... normale.

Elle eut envie de se dégourdir les jambes et se leva du fauteuil dans lequel elle s'était effondrée en entrant dans le bureau. Sa dernière mission avait été rocambolesque et périlleuse, mais personne n'y avait laissé la vie, heureusement. Pourquoi, dans ce cas, se sentait-elle de nouveau prisonnière de cette sensation qui engluait son esprit et son corps ?

Debout, devant la fenêtre, elle laissa son regard errer sur le tarmac.

Avait-elle pu enfouir définitivement ses sentiments pour Jet sous la colère et les reproches ?

L'image de Jet débarquant à la base le premier jour de la mission repassait en boucle dans son esprit. Le simple fait de s'être assise dans le cockpit du nouvel hélicoptère, pour les vérifications d'avant vol, avait suffi à raviver les sentiments vieux de quinze ans que l'apparition inopinée de Jet avait réveillés en elle.

Au fond, elle avait été heureuse de le revoir et de partager ces moments avec lui. Ce qui l'avait troublée, de prime abord, était moins le fait de retrouver Jet, que de prendre conscience qu'il constituait la pièce manquante d'un puzzle qu'elle tentait de compléter en vain depuis plus de dix ans.

Quelqu'un avait bel et bien laissé une partie de sa vie dans cette mission à Tokolamu : elle-même, en renonçant à la possibilité de se sentir enfin entière. Et c'était presque aussi difficile à admettre que la mort de Matt.

Certes, les choses auraient pu être totalement différentes, si Jet n'avait pas eu cette peur viscérale de l'amour. S'il n'était pas aussi accro à l'adrénaline et que, comme elle-même l'avait fait pendant des années, il n'avait pas besoin de se mettre perpétuellement en danger pour se sentir vivant.

Son premier tour en hélicoptère avait fait naître en elle une véritable passion et lui avait redonné le goût de vivre. C'est en se frottant au danger qu'elle était parvenue à s'extirper du marécage dans lequel elle s'était enlisée, après la mort de Matt. Ou c'est peut-être simplement en se sentant vivante qu'elle avait compris qu'elle n'était pas morte.

Elle déglutit avec difficulté. Si seulement elle n'avait pas réagi aussi bêtement, en apprenant qu'un bébé portait le prénom de son frère ! C'était une belle façon, pour Max, de rendre hommage à son ami.

Max, Rick et Jet avaient gardé Matt dans leur cœur toutes ces années. Le jour de l'enterrement, ils étaient restés en retrait, avec leurs perfectos et leurs casques à la main, et n'avaient pas approché la tombe de toute la cérémonie.

A cause d'elle. C'est elle qui le leur avait imposé, les menaçant de ne pas venir à l'enterrement s'ils s'étaient désignés pour porter le cercueil. Depuis ce jour terrible, elle n'avait plus adressé la parole à ses parents, qui, après avoir perdu leur fils, avaient ainsi également perdu leur fille.

Que de mal elle avait fait autour d'elle ! A commencer par elle...

En excluant les « mauvais garçons » de sa vie, elle s'était coupée des seules personnes la liant au souvenir de son frère. Elle s'était isolée d'un groupe qui lui aurait procuré du réconfort et, qui sait, de la joie ?

A l'heure qu'il était, Jet se trouvait probablement dans une zone de guerre, où il sauvait des vies.

Quant à elle, il ne lui restait plus qu'à trouver la force de survivre au nouveau désastre qu'elle avait provoqué et de continuer à avancer tant bien que mal.

Elle replaça la mèche de cheveux qui lui barrait de nouveau le front. Elle avait vraiment besoin d'aller chez le coiffeur.

Courbé sur sa rutilante moto noire, Jet avalait les kilomètres d'autoroute qui reliaient les îles de la Nouvelle-Zélande. Après avoir contourné l'agglomération de Christchurch, il s'arrêta pour faire le plein d'essence au milieu d'un paysage à couper le souffle. D'un côté, les Alpes du sud néo-zélandaises se détachaient sur le ciel clair, tandis que la mer s'étendait de l'autre, dans la direction de Kaikoura. Il reprit la route jusqu'à Picton, où il hissa sa moto sur le pont inférieur du ferry.

Le soleil, qui avait brillé toute la journée, commençait à peine à décliner, sur un ciel encore très bleu. Le bateau se faufilait sur une mer d'huile, au milieu d'innombrables îles verdoyantes. Le seul élément qui vint troubler cette paix fut un groupe de dauphins joueurs faisant la course avec le ferry.

Jet sentait l'impatience le gagner face à la lenteur de cette placide embarcation. Il détestait que quelqu'un lui impose le rythme auquel il devait avancer.

En fait, ce qui lui déplaisait, c'était aussi de se retrouver sur un bateau, qui ne lui rappelait que trop les derniers instants partagés avec Becca. Il ne parvenait pas à se défaire de son image, debout, appuyée sur le garde-corps, avec l'île de Tokolamu en toile de fond.

Il marcha sur le pont, grimaçant aux cris de joie des touristes découvrant les dauphins. La bière qu'il avait achetée au bar ne réussissait pas à le détendre. La vue de toutes ces îles ne cessait de lui remémorer son séjour à Tokolamu et donc, Becca.

Pourquoi ne parvenait-il pas à la chasser de ses pensées ?

Il s'était pourtant senti soulagé de quitter le navire de la Marine après la réaction stupide qu'elle avait eue en apprenant le prénom de la fille de Max et Ellie. C'était bien la preuve qu'elle n'avait jamais digéré le passé et que sa colère était plus vivace que jamais.

La veille, il s'était rendu chez Max et Ellie et avait parlé de tout cela avec ses amis. Rick avait laissé Sarah et Josh à l'hôpital pour les rejoindre. Mais la soirée s'était révélée bien différente des moments qu'ils partageaient jadis.

Jet en avait été dérouté. Aussi dérouté que la première fois qu'il avait revu Rick.

— Je ne m'y habituerai jamais, s'était-il écrié. Comment as-tu pu couper tous tes cheveux ?

Rick s'était contenté de ricaner.

— Ça repoussera, avait-il dit calmement. Ce n'est pas si grave.

Ellie avait secoué la tête.

— Si, justement, c'est grave.

Au moins une personne était d'accord avec lui !

Mais il s'était aperçu qu'Ellie regardait Rick avec une émotion qui faisait briller ses yeux.

— Il l'a fait pour Josh, avait-elle expliqué à Jet. La chimio lui a fait perdre ses cheveux, alors Rick s'est rasé la tête pour qu'il se sente moins différent. Il a même proposé de raser Harry.

— Qui est Harry ?

Harry était le chien que Max et Ellie avaient donné à Sarah, Rick et Josh, et qui vivrait bientôt avec eux. Dès que Rick aurait vendu son entrepôt et trouvé un logement plus approprié pour sa petite famille.

Jet termina sa bière et se demanda s'il était opportun de faire la queue au bar bondé pour en acheter une autre. Puis il s'aperçut que le ferry approchait des détroits. La mer était moutonneuse. Le détroit de Cook Strait allait-il se montrer aussi impitoyable que sa réputation l'annonçait ? Avec un peu de chance, le vent et la houle renverraient la plupart des touristes à l'intérieur du bateau et Jet pourrait enfin profiter de la traversée en paix.

Il soupira. Il devait à tout prix remettre de l'harmonie dans sa vie. Mais comment faire, alors que rien n'était plus comme avant et que le chaos avait pris les commandes de son existence ?

Son seul repère stable, l'entrepôt qu'il partageait avec Rick, était même sur le point d'être vendu. Rick ne pouvait décemment plus vivre là avec Sarah et Josh. Bien sûr, Jet avait envisagé de le racheter à Rick, mais cela impliquait qu'il accepte un emploi à plein temps, tel que le poste vacant auquel il pouvait postuler aux urgences de l'hôpital de Dunedin. Et cette idée l'angoissait d'avance.

Il devait se faire à l'idée que ses amis menaient à présent une vie de famille. Aucun d'eux n'avait la moindre idée de ce qu'avait représenté pour lui le fait de revoir Becca.

— Elle est pilote d'hélicoptère ? s'était exclamé Max. Matt serait vraiment fier d'elle !

Becca n'était pas qu'un pilote chevronné. Elle était solide, courageuse et combative. Un sacré bout de femme, dont Jet, lui aussi, était fier.

— Elle nous en veut encore. A moi, en particulier.

— Non, je n'y crois pas ! avait dit Rick en secouant sa tête chauve. Elle sait pourtant bien qu'on a fait tout ce qu'on a pu. Tu lui as dit à quel point Matt nous manquait ? Tu lui as parlé de la balade à moto qu'on fait tous les ans, pour l'anniversaire de sa mort ?

— Elle a explosé quand je lui ai raconté que vous aviez appelé votre enfant Mattie. Elle a déclaré que vous n'en aviez pas le droit...

Un silence gêné s'était installé. Ellie s'était mise à bercer son bébé et avait échangé un regard éloquent avec Max. De toute évidence, le couple n'avait pas l'intention de laisser Becca leur dicter la façon de gérer leur vie. Rien ni personne n'était en mesure d'affaiblir le lien qui les unissait tous les deux.

Ce regard débordant d'amour avait achevé de déprimer Jet. C'est avec Sarah que Rick échangerait désormais ce genre de regard, notamment lorsqu'il déciderait, quelque temps plus tard, de se rendre à l'hôpital pour faire don de sa moelle osseuse à Josh.

Jet avait du mal à accepter de ne plus faire partie aussi intimement de leur vie. Cela lui rappelait la douloureuse époque où il venait d'arriver au lycée de Greystones et où il ne connaissait encore personne. C'est à ce moment-là qu'il avait décidé de tout faire pour ne pas avoir à passer le restant de ses jours à Dunedin.

Une grosse houle agitait maintenant la mer dans le détroit. Ravi, Jet décida de rester sur le pont et de reporter à plus tard sa deuxième bière. Lorsqu'il descendrait à l'hôtel, à Wellington, il pourrait boire autant qu'il le voudrait. Suffisamment, en tout cas, pour sombrer dans un sommeil profond, qui le débarrasserait de l'image de cette courageuse et séduisante pilote d'hélicoptère qui hantait ses jours et ses nuits.

Enfin une mission !

Son pager n'avait même pas fini de biper que Becca quittait son bureau et se dirigeait vers la plate-forme d'hélicoptère. Elle avait déjà procédé à la moitié des contrôles pré-vol au moment où l'équipe médicale la rejoignit à bord.

Elle n'avait même pas attendu qu'on lui donne les détails de la mission.

— Où allons-nous ?

— Péninsule de Coromandel, l'informa le médecin assis derrière elle. Un poste d'observation sur une colline, non loin de Cathedral Cove.

— Parfait ! C'est l'un des endroits que je préfère au monde, répondit Becca tout en programmant le GPS en quelques gestes précis.

Elle jeta un rapide coup d'œil sur son compagnon de voyage. Tom portait la combinaison de vol rouge vif des sauveteurs.

— Quel est l'objet de la mission ?

— Un patient en réanimation cardio-pulmonaire, répondit Ben, le second membre de l'équipage, assis à l'arrière. Collapsus soudain. C'est une femme de trente-neuf ans.

Les rotors prenaient de la vitesse et Becca entra en contact avec la tour de contrôle.

— Vol 033 à destination de la côte est de la péninsule de Coromandel. Paré au décollage.

— Vol 033, vous avez l'autorisation de décoller. Vecteur 2.

L'hélicoptère s'éleva doucement et Becca emprunta les couloirs aériens pour quitter la base. Le trajet n'était pas long et elle espérait arriver à temps pour sauver la vie d'une femme beaucoup trop jeune pour être victime d'un arrêt cardiaque.

La journée était splendide et elle connaissait bien les forêts et les plages de la péninsule qu'ils s'apprêtaient à survoler. Une chaîne de montagnes dentelées venait compléter ce tableau magnifique qui, en fonction des conditions météorologiques, présentait de surcroît quelques difficultés intéressantes à affronter en hélicoptère.

— Comme c'est bon ! déclara Becca au bout de quelques minutes de vol.

— De reprendre le travail ?

— Oui, aussi. Mais je parlais surtout de cet appareil. C'est un plaisir de le piloter.

Si sa dernière mission lui avait appris quelque chose, c'est que sa priorité devait être d'assurer la sécurité des passagers qu'elle transportait. Désormais, elle écouterait plus attentivement les instructions de vol.

Cela dit, aurait-elle laissé son hélicoptère s'écraser si elle s'était trouvée avec une autre personne que Jet dans le cockpit ? Il était aussi casse-cou qu'elle et l'avait regardée avec une telle intensité lorsqu'il avait approuvé sa décision de faire fi des instructions des autorités et de continuer à avancer vers l'île.

Ils étaient sur la même longueur d'onde. Mais était-ce une bonne chose ?

De toute façon, elle avait décidé de se montrer plus circonspecte à l'avenir, ce qui constituait une bonne raison de se réjouir de ne plus se trouver sous l'influence de Jet.

Pourquoi, dans ce cas, se sentait-elle envahie par un sentiment diffus de tristesse ?

Elle soupira et tourna la tête, en quête d'une distraction.

— Regardez !

Ils survolaient la chaîne montagneuse de Coromandel.

La radio grésilla puis une voix adressa un message à l'attention de l'équipe médicale.

— Une ambulance est sur les lieux. La patiente est en asystolie. On procède depuis soixante-cinq minutes à une RCP, sur le point de se terminer. Un médecin se trouve sur les lieux.

Elle sentit Tom se redresser sur son siège. Il était tendu. Personne ne survivait à soixante-cinq minutes de RCP. Le médecin présent sur place avait déjà dû tout faire pour sauver la jeune femme. Cela signifiait peut-être que leur mission allait prendre fin avant même d'avoir commencé.

— Le médecin en question est le mari de la patiente, ajouta la voix de la radio.

Becca intercepta le regard que Tom et Ben échangeaient, et comprit immédiatement qu'ils n'avaient plus de raison de se rendre sur les lieux, sauf à apporter un soutien au médecin qui se trouvait déjà sur place.

— Quelle est votre horaire d'arrivée prévu ?

— Dans moins de cinq minutes.

Manifestement, on les attendait toujours.

Cinq minutes plus tard, ils survolaient les lieux de l'incident. A l'exception de l'ambulance garée, portes closes, sur le parking, l'endroit était désert.

Becca fit atterrir l'hélicoptère sur la petite zone libre entre le véhicule et le grillage empêchant les visiteurs de cet endroit magnifique de s'approcher trop près des falaises. Plus loin, le regard embrassait une mer d'un bleu intense, parsemée d'une infinité de petites îles. Elle tourna la tête et aperçut une plage qui n'était accessible que par la mer ou à pied, après une longue marche sur un étroit sentier. Cathedral Cove était constituée de deux plages, séparées par une étonnante arche de pierre sous laquelle les promeneurs devaient passer.

Puis son regard revint se poser sur une silhouette masculine, derrière le grillage, accroupie au bord de la falaise.

Becca se retourna d'un air interrogateur vers Tom et Ben, mais ses deux passagers avaient déjà déserté l'appareil et couraient vers l'ambulance, les bras chargés de leur matériel médical.

Qui était cet homme, et que faisait-il à cet endroit ?

Elle avait initialement prévu de laisser l'hélicoptère tourner au ralenti, le temps que les deux médecins aillent constater le décès de la jeune femme et exprimer leurs condoléances à son époux, et se tenait prête pour un redécollage immédiat. Mais la vue de cette personne, peut-être sur le point de sauter de la falaise, modifia les plans qu'elle avait en tête. Elle coupa les moteurs et détacha sa ceinture de sécurité.

Moins d'une minute plus tard, elle escaladait le grillage et s'approchait de la silhouette accroupie, avant de s'arrêter net. Elle aurait dû prévenir Tom et Ben, ou demander conseil à Richard par radio. Il existait des protocoles précis à suivre dans ce genre de circonstances.

Pourtant, elle se retrouvait dans la situation qu'elle avait décidé d'éviter désormais, sur le point d'enfreindre les règles. Elle avait agi sur un coup de tête, sans penser aux conséquences. Que ferait-elle si ce type prenait peur en la voyant et décidait de se jeter dans le récif sous ses yeux ?

De fait, l'homme tourna la tête et leva les yeux vers elle. Jamais elle n'avait vu tant de désolation sur un visage. A part, peut-être, lorsqu'elle se regardait dans le miroir, à une certaine époque de sa vie...

— Je sais ce que vous ressentez..., se hasarda-t-elle à dire en se rapprochant de lui.

— Comment ? répondit-il en la dévisageant avec circonspection.

— C'est une chose que j'ai vécue...

— Cela m'étonnerait. Personne n'a vécu ce que je viens de vivre.

Becca pensa à l'ambulance, derrière elle, dans laquelle gisait un corps que personne n'avait pu sauver. Tom, Ben et les ambulanciers se tenaient là, l'air hébété.

Cet homme désespéré devait être le médecin et mari de la victime. Il avait tout fait pour sauver sa femme, dont le cœur avait définitivement lâché quelques minutes avant leur arrivée.

L'homme sembla lire dans ses pensées.

— C'était perdu d'avance, dit-il brusquement. Mais il fallait que j'essaie quand même, n'est-ce pas ?

— Bien sûr ! acquiesça Becca en s'accroupissant à son tour, mais tout en respectant une certaine distance.

Il était inutile, voire dangereux, de s'approcher trop près de lui, d'empiéter sur son espace vital, en de telles circonstances.

— J'ai perdu quelqu'un que j'aimais beaucoup, dit-elle en sentant ses yeux se remplir de larmes.

— Mais ce n'était pas votre faute...

Elle retint son souffle, comme si son expiration allait provoquer un cataclysme.

— Elle m'a dit qu'elle avait mal à la tête, reprit-il. J'aurais pu l'aider. Je suis médecin, bon sang !

Elle le regarda en silence, suspendue à ses lèvres.

— Elle avait envie de marcher pendant sa pause déjeuner. Je me suis dit que cela ferait passer son mal de tête. Mais, lorsque nous sommes arrivés ici, sa migraine avait empiré. Elle a poussé un cri et s'est effondrée dans mes bras...

De gros sanglots secouaient maintenant son corps.

— Je n'avais même pas pris mon téléphone. J'ai compris qu'elle était morte, mais j'ai tout de même commencé une RCP. J'ai continué jusqu'à ce que j'entende une voiture s'arrêter et que je demande au conducteur d'appeler une ambulance. J'avais besoin d'entendre quelqu'un d'autre me dire...

Il marqua une pause.

— Elle a dû faire une hémorragie sous-arachnoïdienne, dit-il calmement, comme s'il s'adressait à lui-même. J'aurais pu l'emmener à Auckland, passer un scanner ou une IRM. Ils auraient pu l'opérer... Au lieu de ça, je lui ai dit de prendre une aspirine.

Ses sanglots redoublèrent.

Sa femme avait donc été victime d'une rupture d'anévrisme, exactement comme Matt. Jet, Max et Rick savaient qu'il avait mal à la tête et avaient attendu qu'il se réveille d'une bonne nuit de sommeil réparateur.

Jet s'était-il senti aussi coupable que l'homme qui pleurait sous ses yeux ?

— Ce n'est pas votre faute, dit Becca doucement. Vous n'y êtes pour rien.

— Vous êtes la seule à le penser. Qu'est-ce que je vais dire à nos enfants ?

Il blêmit soudain.

— Mon Dieu ! Les enfants ! Il faut que j'aille les chercher à l'école.

— Venez, dit une voix grave dans le dos de Becca.

Tom passa devant elle pour aider l'homme à franchir le grillage et jeta un coup d'œil reconnaissant à Becca, comme pour la remercier d'avoir évité que la situation n'empire.

Mais elle n'avait rien fait.

A part revivre un épisode particulier de sa propre vie, et l'observer d'un autre point de vue.

Et prendre ainsi conscience de tout le mal qu'elle avait fait, en particulier à la seule personne qu'elle ait jamais aimée.

L'idée était insoutenable.

Comment pourrait-elle se pardonner ?

10

Son programme avait pris une tournure inattendue.

Jet avait décidé de s'arrêter à Auckland pour la nuit. Certains de ses anciens collègues étaient ravis de le revoir et l'avaient invité à un barbecue, qui s'annonçait comme de joyeuses retrouvailles entre copains d'études exerçant à présent dans différentes branches de la médecine.

En conséquence, il ne s'était pas arrêté pour trouver un motel, bien que la fatigue commençât à se faire sentir, après les nombreux kilomètres qu'il avait parcourus dans la journée.

Il savait qu'il serait accueilli comme étant l'un des « mauvais garçons » qui formaient jadis une bande. Les gens demanderaient probablement ce que Rick et Max étaient devenus, tout en omettant soigneusement d'évoquer la disparition de Matt.

Avait-il une identité propre aux yeux des autres, en dehors de son appartenance à cette bande ?

En fait, il était devenu « Jet » Munroe au lycée de Greystones, en même temps qu'était née son amitié avec Matt, lequel lui avait ensuite présenté Rick et Max. De sa petite enfance, il n'avait qu'un vague souvenir, qu'il préférait ne pas explorer, d'ailleurs.

En réalité, il n'existait qu'une seule personne au monde capable de le considérer comme une personne à part entière, indépendamment du groupe, et de l'accepter tel qu'il était, avec ses qualités et ses défauts.

Et cette personne était Becca.

Il ralentit en s'engageant sur une route plus étroite et dérapa légèrement dans les graviers. Il venait d'arriver dans une zone plus rurale, au nord d'Auckland, dont les terres fertiles avaient été découpées en lotissements champêtres mais chic, très prisés, notamment en raison de leur proximité avec la plus grande ville de Nouvelle-Zélande.

Il ne devait pas se trouver très loin des terres de la famille Harding. Il avait appris la mort des parents de Becca, emportés par le tsunami alors qu'ils se trouvaient en Thaïlande, quelques années plus tôt. Becca avait-elle gardé la propriété dont elle avait hérité ?

Il n'avait pas particulièrement envie de revoir le domaine, la piscine qui lui rappellerait l'époque où il avait pris conscience que Becca était devenue femme, ni les collines où il retrouverait sans doute le monticule de pierres autour duquel elle dansait en déplorant de ne pas être un garçon...

Il fallait qu'il s'arrête, avant de mettre sa vie, ou celle de quelqu'un d'autre, en danger. Ce n'était pas tant la fatigue physique qui le menaçait, que le fait que toutes ses pensées le ramenaient inéluctablement et inlassablement au souvenir de Becca, et le rendaient inattentif à tout le reste.

L'église de pierre qu'il aperçut sur sa route lui sembla être un endroit tout à fait approprié pour une halte. Il gara sa moto derrière le bâtiment et retira son casque. En cette fin d'après-midi ensoleillé, l'air était saturé du parfum de roses anciennes et de grands arbres offraient une ombre bienvenue. Les seuls sons qu'il entendit étaient le bourdonnement des abeilles et le chant des korimakos.

Il se sentait raide après toutes ces heures passées sur la moto. Il s'étira et fit quelques pas autour de l'église pour se détendre les jambes. C'est en apercevant la vieille porte de bois, insérée dans une arche de pierre surplombée par le clocher, qu'il réalisa qu'il ne s'était pas arrêté là par hasard.

Comment n'avait-il pas reconnu cet endroit ?

L'église se trouvait sur la propriété des Harding. C'était l'église où avaient été célébrées les funérailles de Matt, au cours desquelles Becca et sa famille n'avaient pas souhaité la présence de ses amis. Tous les autres invités s'en étaient trouvés gênés, tant il était évident que c'était aux trois garçons que revenait naturellement l'honneur de porter le cercueil de leur plus cher ami.

On les avait déjà éloignés de Matt au moment où la famille avait décidé de mettre un terme aux soins palliatifs et de laisser partir Matt. Les trois « mauvais garçons » avaient enfourché leurs bolides et parcouru des kilomètres, imaginant tous que Matt était là, sur la route, en selle avec eux.

Lors des funérailles, ils étaient restés à l'extérieur de l'église, leur casque à la main. Jet portait deux casques, le sien et celui de Matt. Ils étaient partis avant la mise en terre, pour ne pas laisser l'occasion à Becca de leur faire honte en public, de les accuser de n'avoir rien fait pour sauver son frère.

Jet déglutit avec difficulté. Il n'était jamais revenu et n'avait jamais vu la stèle érigée à la mémoire de son meilleur ami, dans ce petit cimetière de famille.

Voilà pourquoi il était venu jusque-là aujourd'hui : il devait clore un chapitre commencé des années plus tôt.

Il n'eut aucune difficulté à repérer la tombe de Matt, avec sa stèle sobre, sur laquelle étaient gravés son nom et les dates de sa naissance et de sa mort, que seules vingt-six années séparaient.

— C'est moi, mon pote, murmura-t-il. Je vais m'asseoir sous cet arbre et rester un moment avec toi.

Il s'adossa contre le tronc noueux d'un chêne centenaire, dont les branches chargées de glands touchaient presque terre. Il avait envie de s'immerger dans cette paix jusqu'à ce que les choses aient retrouvé leur juste place dans son esprit et qu'il puisse reprendre la route, dégagé du poids qui oppressait sa poitrine.

La tension terrible, qui l'habitait depuis des années, commençait à se dénouer.

Il ferma les yeux.

Becca avait le cœur serré. Avait-elle vraiment envie de se retrouver seule, chez elle, après cette sombre mission ?

La tragédie de ce médecin n'ayant pu sauver sa femme avait

été le seul sujet de conversation pendant le trajet du retour et continuait d'occuper ses pensées.

— Le pauvre, avait répété Tom pendant tout le vol. Il va s'en vouloir pour le restant de ses jours.

— Que peut-on faire face à une rupture d'anévrisme ? avait renchéri Ben. Si cela se trouve, nous avons tous une bombe à retardement dans le cerveau, et nous l'ignorons.

— Mais certaines personnes s'en sortent, non ? avait demandé Becca, sans être tout à fait dupe de sa mauvaise foi.

Cherchait-elle un moyen de se disculper, de justifier les reproches qu'elle avait adressés à Jet pendant toutes ces années ?

— On peut s'en sortir, si la rupture concerne un petit vaisseau et que l'on a la chance de se trouver à proximité d'un bon service de neurochirurgie. Mais si le tronc cérébral est affecté, il ne reste plus qu'à espérer qu'on puisse maintenir les fonctions vitales de la personne suffisamment longtemps pour faire don de ses organes.

— En l'occurrence, il aurait fallu que cette jeune femme se trouve déjà à l'hôpital pour cela, avait précisé Ben. Les fonctions respiratoires et cardiaques ont cessé presque immédiatement, d'après ce qu'a raconté le médecin.

— Pauvre homme, s'était apitoyée Becca à son tour. J'espère qu'il va s'en sortir.

Elle lui avait dit qu'il n'y était pour rien. Et, en le disant, elle avait pensé à Jet. Serait-elle un jour capable de faire preuve de la même compassion avec lui ?

Elle soupira en entrant dans son appartement. Il n'était plus question de pardon, car il n'y avait plus rien à pardonner.

En fait, la seule qui avait quelque chose à se faire pardonner, c'était elle.

Elle fonça dans sa chambre et troqua sa combinaison de pilote contre un vieux T-shirt confortable, un pantalon de cuir noir et des bottes. Puis elle enfila un blouson de cuir clouté, aux coudes renforcés, attrapa son casque sur la table de l'entrée et sortit. Dans le garage trônait sa nouvelle moto, suffisamment légère pour être conduite par une femme, mais avec la puissance d'un modèle conçu pour les hommes, comme le vantait la publicité.

Ce n'était pas sa première moto, mais elle possédait un attrait que n'avaient pas les autres. Un peu de vitesse et d'adrénaline lui ferait du bien après cette mission dans la péninsule de Coromandel.

Sans but précis, Becca sortit de la ville et se laissa guider par le plaisir de s'évader de la routine et des pensées dans lesquelles elle se sentait enlisée.

Elle prit soudain conscience qu'elle avait emprunté la direction d'un endroit dans lequel elle ne s'était pas rendue depuis longtemps. Elle avait besoin de parler à quelqu'un qui la comprenne. Elle savait que là où elle allait, elle pourrait s'adresser à Matt en toute intimité, sans qu'on la regarde de travers. Elle pourrait traduire en mots les pensées qui se bousculaient dans sa tête sans être jugée.

Ce n'était pas la première fois qu'elle se rendait sur la tombe de Matt, et, chaque fois, elle avait retiré un énorme bienfait de ces conversations intimes avec son frère.

Un vrombissement de moto réveilla Jet en sursaut. Quelqu'un était en train de voler son bolide ! D'un bond, il se redressa sur ses pieds et se mit à courir dans les graviers. Il aperçut sa moto sortant du cimetière dans un gros nuage de poussière.

Puis il s'arrêta net, en se demandant s'il n'était pas en train de rêver. La moto était là, immobile et intacte, à l'endroit exact où il l'avait garée.

Il se frotta les yeux et prit une grande inspiration.

De toute évidence, quelqu'un avait la même passion que lui pour les motos noires et sportives. Mais que venait faire cette personne dans cet endroit isolé et désert, en plein après-midi de semaine ?

Peu à peu lui revint à l'esprit l'image de la silhouette courbée sur la moto qu'il avait à peine entrevue dans le nuage de poussière, mais qui paraissait menue par rapport à l'engin qu'elle conduisait. Une femme…

Sans hésiter, il pensa à la seule femme capable, à sa connaissance, de conduire pareil engin.

Becca…

Mais où diable était-elle partie, si elle n'avait pas pris la direction de la ville ?

Il mit son casque et enfourcha sa moto. Sans savoir où il menait, il emprunta le petit chemin de gravier en essayant de ne pas perdre de vue le nuage de poussière qui se déplaçait, loin devant lui. Conduire à une telle allure était insensé, d'autant que le chemin suivait à présent les courbes des collines. Insensé et stupide.

Il songea à faire demi-tour et à rentrer chez lui. Mais si le conducteur de la moto était bien la personne à laquelle il pensait… il fallait qu'il la rattrape.

Il mit les gaz et, mètre après mètre, se rapprocha de la moto. Manifestement, la conductrice ne l'avait pas vu, tant elle devait être absorbée par la volonté de pousser son bolide et sa propre personne au-delà de leurs limites. Le cœur de Jet cognait dans sa poitrine chaque fois qu'il voyait les roues de sa moto se soulever, retomber, déraper… Contre toute attente, elle accéléra encore, dans un virage tellement serré qu'il vit sa botte imprimer un sillon dans le gravier, et tellement long qu'il eut l'impression qu'il n'en finissait plus.

Soudain, à la toute fin du virage, elle perdit totalement le contrôle de la moto, alors qu'elle restait penchée une fraction de seconde de trop. Des étincelles jaillirent, tandis que la moto heurtait le bord du chemin. C'est à ce moment-là que la conductrice s'envola et rebondit en dévalant la pente de la colline, jusqu'à ce qu'un buisson arrête sa course folle.

De son côté, la moto poursuivit seule son gymkhana et fonça dans un rocher. Puis elle explosa dans un épais nuage de fumée noire qui s'éleva en volutes épaisses dans le ciel encore clair.

Le cœur de Jet manqua un battement, et son regard revint

se poser sur le corps de la motarde, absolument immobile. Il la rejoignit en quelques enjambées et s'accroupit à côté d'elle.

Becca ouvrit les yeux et le dévisagea avec perplexité.

— Suis-je morte ?

— Non, mais c'était bien essayé..., répondit-il en s'efforçant de contenir sa rage. A quoi jouais-tu ?

D'où sortait-il ?

Et pour quelle raison avait-il l'air aussi fâché ?

Becca bougea doucement la tête, mais n'avait mal nulle part. Certes, elle avait roulé vite, mais Jet était bien placé pour savoir qu'il n'y avait rien de tel qu'une course effrénée dans des chemins de campagne pour donner un peu de piquant à sa vie.

Elle se redressa précautionneusement et s'assit. Elle ôta son casque, tourna lentement la tête à droite, puis à gauche. Aucune douleur ne se manifesta. Elle prit une grande inspiration. Ses côtes avaient l'air intact.

Jet était toujours accroupi à ses côtés et la dévisageait en attente d'une réponse.

— Je savais très bien ce que je faisais. Cela t'arrive aussi, de faire ce genre de course...

— Non.

— A quelle allure roulais-tu pour me rattraper, Jet ? Je connais cette route par cœur. Je l'ai parcourue des centaines de fois.

— Je ne roulais pas à cette vitesse pour le plaisir.

— Moi non plus, bon sang !

Elle leva les yeux vers lui. Son front se déridait peu à peu. Son corps se relâchait également et il finit par s'asseoir. Il enleva son casque et le posa à côté de lui. Les touffes d'herbe formaient un épais tapis, étonnamment moelleux.

Becca ferma les yeux une seconde. Il faisait encore chaud, bien que le soleil soit déjà bas dans le ciel. D'ici une heure ou deux, il ferait nuit. La campagne était plongée dans une quiétude que seuls les oiseaux se permettaient, à raison, de troubler. Il n'y avait manifestement aucune présence humaine à des lieues à la ronde.

Jet rompit le silence.

— Pourquoi as-tu fait cela, Becca ?

Elle se sentit incapable de le regarder dans les yeux. Il lui fallait trouver les mots justes, ainsi que le courage de les prononcer.

— Tu sais bien pourquoi, finit-elle par répondre. Il n'y a rien de tel que de tromper la mort pour se sentir en vie. C'est une façon de profiter au maximum de chaque seconde, comme si…

— Comme si chaque seconde était comptée et que tout pouvait s'arrêter d'un instant à l'autre, poursuivit-il.

Elle opina. L'exaltation qui l'avait poussée à rouler de plus en plus vite était en train de la quitter peu à peu. Contrairement à ce qu'elle pensait quelques minutes plus tôt, elle avait mal. Son épaule était douloureuse, tout comme sa poitrine lorsqu'elle essaya de respirer plus amplement.

— C'est la même chose dans ta vie professionnelle, reprit Jet d'une voix douce. Plus le défi est grand et périlleux, mieux tu te sens, une fois que tu l'as relevé. Tu as l'impression d'avoir fait quelque chose d'intéressant. En fait, tu as l'impression d'être toi-même digne d'intérêt.

Elle fit rouler son épaule avec précaution. Par chance, elle n'était pas déboîtée.

— Mais ce n'est pas une sensation durable, n'est-ce pas ? reconnut-elle.

— Malheureusement non…, soupira Jet. C'est pourquoi les gens comme nous sont perpétuellement en quête du grand frisson. Et finissent par commettre des actes dangereux. Et stupides.

— Comme s'écraser en hélicoptère.

— Ou à moto…

Leurs regards se tournèrent à l'unisson vers l'épave fumante. Becca frissonna.

— J'aurais pu me tuer. Tu as raison, je suis stupide.

Jet passa son bras autour de ses épaules.

— Ne recommence jamais, promis ?

Becca ne répondit pas et se blottit contre le corps de Jet.

A ce contact, des images lui revinrent à la mémoire, de leurs deux corps enlacés dans la cabine du navire et du sentiment de sécurité et de bien-être qu'elle avait éprouvé.

La vérité lui apparut soudain, telle une illumination.

Le frisson qu'elle éprouvait en se mettant en danger était une sensation purement physique, qui n'avait rien à voir avec le courage et la grandeur d'âme. C'était une quête perpétuelle, en effet, parce que le frisson disparaissait aussi vite qu'il était apparu.

Or, lorsqu'on était suffisamment courageux pour exposer son cœur et son âme, le plaisir ne disparaissait pas, il demeurait intact et grandissait même, peu à peu.

Mais c'était une chose que l'on ne pouvait pas réaliser seul.

— T'es-tu déjà demandé ce qui nous fait courir sans cesse après le grand frisson et nous pousse à faire des choses de plus en plus folles et de plus en plus dangereuses ?

— Nous aimons cela, répondit Jet.

— Non. En fait, nous avons peur. Nous risquons notre vie mais nous refusons d'exposer notre cœur à la souffrance.

— Je n'ai pas peur, grogna Jet.

Mais la tension qu'elle sentit dans son bras, posé sur son épaule, exprimait le contraire. Ce qui lui donna le courage de continuer.

— Je t'aime, Jet.

Elle l'entendit émettre un autre son indéterminé.

— Et toi aussi, tu m'aimes, dit-elle doucement. Sinon, tu ne m'aurais pas poursuivie. Tu n'aurais pas été en colère contre moi.

— Je suis en colère simplement parce que tu as réduit en miettes un bolide flambant neuf !

Becca sourit.

Après un long silence, Jet planta son regard dans le sien.

— Bien sûr que je t'aime, Becca, murmura-t-il.

Elle sentit son cœur se serrer.

— Je crois que je t'ai toujours aimée. Mais...

— Mais tu penses que nous ne pourrons jamais former un couple.

Le silence retomba pesamment sur la campagne déserte.

— Pour toi, il est dangereux d'aimer et d'être aimé. Alors tu préfères l'éviter, afin de ne pas souffrir.

Elle sentit son bras se resserrer autour de ses épaules endolories, mais elle ne bougea pas. Pour rien au monde elle n'aurait voulu qu'il desserre son étreinte, à la fois possessive et désespérée. Elle glissa ses bras autour de son torse.

— Tu n'imagines pas tout ce à côté de quoi nous passons, en nous comportant de la sorte. C'est surtout en cela que réside notre bêtise.

— Tu as raison…, admit-il timidement.

— Si on nous disait que nous n'avions plus qu'une journée à vivre, comment la passerais-tu ?

— Au lit, dit-il d'une voix malicieuse. Avec toi.

— Ah…, dit-elle en levant la tête vers la sienne.

Leurs lèvres n'étaient qu'à quelques centimètres les unes des autres.

— Cela me convient assez bien.

Ils échangèrent un baiser doux et tendre. Un baiser parfait, qui aurait pu se transformer en une étreinte plus passionnée si Becca n'y avait pas brusquement mis fin.

Elle voulait, avant tout, aller jusqu'au bout de son raisonnement. C'était nécessaire, pour l'un comme pour l'autre.

— Et si nous disposions d'une année, Jet ?

— J'aurais envie de la passer avec toi.

— Au lit ? pouffa-t-elle.

— Entre autres. Nous pourrions faire une multitude de choses ensemble.

— Comme, par exemple, courir entre les mines en Afghanistan ?

— C'est hors de question. Tu dois cesser de fréquenter des lieux dangereux.

— Tu pourrais être médecin volant et moi, ton pilote.

— Mmm… la proposition est séduisante. Mais, si nous ne disposions que d'une année, n'aimerais-tu pas relever un défi un peu plus important ? Réaliser une action un peu périlleuse, mais vraiment utile ?

— Comme, par exemple ?

— Par exemple, rejoindre Médecins Sans Frontières.

— Pourquoi pas... En fait, c'est même une excellente idée, s'exclama-t-elle après quelques secondes de réflexion. Allons-y !

— D'accord.

— Et ensuite ?

— Ensuite ? Tu as dit que nous n'avions plus qu'un an à vivre.

— Et si nous avions de la chance et encore quelques décennies devant nous ?

Elle entendit Jet déglutir. Il l'enveloppait de ses deux bras, à présent, comme s'il n'avait plus l'intention de la lâcher.

— Je veux vivre avec toi. Avoir une maison, dans laquelle nous aurions aussi des enfants. Une petite fille qui te ressemble.

— Et un garçon, aussi.

Elle plongea son regard dans le sien. Elle avait l'impression de savoir ce qui se passait derrière ces yeux noirs. Il devait penser qu'un petit garçon lui ressemblerait aussi.

Puis elle décela une lueur inédite au fond de ses yeux.

— Tu pleures..., dit-elle doucement.

— Non. J'ai cessé de pleurer lorsque j'avais six ans.

Becca essuya doucement la larme qui glissait sur sa joue.

— Ce qui est arrivé à Matt n'a aucun rapport avec toi, dit-elle. Je l'ai enfin compris. Veux-tu me pardonner ?

Jet s'éclaircit la gorge.

— Je n'ai pas besoin de te pardonner.

— Je crois que si.

— Il y a longtemps que je l'ai fait, Becca. Au moment où je me suis pardonné moi-même.

Ses lèvres effleurèrent les siennes.

— Je t'aime, Becca. Je ne pourrai jamais plus passer un jour loin de toi. En fait, tu es la seule personne à me rendre vivant. Vraiment vivant.

Son regard se détacha de sa bouche et revint se planter dans le sien.

— J'ai l'impression de renaître.

Il l'embrassa et la poussa doucement à la renverse dans

l'herbe moussue. Elle émit un petit geignement et Jet se redressa d'un coup.

— En fait, tu t'es fait mal.

— Oh, ce ne sont que quelques hématomes, minimisa-t-elle. Tout cela disparaîtra après un bon bain et une nuit de sommeil réparateur. Tu crois que tu vas pouvoir me ramener en ville ?

Jet se leva et l'aida à se hisser sur ses pieds.

— Certainement. Mais, dans ce cas, je ne suis pas sûr que tu passes une bonne nuit de sommeil...

Becca éclata de rire.

— Ce n'est pas grave. J'aurai tout le temps de me reposer après ma mort.

Il la prit par la main et ils se mirent en marche.

— Ce qui n'est pas pour demain, cela va sans dire. Nous avons toute la vie devant nous. Et comme nous sommes chanceux, elle sera longue.

— Oui, nous avons de la chance d'être là l'un pour l'autre. Nous serons ensemble pour toute la vie.

Becca s'arrêta, posa son casque dans l'herbe et passa ses bras autour du cou de Jet.

— Cela ne doit pas nous empêcher de profiter de chaque seconde...

— En aucun cas, acquiesça-t-il en se penchant vers elle. Je t'aime, Becca.

Elle eut envie de répondre, mais il ne lui en laissa pas le temps et posa sa bouche sur la sienne.

Ce qui lui procura un plaisir infini.

Épilogue

Becca sourit aux trois hommes, vêtus de cuir noir de pied en cap, qui se tenaient debout en silence, leur casque de moto à la main. Dans l'autre main, leur bouteille de bière n'était pas encore décapsulée.

Ils levèrent les bouteilles d'un même geste, jusqu'à les faire s'entrechoquer les unes contre les autres.

— A Matt, dirent-ils à l'unisson, d'une voix grave et solennelle.

— A Matt, répéta-t-elle, en s'étirant pour que sa bouteille touche les trois autres.

Elle portait le même uniforme de cuir noir que ses acolytes et, comme eux, avait passé son bras dans un casque de moto.

— Onze ans, dit Jet.

— Tu veux dire que vous partez tous les ans à moto depuis la mort de Matt ? demanda Becca, sidérée.

— Cela fait onze ans que nous nous retrouvons, chaque année, en souvenir de lui, confirma Rick. C'est un moment sacré et qui le sera toujours.

— Oui, et c'est aussi la date d'un autre anniversaire, dit Max d'un air entendu.

— C'est le jour où Max et Ellie se sont rencontrés. Et où Mattie est né, expliqua Jet.

— Si j'avais su, dit Becca avec nostalgie. Chaque année, pour l'anniversaire de sa mort, j'allais porter des fleurs sur sa tombe et m'asseyais là, pour lui parler. Il devait bien rire, en me voyant passer à côté des bons moments que vous partagiez tous ensemble !

— En fait, on avait l'impression qu'il était avec nous, dit Rick. C'était comme si on l'avait tous comme passager, derrière nous.

— Et si nous allions rejoindre les filles ? suggéra Max. Les *autres* filles, du moins, ajouta-t-il en croisant le regard de Becca.

Ils quittèrent la terrasse et retrouvèrent Sarah et Ellie dans la cuisine. Les deux femmes échangèrent un regard compréhensif avec leurs maris respectifs, visiblement contentes de les voir revenir après cet aparté entre « mauvais garçons ».

Entouré de ses amis, Jet sentit sa poitrine se gonfler de bonheur. Les « mauvais garçons » étaient une fois de plus réunis. Et ils comptaient à présent une fille en leurs rangs. Et quelle fille !

Comme il était fier de pouvoir prendre enfin Becca par le cou ! Ses cheveux avaient repoussé suffisamment pour qu'il sente leur caresse sur sa main. Il adorait sa façon de se lover contre lui, comme si rien ne lui faisait plus plaisir que d'être le plus près de lui possible.

— Comment était la balade, aujourd'hui ? demanda Sarah.

— Fantastique !

Le petit Josh, qui avait retrouvé ses boucles brunes, était penché, à l'autre bout de la cuisine, sur un bambin haut comme trois pommes qui s'efforçait de tenir debout mais manquait cruellement d'équilibre. Il lui donnait la main sans cesser de l'encourager, tandis qu'un gros chien hirsute semblait observer de près leur laborieuse progression.

Le petit garçon leva la tête.

— Un jour, je pourrai venir avec toi, papa ?

— Bien sûr ! répondit Rick.

— Il faudra me passer sur le corps, dit Sarah.

Rick pouffa et adressa un clin d'œil à Josh.

— Ne t'inquiète pas, lui dit-il. Nous aurons le temps de convaincre maman.

Josh soupira de façon théâtrale.

— Becca, elle, elle a eu le droit de venir, bougonna-t-il.

— C'est normal, Matt était son grand frère, expliqua Max, qui s'accroupit en écartant les bras.

Dans un cri d'allégresse, la petite fille lâcha la main de Josh et se précipita d'un pas chancelant mais rapide vers les bras accueillants de son père.

— Quelle grande fille ! s'exclama Ellie en embrassant son bébé.

— Et moi, tu ne m'embrasses pas ? Je suis pourtant un grand garçon ! dit Max.

— Qu'est-ce qui te fait croire cela ? ironisa Rick.

— Le fait, par exemple, que j'ai réussi à tous nous réunir pour la commémoration, alors que Jet et Becca se trouvaient en Amérique du Sud.

— De toute façon, il fallait qu'on rentre, dit Jet d'un air contrit.

— Ah bon ?

Tous les regards convergèrent soudain vers lui.

— Mais vous ne deviez pas passer une année entière avec MSF ?

— Leur règlement est strict, en fait.

— A quel propos ?

— A propos de l'endroit où ils ont le droit de nous envoyer lorsqu'on attend un enfant.

Jet sourit à ses amis qui se regardèrent tous, bouche bée, avant de laisser éclater leur joie. Harry, le chien, se joignit à eux en aboyant tandis que Mattie applaudissait en poussant de petits cris aigus.

Rick et Max tombèrent dans les bras de Jet et Becca, alors que Sarah et Ellie souriaient à travers des larmes de joie.

— Combien de mois ?

— Trois.

Sarah et Rick échangèrent un regard éloquent avant d'éclater de rire.

— Qu'y a-t-il de si drôle ? demanda Jet.

— Eh bien... Nous avions décidé d'attendre le moment propice pour en parler, mais...

— Moi aussi, je suis enceinte de trois mois, poursuivit Sarah.

— Ce seront presque des jumeaux, nota Ellie. Mais où allez-vous vivre ? demanda-t-elle à Jet et Becca.

— Nous n'y avons pas encore réfléchi sérieusement. Nous avons envie de nous promener encore un peu, et peut-être de nous...

— De vous marier ? devina Ellie.

— Si vous acceptiez de nous prêter votre jardin pour...

— Bien entendu, l'interrompit Max, souriant jusqu'aux oreilles. Quand ?

— Bientôt, répondirent Jet et Becca en chœur.

— Ce sera le troisième mariage à avoir lieu ici, observa Ellie. Vous savez que vous avez de la chance ?

Jet posa son regard sur la femme qu'il chérissait de tout son cœur et vit ses yeux briller de joie, telles deux étoiles.

— Oui... Nous le savons...

— Je crois que nous avons tous de la chance, dit Max, qui portait toujours Mattie et vint enlacer Ellie.

Rick s'approcha lui aussi de Sarah.

C'est alors que Josh les dévisagea les uns après les autres.

— Vous allez tous vous faire des bisous, maintenant ? demanda-t-il dans un autre soupir désespéré. Viens, Harry, on sort de là.